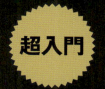

プライマリ・ケア医のための
# 今日から使える ダーモスコピー

佐藤俊次
さとう皮膚科

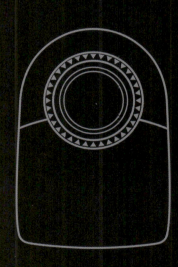

日経メディカル

## はじめに

　現在、ダーモスコピーは皮膚病の診察ではなくてはならないものになっています。病変をダーモスコープを使って覗き、ときには、ダーモスコピー画像を大きなモニターに映し出して観察することで、裸眼のみの診察に比べてはるかに詳しい情報が得られます。その結果、病理組織診断をせずとも正しい診断を得ることが期待できます。

　ダーモスコピーは、メラノーマをはじめとする皮膚悪性腫瘍や脂漏性角化症などの皮膚良性腫瘍を診断するために2000年頃から世界中で急速に発展してきました。日本で初めて出版されたダーモスコピーの専門書である「カラーアトラス Dermoscopy」（金原出版、東京）は2003年です。その後の研究により、皮膚腫瘍ばかりでなく、皮膚の炎症性疾患・感染症・脱毛症など幅広い皮膚疾患の診断に役に立つことが実証されています。

　既に日本語のダーモスコピー専門書が多数出版されている中で、本書を執筆した目的は、皮膚科医だけでなく、皮膚を診察する機会のある**内科・外科・形成外科・小児科の医師や看護師などの医療従事者の方々**にも読んでいただきたいと考えたからです。患者さんは、何かの拍子に発疹やほくろが急に大きくなっているのに気が付き、不安になります。診察の最後についでに聞かれることもあるでしょう。そんなとき、さっと覗いて「大丈夫ですよ」と言えるのがダーモスコピーです。もっと多くの方にダーモスコピーを活用していただきたい。そんな思いを込めて、超入門書としました。「ダーモスコピーは所見の取り方が難しい」という声を聞くことがあります。そこでカシオ計算機と共同開発したHDR変換技術を使い、構造を見やすくした画像をオリジナルのダーモスコピー画像と対比して掲載しました。ダーモスコピーを身近な診療ツールとして活用していただくために、付録として**「今日から使えるダーモスコピーアトラス」**も付けています。毎日の皮膚病診療に少しでもお役に立つことを願っています。

　　　　　　　　　　　　　　　　　　　さとう皮膚科　**佐藤俊次**

# Contents

はじめに ... 3
ビジュアル目次 ... 6

## 第1章 ダーモスコピーを始めよう！ ... 9
ダーモスコピーの原理 ... 10
スターターインスツルメント ... 13
実際の撮影と所見の記載方法 ... 27
本書で活用しているHDR画像変換とは？ ... 36

## 第2章 ダーモスコピー像を理解しよう ～主訴から学ぶダーモスコピー～ ... 37

### 主訴1 足の爪が黒いのですが、メラノーマですか？ ... 38
**ここでTips!** 爪の血管走行をご存じですか？ ... 52

### 主訴2 この黒い爪、もしかして何か悪いんですか？ ... 53
爪甲の色の変化〜褐色 ... 68
〜灰色 ... 70
〜緑色 ... 72
〜黄色 ... 74
〜赤色 ... 76
〜白色 ... 82
爪甲の形態異常〜爪甲剥離症 ... 83
〜爪甲層状分裂症 ... 84
〜爪甲横溝 ... 85
〜爪甲縦溝 ... 86
〜点状陥凹 ... 87
爪甲周囲の病変〜尋常性疣贅 ... 88
〜ガングリオン ... 90
〜陥入爪 ... 92
〜ひょう疽 ... 93
〜鶏眼 ... 94
〜トゲ刺傷 ... 96
〜後天性被角線維腫 ... 98
〜皮膚筋炎 ... 98
〜しもやけ ... 100

**ここでTips!** HDR画像変換をすぐに試しましょう！ ... 101
**ここでTips!** ご存じですか？ 爪甲色素線条の成り立ち ... 102

### 主訴3 足の裏にホクロが…。メラノーマですか？ ... 104
〜皮溝平行パターン ... 112
〜格子状パターン ... 114
〜線維状パターン ... 114
〜皮丘平行パターン ... 116
〜皮丘網状パターン ... 118

**ここでTips!** ご存じですか？ 足の裏の部位別好発パターン ... 119
**ここでTips!** 掌蹠の色素斑で迷ったら、3段階アルゴリズム！ ... 120

### 主訴4 顔の赤いシミが消えないんですが、癌ですか？ ... 121
**ここでTips!** 悪性黒色腫10大構造 ... 128

### 主訴5 ホクロが濃く大きくなってきて…。メラノーマ？ ... 129
**ここでTips!** これだけは覚えておこう！ メラノーマを鑑別する3ポイントチェックリスト ... 138

### 主訴6 この顔のイボを取りたいんですけれど… ... 140

| ここでTips! | International Dermoscopy SocietyのFacebookサイトは参考になります  157

患者が訴えるイボ〜色素細胞母斑  158
〜老人性脂腺増殖症  160
〜粉瘤  162
〜面皰  164
〜稗粒腫  166
〜軟性線維腫（スキンタッグ・アクロコルドン）  168
〜老人性疣贅  170
〜ウイルス性の尋常性疣贅  172
〜基底細胞癌  174
〜日光角化症の結節型  176

| ここでTips! | 掌蹠の色素斑の皮溝・皮丘？で迷ったら、ファローインクテストをトライ！  178

**主訴7** 頭に何かできました。もしかして癌ですか？  179

| ここでTips! | 難しい病変も因数分解で簡単に！  193

頭部でよく認められる病変〜ケラトアカントーマ  194
〜色素細胞母斑（Miescher型）  196
〜脂漏性角化症  198
〜色素細胞母斑（先天性）  200
〜青色母斑  202
〜粉瘤  204
〜毛細血管拡張性肉芽腫  206

**主訴8** まぶたと鼻が赤くなり、すぐ悪化するんです…  208

**主訴9** 大腿のホクロが濃く大きくなって…メラノーマ？  217

**主訴10** 湿疹の痒みが引きません。内臓が悪いのですか？  224

| ここでTips! | 3ポイントチェックリスト実践編（その1）  233

**主訴11** イボがなかなか治りません…。大丈夫ですか？  234

**主訴12** この手がすごく痒いんですけど、水虫ですか？  244

**主訴13** 手のガサガサが良くなりません。どうすれば？  250

Bowen病  258
尋常性疣贅  263
湿疹  267

| ここでTips! | 病変の形態と血管構造の関係  280

**主訴14** 指先が痛いんですが、棘が刺さっていませんか？  282

| ここでTips! | 3ポイントチェックリスト実践編（その2）  292

**主訴15** 唇のプツプツがずっととれません。大丈夫ですか？  293

口唇部でよく見られる病変〜静脈湖  304
〜毛細血管拡張性肉芽腫  305
〜口唇皮膚炎  306
〜下口唇粘液嚢腫  307
〜下口唇線維腫  308
〜口内炎  309
〜口唇部毛嚢炎  310
〜扁平苔癬  311
〜手足口病  312
〜日光角化症  313
〜口唇メラノーシス  316
〜口唇ヘルペス  320

| ここでTips! | 3ポイントチェックリスト実践編（その3）  324

**主訴16** うちの子の髪が薄くなって…。円形脱毛症ですか？  325

あとがき  334

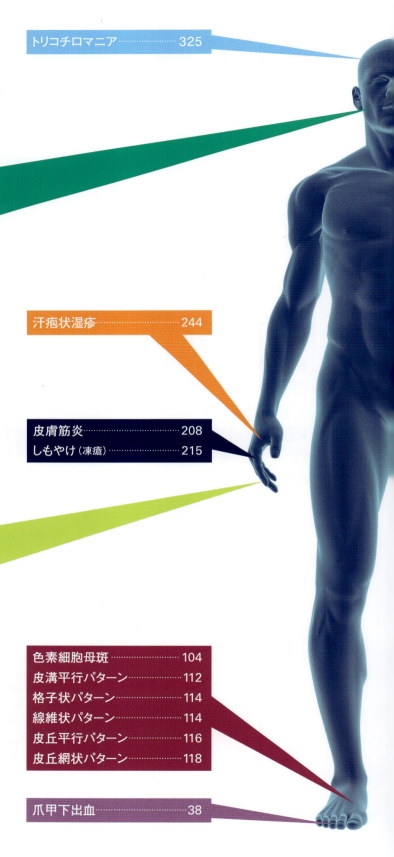

| | |
|---|---|
| フォアダイス状態 | 293 |
| 静脈湖 | 304 |
| 毛細血管拡張性肉芽腫 | 305 |
| 口唇皮膚炎 | 306 |
| 下口唇粘膜嚢腫 | 307 |
| 下口唇線維腫 | 308 |
| 口内炎（再発性アフタ性口内炎） | 309 |
| 口唇部毛嚢炎 | 310 |
| 扁平苔癬 | 311 |
| 手足口病 | 312 |
| 日光角化症 | 313 |
| 口唇メラノーシス | 316 |
| 口唇ヘルペス | 320 |

| | |
|---|---|
| トリコチロマニア | 325 |

| | |
|---|---|
| 爪甲下悪性黒色腫 | 53 |
| 爪の各部の名称 | 54 |
| 褐色を呈する爪病変 | 68 |
| 灰色を呈する爪病変 | 70 |
| 緑色を呈する爪病変 | 72 |
| 黄色を呈する爪病変 | 74 |
| 赤色を呈する爪病変 | 76 |
| 白色を呈する爪病変 | 82 |
| 爪甲剥離症 | 83 |
| 爪甲層状分裂症 | 84 |
| 爪甲横溝 | 85 |
| 爪甲縦溝 | 86 |
| 点状陥凹 | 87 |
| 尋常性疣贅 | 88 |
| ガングリオン（指趾粘膜嚢腫） | 90 |
| 陥入爪 | 92 |
| ひょう疽 | 93 |
| 鶏眼 | 94 |
| トゲ刺傷 | 96 |
| 皮膚筋炎 | 98 |
| しもやけ | 100 |

| | |
|---|---|
| 汗疱状湿疹 | 244 |

| | |
|---|---|
| 皮膚筋炎 | 208 |
| しもやけ（凍瘡） | 215 |

| | |
|---|---|
| 色素細胞母斑 | 104 |
| 皮溝平行パターン | 112 |
| 格子状パターン | 114 |
| 線維状パターン | 114 |
| 皮丘平行パターン | 116 |
| 皮丘網状パターン | 118 |

| | |
|---|---|
| 爪甲下出血 | 38 |

脂腺母斑に発症した基底細胞癌 … 179
ケラトアカントーマ … 194
色素細胞母斑（Miescher型）… 196
脂漏性角化症 … 198
色素細胞母斑（先天性）… 200
青色母斑 … 202
粉瘤 … 204
毛細血管拡張性肉芽腫 … 206

伝染性軟属腫（みずいぼ）… 140
色素細胞母斑（隆起したほくろ）… 158
老人性脂腺増殖症（乳白色の結節）… 160
粉瘤（表皮嚢腫、アテローム）… 162
面皰 … 164
稗粒腫 … 166
軟性線維腫（スキンタッグ・アクロコルドン）… 168
老人性疣贅（脂漏性角化症）… 170
尋常性疣贅（ウイルス性）… 172
基底細胞癌 … 174
日光角化症（結節型）… 176

日光角化症 … 121

表在拡大型黒色腫 … 129

疥癬 … 224
ケジラミ … 232

皮膚炎症状を伴った尋常性疣贅 … 250
Bowen病 … 258
尋常性疣贅 … 263
汗疱状湿疹 … 267
脂漏性角化症 … 275
ガングリオン … 276
扁平苔癬 … 278

扁平苔癬 … 234
尋常性疣贅 … 241

ひょう疽 … 282
毛の埋入 … 288
グロームス腫瘍 … 289
指静脈血栓症 … 290
指趾粘膜嚢腫 … 291

色素性 Spitz 母斑 … 217

# Visual Contents
### ビジュアル目次

**本書で扱っている部位別皮膚疾患**

第1章

# ダーモスコピーを始めよう！

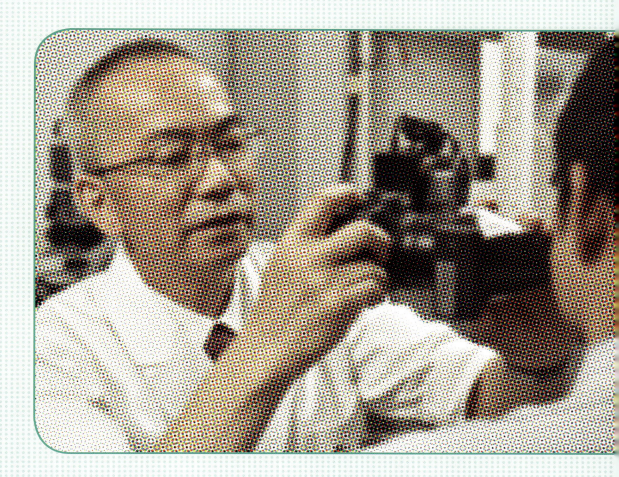

# ダーモスコピーを始めるにはどうすればいいの？

　ダーモスコピーは皮膚科医の多くが皮膚病変の観察や検査に使っています。診療報酬点数が設定されているので、今後、益々日常診療に応用する先生が増えてくるでしょう。さらに、内科、外科、小児科、形成外科のほか、総合診療や在宅医療で皮膚疾患を診察する機会をお持ちの先生方にも、是非取り入れて頂きたい観察・検査法です。

　ダーモスコピーは、病変を覗いて診たり、病変を画像撮影するため、患者さんにとって一切苦痛のない検査法です。さらに、視診・触診での診察に、ダーモスコピーを加えることで正診率が飛躍的にアップすることが期待できます。

　まずはじめに第1章では、Ⅰ：**ダーモスコピーの原理**、Ⅱ：スターターインスツルメント（**揃えていただきたい器具・消耗品など**）、Ⅲ：**実際の撮影と所見の記載方法**について紹介します。

## Ⅰ：ダーモスコピーの原理

　ダーモスコピーの最大の特徴は、表皮だけでなく、表皮より中、つまり皮膚の内部の情報が得られるという点にあります。

　少し単純化して説明しましょう。そもそも「物が見える」ということは、物に当たった光の反射を見ていることです。私たちは普段、皮膚に当たった光の反射を見ていますが、これが視診（裸眼診察）になります。皮膚の表面には凹凸があるので、皮膚に当たった光は色々な方向に反射します。その結果、皮膚の表面が平らなのか、いぼのように隆起があるのかが分かるのです。このとき、光の多くは表皮で反射してしまうので表皮より中に到達する光は少なくなり、内部構造は見えにくくなります。

　釣りの場面を考えてみましょう。水面より下にいる魚が見えるのは、太陽の光が水面下の魚にも到達し、その魚に反射した光を見ているからです。しかし波打っている水面では光が乱反射し、水面ばかりがキ

# ダーモスコピーを始めるにはどうすればいいの？

ラキラと見えて、水面下にいる魚はよく見えません。そこで水面で乱反射した光をできるだけ遮ることで魚に反射した光を相対的に増やして魚がよく見えるようにするのが偏光フィルターです。大まかに言えば、特定の方向に進む光（これを偏光と言います。正確には特定の振動の光ですが）だけを通すフィルターを間に挟むことで水面に乱反射した光は遮り、水面より下にいる魚がよく見えるようにするのです。

こうしたことを踏まえた上で、次の写真を見てください。

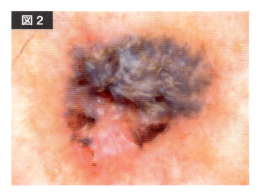

図1 非偏光ダーモスコピー像　　　　図2 偏光ダーモスコピー像

この2枚の写真は基底細胞癌の全く同じ病変を観察・撮影したものです。なのに見えるものが少し異なります。実は、左が非偏光モード、右が偏光モードで観察したものなのです。偏光モードで撮影した方は、より内部にある線維化した構造が輝く白色の構造としてはっきりと見えるようになりました。

つまり偏光モードで見ることは、表皮より下にある内部構造をよりはっきりと見えるようにすることなのです。正しい診断には、表面に近い部分を観察することも、また、より内部も観察することも両方とも必要です。ですから、非偏光モードと偏光モードの両方で観察することが大切です。

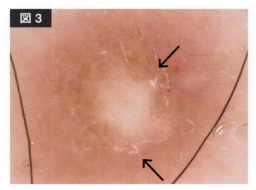
非偏光ダーモスコピー像

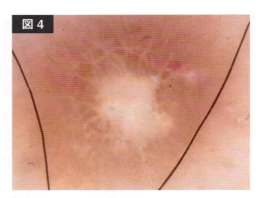
偏光ダーモスコピー像

　この**図3**と**図4**を見比べてください。どちらも皮膚線維腫の同じ病変を観察しています。左が非偏光モード、右が偏光モードで観察・撮影したものです。非偏光モードでは表皮もよく見えるので、表皮の鱗屑が観察できます（黒色矢印）。一方、偏光モードでは表皮より内部構造がよりはっきりと見えるようになっています。むしろ表皮にある鱗屑は見えません。

　正確に言うとダーモスコピーはもう少し複雑なことをしています。虫眼鏡は見たいものに反射した光を拡大視しているだけなので、表面に乱反射した光だけが主に見えていて、内部の構造は見えません。ダーモスコピーとは、皮膚の表面で乱反射する光を減らして内部構造を見やすくすることです。一方、非偏光／偏光モードとは、内部に到達して反射する光を相対的に変化させることで、表皮に近い部分を観察するか（非偏光モード）、内部をよりはっきりと見えるようにして観察するか（偏光モード）を意味します。

　ちなみに、皮膚にゼリーを塗ってダーモスコープを接触させて観察する場合がありますが、これは表皮に接触させることで表皮を平滑にして、表皮での光の乱反射を減らして内部に到達する光を増やす意味があります。皮膚の内部構造を見るという本来のダーモスコピーの狙いを、レンズを押し当てて表皮を平らにすることで達成しています。非偏光／偏光モードは、偏光という現象を使って表皮より内部に到達・反射する光の量を変えることなので、それぞれの意味することが異なることにご注意ください。

## II：スターターインスツルメント

　ダーモスコピーを始めるにあたっては道具と知識が必要です。まず、その道具であるダーモスコープについて紹介します。ダーモスコープには、携帯用の 1）ハンディータイプダーモスコープと、写真撮影ができる 2）ダーモスコピー撮影カメラとに大別できます。厳密には、付属器具を使うことでハンディータイプダーモスコープでもデジカメやスマホで撮影可能な機種もあります。

### 1）ハンディータイプダーモスコープ

　ハンディータイプダーモスコープは、その名の通り小型・軽量で白衣のポケットに常に入れて携行するダーモスコープです。世界中で各社多様のものが販売されています。今回は、著者が日常診療で使用経験のあるものを紹介します。全て米国の 3Gen 社製のものです。現在世界中で一番売れているようです。価格は参考価格（現地価格）で、変動します。

#### A． ダームライトプロ（3Gen 社）

$495：著者が初めて購入したダーモスコープです。口径 15mm、10 倍レンズ、充電式リチウムイオン電池内蔵。充電時には、電池をいちいち取り外す必要がありました。非偏光・偏光をボタンで瞬時に替えられます。本体に孔をあけてストラップを付けて首からぶら下げていました。カメラと接続はできません。観察視野が狭いので目を細めて見る必要があります。

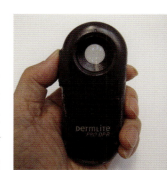

ダームライトプロ

#### B． ダームライト DL II pro（3Gen 社）

$995：著者の一押しの最汎用器です。口径 28mm、10 倍レンズ、充電式リチウムイオン電池内蔵。口径が飛躍的に大きくなったため患部に顔をそれほど密着しなくても観察できるようになりました。湿疹・毛嚢炎など全ての皮膚疾患で使用できます。充電時には、電池をいちいち取り外す必要はなく、外部コネクターを接続するだけです。非偏光・偏光モードをボタンで瞬時に替えられます。外観がツルツルして

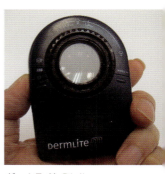

ダームライト DL II pro

いるために冬季にはとにかく滑り何回も落としました。それ以外はとても使いやすい機種です。専用コネクターにてカメラとの接続も可能です。既に、改良型のDermLite DL200Hybrid（$995）が販売されています。形が変わり、表面加工もされて滑りにくくなっています。バッテリー容量も20%大きくなっています。

### C. DermLite DL3/3N（3Gen 社）

$1095：とにかく視野が明るいのでよく見えるという評判を聞き、購入しました。口径25mm、10倍レンズ、充電式リチウムイオン電池内蔵。USB 充電が可能になっています。皮膚腫瘍の観察には良いと思いますが、明る過ぎるために湿疹病変などでは色が飛び、少し眩しい印象があります。専用コネクターにてカメラとの接続も可能です。既に、改良型のDermLite DL4（$1395）が販売されています。丸みを帯びたコンパクトなフォルムでDL3のようなごつい感じがなくなりました。口径30mm、10倍レンズに改良されています。

### D. LUMIO-S（3Gen 社）

$595：手に収まるポケットサイズのダーモスコープの中では最大のレンズを持っています。スクリーニングで皮膚の観察をするにはピントも合わせやすくとても簡便な機種です。口径40mm、4倍レンズ、充電式リチウムイオン電池内蔵、USB 充電が可能です。非偏光・偏光モードをボタンで瞬時に替えられます。カメラとの接続はできません。とにかく視野が広いので日常診療に汎用できます。

　最後に、ダーモスコープは2台持つことが理想です。なぜなら、肝心な時に電池切れ、充電忘れなどで使えなくなることがあるからです。また、日常の煩雑な外来を考慮すれば、観察用のダーモスコープと画像撮影用のダーモスコピーカメラとは別々に準備した方がはるかに効率的です。
　次に、ダーモスコピーカメラについてお話します。

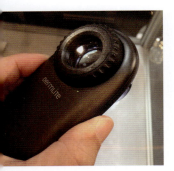

DermLite DL200Hybrid

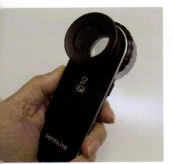

DermLite DL3/3N

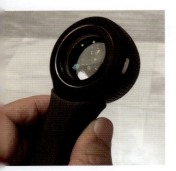

DermLite DL4

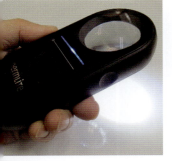

LUMIO-S

### 2）ダーモスコピー撮影カメラ

　ダーモスコピー画像の保存の方法は悩ましいです。画像整理のためのソフトが色々あると思いますが、忙しい診療中にパソコンを立ち上げて整理するのは実際には大変です。著者の実施している方法を紹介します。1病変につき、「臨床写真、ダーモスコピー画像、診察券」の3つを必ずセットにして撮影し、この3枚の写真を患者ごとのフォルダーに入れて保存しています。

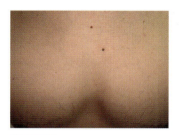
臨床写真

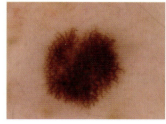
ダーモスコピー像

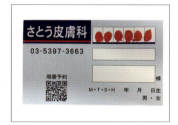
診察券

**臨床写真**：体の部位が分かる弱拡大と病変を大きく撮影した臨床画像が理想。
**ダーモスコピー像**：非偏光・偏光撮影で弱拡大と強拡大した撮影が望ましい。
**診察券**：写真撮影画像整理のために、患者IDナンバーと氏名が分かる診察券を撮影しておくと便利です。

　次に、実際に著者が運用しているダーモスコピーカメラを紹介します。

### A．Derma 9500S-GR（デルマ医療合資）

**25万9800円（税別）**：ダーモスコピー基本セットはリコーのG800カメラ（モニター画面：3インチ）にダーモスコープを装着してあります。かつては非偏光、偏光ダーモスコープが別々の器具だったので、非偏光・偏光を切り替えるには、その都度ダーモスコープを外して取り換える必要がありました。

その後、改良されて1つのダーモスコープに非偏光・偏光の機能を搭載し、切り替えスイッチで連続的にダーモスコピー撮影ができるようになりました。また、臨床写真を撮影するときにダーモスコープをひねるだけで簡単にダーモスコープとカメラを脱着できるよう、ネオジウム磁石を利用した非常に優れたアダプターも装着されています。よって、この1台で臨床撮影から、非偏光・偏光ダーモスコピー撮影もスムーズに実施できます。また、臨床撮影時に専用の**リングLEDライト**（RF-550：1万5000円［税別］）、血管の撮影時用として血管の圧迫を防げる**シリコンアダプター**（3000円［税別］）、指の間や耳介などの**狭い場所の撮影用としてのアダプター**（LG-1 ライトガイド：1万5000円［税別］）など付属器も豊富にラインナップされています。重量は、約965g（バッテリーパック/電池込み）です。

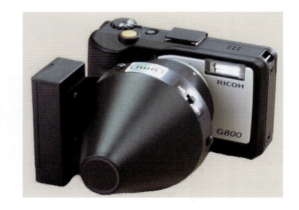

リコーのG800カメラ（モニター画面：3インチ）にダーモスコープを装着してある。1つのダーモスコープに非偏光・偏光の機能を搭載し、切り替えスイッチで連続的にダーモスコピー撮影ができる。

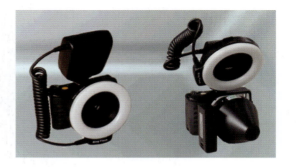

臨床写真の撮影時専用のリングLEDライト（RF-550）。ネオジウム磁石が付いており、簡単に脱着できる。

## ダーモスコピーを始めるにはどうすればいいの？

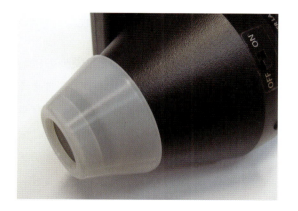

**シリコンアダプター**：血管の撮影用で、ダーモスコープによる血管の圧迫を防ぐことができる。

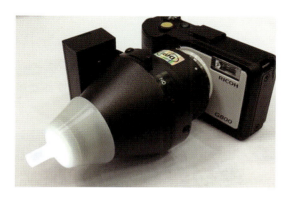

指の間や耳介などの**狭い場所の撮影用としてのアダプター**（LG-1 ライトガイド）。

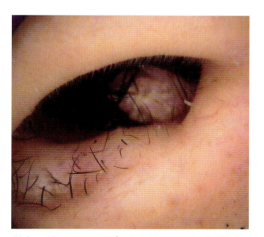

従来のダーモスコープによるダーモスコピー画像。外鼻孔近くの結節状病変。今まではこのような狭い場所のダーモスコピー検査は不可能であった。病変の構造はほとんど読みとれない。

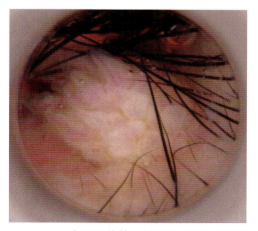

LG-1 ライトガイドを装着して撮影したダーモスコピー像。隆起性乳頭状増殖する結節で乳頭部にはヘアピン血管が観察できる。

B． CASIO ダーモスコピーカメラ（カシオ計算機株式会社）

**金額未定**：著者が企画の段階から関わった渾身の総合皮膚科カメラです。総合というのは、この1台で皮膚科診療における全ての写真撮影が可能になるという思いが込められています。まだ発売時期は未定ですが、医師にとっての使いやすさを追求したダーモスコピーカメラで、市販が楽しみです。市販までにはもう少しデザインもユーザーインターフェースも改良されると聞いています。

私の提出した要望は、
1) リングライトによる影の付かない臨床写真が簡単にできること
2) ダーモスコピーをダーモスコープの装着・脱着の操作なく簡単に撮影できること
3) ダーモスコピーの非偏光/偏光の切り替えがボタン1つでワンタッチ操作できること
4) 指の間や耳介などの狭いところでも撮影ができること
5) 顕微鏡画像の写真撮影ができること
6) 画像管理目的で撮影画像が指定したパソコンの患者IDを付与したフォルダーに瞬時に転送できること
7) 色調が従来のデジタルカメラでは赤色が弱く皮膚炎の再現性が不十分であったため、皮膚の色調の再現性を重視し将来の遠隔診療にも十分適応できること
8) 軽量で安価なこと

などです。約1年半の試作段階を経て全ての要望が盛り込まれる予定のダーモスコピーカメラの形が示されました。世界の他のメーカーのものと比べても、トップ水準のカメラだと言えます。標準の撮影口径は25mm、カメラモニター3.0インチ、重量は約280ｇ（バッテリーパック込み）です（平成30年9月現在）。

## ダーモスコピーを始めるにはどうすればいいの？

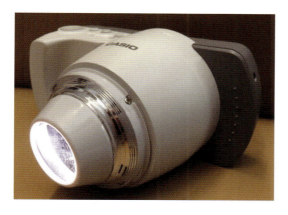

**CASIO ダーモスコピーカメラ（試作機）。**右手のみでカメラ本体を保持したまま、画像明るさ調整、デジタルズームなどの操作が可能である。

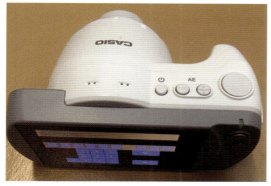

カメラの操作ボタンは、現代のデジタルカメラとしてはいたってシンプルである。「AE」は画像の明るさ調節ボタン。

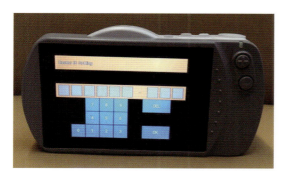

**カメラモニター画面。**ここで撮影開始時に患者 ID を入れておけば撮影画像が指定したパソコンに瞬時に転送される。

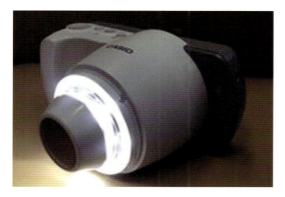

**臨床写真撮影用リング LED ライト。**リングライトはモニター画面にて明るさ調節ができ 1〜2 メートル離れた被写体の撮影が可能である。
（このダーモスコピーカメラは第 117 回日本皮膚科学会総会で公開された）

## 3）ダーモスコピー回りの付属設備・画像管理方法・消耗品

### 3-1）画像確認方法

　ダーモスコピー検査の後、患者さんに所見を説明する前に、準備したパンフレットなどを用いて病変の見え方などの概要を示し、予備知識を与え医師からの説明が理解しやすいようにしておくことが大切です。その上で、実際の検査結果は、モニターを使って説明し、聴いてもらうことで患者さんや家族にダーモスコピー所見の結果説明を理解してもらいやすくなります。この書籍にパンフレットの代わりとなる付録（ダーモスコピーアトラス）を付けました。かかりつけ医が遭遇しやすい皮膚病変をまとめています。是非、日々の診療にご活用ください。

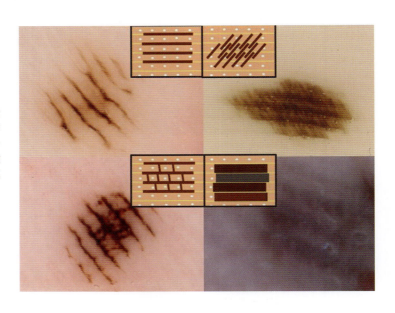

準備したパンフレットなどを用いて病変の見え方などの概要を示し、ダーモスコピー所見の予備知識を与えて検査結果を理解しやすいようにしておくことが大切である。

## A. カメラモニター

　通常のデジタルカメラのモニターは、2.7 インチ〜3 インチが一般的です。この大きさであっても、ハンディータイプダーモスコープで観察したときよりもかなり詳細な情報が得られます。ダーモスコープで観察するだけでなく、このデジタルカメラのモニター画面で改めてよく観察することで多くの所見が得られ、医師も自信を持って検査結果を患者さんに説明できるようになります。

　このカメラモニターの画像で患者さんに説明するのもいいですし、後述するように大きな画面で説明する前に「病変はこんな感じです」と軽く見せるために使うのでもいいでしょう。

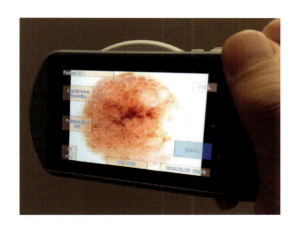

**カメラモニター**
検査直後の患者説明用に使用する。

## B. タッチパネルノートパソコン / iPad などのタブレット端末

　10 インチ〜 15 インチ程度のモニター画面のものが使いやすいでしょう。ノートパソコンや iPad などのタブレット端末には **Wi-Fi 機能**が搭載されていますので、デジタルカメラの **Wi-Fi 画像転送機能**や後述する **Wi-Fi 画像転送機能付き SD カード**を使うことで瞬時に撮影画像をカメラから転送できます。カメラに付いているモニター画面は、患者さんと一緒に見るには小さすぎるので、ノートパソコンやタブレット端末を使った方がよいでしょう。

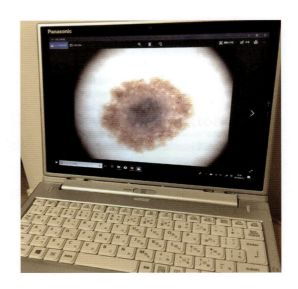

**タッチパネルノートパソコン / iPad などのタブレット端末**：カメラのモニターよりはるかに大きな画面でダーモスコピー所見を確認できる。

### C. デスクトップパソコン

　デスクトップパソコンには一般的に無線 LAN 機能が付いていないものが多いでしょう。そこで、無線 LAN アダプターをパソコンに接続すれば Wi-Fi 接続ができるようになります。パソコンに転送された画像を 17 インチモニターで見ると画像の隅々までよく観察できます。1 日の診察終了後「本日の気になった病変」をマウスで大きくしたりスクロールしながら再検討できます。私は帰宅前のパソコンの電源を落とすときに毎日確認しています。17 インチモニターだと病変の全体が拡大して見えるので再チェックに最適です。

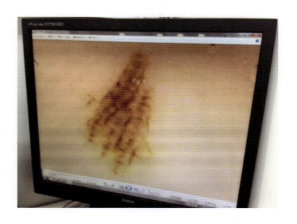

**17 インチモニター**：病変の全体が拡大して見えるので再チェックに最適である。

### 3-2）画像のカメラからモニター・パソコンへの転送方法

いくつかの方法があります。自分の用途に応じた方法を採用するとよいでしょう。

### A．デジタルカメラ付属の画像転送機能を使う方法

カメラの機種により異なるかもしれませんが、撮影後に画像を再生して転送する画像を選択します。ただし、この方法だと転送に手間と時間がかかる場合があります。追加の設備・道具は必要ありません。

### B．画像転送 SD カード

**a）Eye-fi mobi カード**：Wi-Fi 機能内蔵 SD カードです。ダーモスコピー撮影のためにあるのではないかと思うほど使いやすいものです。カメラに挿入してシャッターを押すと iPad などのタブレットまたはノートパソコンの Wi-Fi に繋がります。そこで購入時のライセンスキーを入れるだけで設定が完了します。このカードの最大の特徴は、撮影画像がたとえビデオ画像であっても全て瞬時にパソコンに転送されることです。1 枚ずつ「転送しますか？」と訊いてくる煩わしさがありません。要らない画像はあとで削除すれば済みます。ただし、現在は販売元が解散し、新品在庫品か中古品しか入手できません。

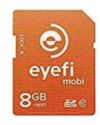

**Eye-fi mobi カード**：撮影画像がたとえビデオ画像であっても全て瞬時にパソコンに転送される。

**b）FlashAir カード（東芝フラッシュメモリー SD カード）**：これも Wi-fi 機能内蔵の SD カードです。FlashAir W-03 は、Wi-Fi 転送は問題なくできますが、画像は撮影したものの中から選択して 1 枚ずつしか転送できません。また Eye-fi mobi カードでは画像そのものを転送しますが、FlashAir カードの場合はノートパソコンからカメラに保存された画像を見るイメージです。ですから、ノートパソコンで画像は確認できますが、ノートパソコンに画像は保存されていません。臨床写真やダーモスコピー画像を多数撮影する日常診療にはやや不向きです。現在、新しい FlashAir カード FlashAir W-04 が発売されています。FlashAir W-04 では専用ソフトをダウンロードすることで、直接パソコン内に静止画も動画も瞬時に転送できます。これで Eye-fi mobi カードと遜色ない使い方ができます。

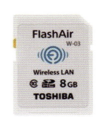

**FlashAir カード W-03**：画像は 1 枚ずつしか転送できない。

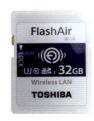

**FlashAir カード W-04**：画像は瞬時に転送できる。

c）CASIO ダーモスコピーカメラ：付属のソフトを使うと撮影画像の全てが瞬時にパソコンに転送される仕様になる予定です。

### 3-3）画像管理方法

　現時点で著者は Eye-Fi mobi カードを使用してパソコンへ全撮影画像の自動転送をしています。そのため、撮影画像の管理にはとても苦労します。膨大な量のデータを効率的に整理し、後日必要な時には引き出してくることができるようにすることが大切です。いろいろな画像管理ソフトがあると思いますが、著者は特別なソフトを使用せず、以下の3つのポイントを考慮して画像管理をしています。

**A.　日常診療で患者受診時に過去の状況と比較することに応用するため**

　パソコン内に、患者IDと同一のナンバーを付与したフォルダーをあらかじめ作成しておきます。Eye-Fi mobi カードは、現時点ではパソコン内の1つのフォルダーにしか自動転送ができません。よって、まずパソコン内に「Image」というフォルダーを作り全ての画像を転送しています。そこから、患者ナンバーを付けたフォルダーに画像をコピーしています。

**B.　画像のサムネイルを把握するため**

　「Image」フォルダーを月に一度、西暦・月・日にち、例えば2018年7月31日なら「20180731」という新しい名前をつけて外付けハードディスクに保存しています。これにより、月別にその月の全患者の全画像が俯瞰・確認できます。

**C.　注目すべき疾患を把握するため**

　「手書きの写真台帳」を作っています。メモ程度ですが、日にちと患者名、IDおよび診断名、病理待ちなどのポイントを記載しています。後から、気になった病変を探すのに便利です。

### 3-4）ダーモスコピー回りの消耗品

　ダーモスコピーでは消耗品といえるものはほとんどありません。しかし、診療で使うときにカメラが作動しなかったら大変です。日本のメーカーのデ

ジタルカメラは優秀ですからまずそのようなことはないのですが、著者がデルマ医療合資のダーモスコピーカメラセットを購入したときは、カメラの予備機として当時ダーモスコピーで使用されていた CANON powershot G12 というカメラ本体を購入して 2 台体制で診察に使っていました。今はリコーの G800 にモデルチェンジされたので、CANON powershot G12、G11 が予備機になっています。また、電池切れはしょっちゅうですので、リチウムイオンのバッテリーパックは同一のものを 4 個準備して、それぞれに 1 番から 4 番までシールを貼って順番に使用して電池切れに対応しています。

　唯一と言える消耗品は**撮影用ジェル**です。成書では、エコー検査用ジェルや **K-Y ルブリケーティングゼリー**が紹介されています。

## A．K-Y ルブリケーティングゼリー（1 本、約 1200 円）

　1 箱 10 本入りです。とにかく透明で、金属チューブ入りなのでチューブの中に空気が逆流しにくく、ダーモスコピー検査時に気泡が入りにくくて使いやすいと思います。

　また、本来は女性の膣乾燥予防などにも使われる成分なので安全です。暑い室内では粘度が低下してダーモスコープ尖端から液だれすることがあるので、被検者の衣服を汚さないようにタオルをかけるなどの配慮も必要です。

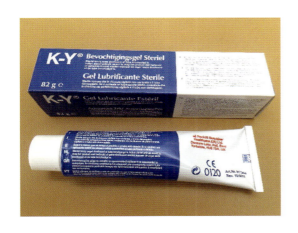

透明で、ダーモスコピー検査時に気泡が入りにくい。また、暑い室内では粘度が低下してダーモスコープ尖端から液だれすることがある。

### B.　超音波エコー検査用ゼリー（1本、約350円）

　とにかく安いのですが、粘度・硬さが分からないのでソフト・ミドル・ハードの3種類を購入して試してみました。しかし、現物を見て、使用前の気泡の多さに驚きました。1年間立てた状態で保存してみましたが、気泡は全く取り除くことができませんでした。ダーモスコピー検査では、検査視野に気泡が入ることは極力避けたいので、エコーゼリーの使用は断念しました。

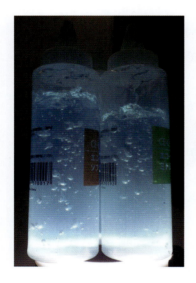

開封前のジェル内には多量の気泡がある。1年間立てた状態で保存するも気泡は全く取り除くことはできなかった。

## III：実際の撮影と所見の記載方法

実際のダーモスコピー検査の様子を、順を追って示します。

### 1） ハンディータイプダーモスコープで観察

患者さんが女性で、病変が顔面であれば、病変の上のファンデーションを事前に落とします。また、病変が乾燥していれば**消毒用アルコール**を用いて表面の鱗屑を透明にして観察します。ダーモスコピー像が典型的なものであればここで検査を終了とすることもあります。しかし、皮膚癌を心配して受診した患者さんの場合は、病変を撮影して、その画像を見ながら説明した方が納得してもらえることが多いでしょう。

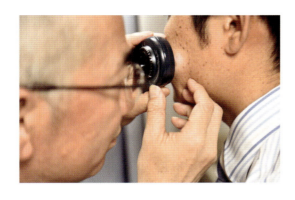

ダーモスコープと病変とをフリーな方の手で支え観察する。典型的なダーモスコピー所見が観察できればここでダーモスコピー検査は終了となる。

### 2） ダーモスコピーカメラによる画像撮影

まず、リングライトを装着して臨床撮影をします。このときは病変の部位が分かるように全体像と患部の拡大像を撮影します。

次はダーモスコピー撮影です。カメラ本体は右手で支え、ダーモスコープ尖端は左手の拇指と示指で持ち、左手の中指・環指・小指の3本は患部付近の皮膚にあてがい固定します。このようにすることで患者さんに余計な圧迫・負担をかけずに確実な画像検査ができます。また、撮影にあたっては必ず **K-Y ルブリケーティングゼリー** をダーモスコープの尖端にたっぷりと塗布します。このことでダーモスコープ尖端を動かしても気泡が入りにくくなります。また、撮影は、非偏光・偏光モードのそれぞれで複数枚、ズーム機能を使って倍率を変えて実施します。

検査が終わったら、患部のゼリーをふき取り、ダーモスコープのゼリー

を除去してアルコール綿にて消毒をします。特に、患部が出血病変のときなどは入念に消毒を繰り返します。成書では、出血病変ではラップをかけてダーモスコープに血液が付かないような工夫が報告されています。著者も試みましたが、どうしても画像にラップの画像が映り込むため断念しました。3Gen 社では「アイスキャップ」という透明の使い捨てのキャップを販売しています。これを使えばラップのようなしわが画像に映りこむことはないでしょう。

　患部に浸出・びらんがあるときの撮影では、顕微鏡用のスライドガラスが使えます。患部に **K-Y ルブリケーティングゼリー** をたっぷり塗布した上でスライドガラスをあてがい、さらに **K-Y ルブリケーティングゼリー** をたっぷり塗布してからダーモスコープで観察すれば、出血した患部に直接触れずに観察できます。最後に、カメラからダーモスコープをはずして、患者さんの診察券を撮影して全ての検査を終了します。

カメラ本体は右手で支え、ダーモスコープ尖端は左手の拇指と示指で持ち、左手の中指・環指・小指の3本は患部付近の皮膚にあてがい固定する。

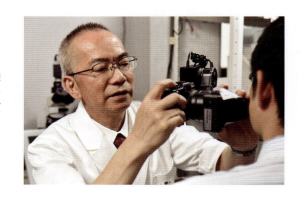

　撮影終了の後、カメラのモニター画面にてダーモスコピーの所見を患者さんに説明します。所見が複雑な場合は、画像がパソコンに転送されていますのでモニターに映し出して説明します。その際、説明はダーモスコピーの専門用語は使わずに、病変に関連したパンフレットやアトラスを用いて分かりやすく説明するとよいでしょう。

# ダーモスコピーを始めるにはどうすればいいの？

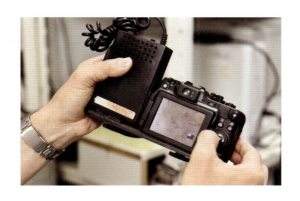

撮影終了の後、カメラのモニター画面にてダーモスコピーの所見を患者さんに説明する。必要に応じてパソコンやタブレット端末の画面で説明するとよい。

　また、撮影にあたっては患者さんの体位も重要です。検査・撮影に時間がかかるので、患者さんが動かずに静止していられる状態での撮影がよいでしょうし、検査する医師の腰への負担にも注意します。可能な限り患者さんにベットに寝てもらって検査するのがよいでしょう。

　また、足底の検査のときには、必ず伏臥位で検査をします。特に、ハンディータイプダーモスコープによる予備検査で、色素細胞母斑の線維状パターンが確認されたときはメラノーマとの鑑別のために「**ビデオ斜めダーモスコピー**」[1]という特殊な検査（30ページ写真）をします。足底を覗き上げるように検査をすることが多いので、患者さんは伏臥位とし、さらに補助者に患肢の足底面が地面に対して垂直になるように支えてもらいます。このようにすることで長時間の足底の検査も患者さんに負担をかけずにできるようになります。斜めダーモスコピー（115ページ参照）によって正しい診断ができることがあります（30ページ図5、図6参照）。

文献

1) Sato T, Komatsu H, Tanaka M. Continuous recording of oblique-view dermoscopy images enables observation of the convergence of the fibrillar into the parallel furrow pattern and to differentiate melanocytic naevi from acral melanoma. Australas J Dermatol. 2017; 58: e279-e282.

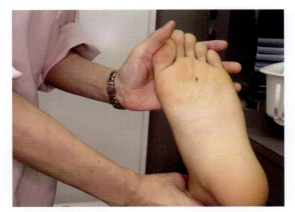
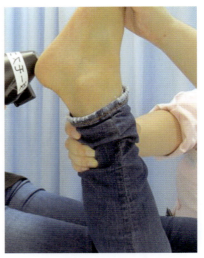

「ビデオ斜めダーモスコピー」では患者は伏臥位とし、さらに補助者に患肢の足底面が地面に対して垂直になるように支えてもらう。

このポジションをとることで検査の間、ダーモスコープの尖端のゼリーが常に確保できる。

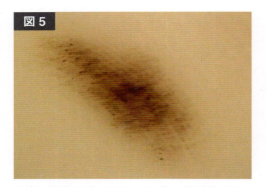
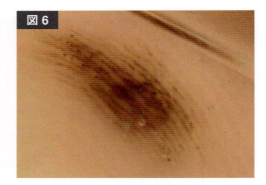

図5 足底の通常のダーモスコピー像。繊維状パターンであるが、皮丘平行パターンにも見える。

図6 斜めダーモスコピー像。皮溝平行パターンの2本実線亜型であることが分かり、良性の色素細胞母斑と診断できる。

### 3）所見の記載方法

　ダーモスコピー検査が終了したら、得られたダーモスコピー所見をカルテに記録することが重要です。しかし、ダーモスコピーで見える構造の名称は30種類ほどあり、全てを覚えて自在に使うのは困難なので、直感的に所見を記載できる「ダーモスコピー診断用紙」[2]を活用するとよいでしょう。

**文献**

2) 小川純己、田中勝．ダーモスコピー診断用紙．皮膚病診療：2008、30；441-445．

「**ダーモスコピー診断用紙**」は、色素病変の良性と悪性を簡易的に鑑別する **3-point checklist（下図7）** と、色素細胞病変と色素細胞病変以外の病変の診断も可能な **2段階診断法（次ページ図8）** とを組み合わせたものです。

小川の原著論文では、2段階診断法で病変の記載をした後に、もう一度最後に3-point checklistにてその病変が良性か悪性かを確認する手順になっています。しかし、忙しい診察時間内では、まず、対象の病変が悪性の可能性があるのかどうかを **3-point checklist** にて目星をつけてから、**2段階診断法**にて詳細にチェックをするのが良いと考えています。

1. 患者ID
2. 患者氏名
3. 生年月日
4. 性別

ダーモスコピー診断用紙

部位：頭，顔，口唇，体，上肢，手掌，外陰部，
下肢，足底，爪，その他（　　　　　）

3-point checklist
（2つ以上“あり”で悪性と判定）
※掌蹠の場合は斎田らのアルゴリズムを用いる

非対称性：　あり，なし
非定型色素ネットワーク：　あり，なし
青白色構造：　あり，なし

診断：□脂漏性角化症　□血管病変　□皮膚線維腫
□クラーク（境界部または複合母斑）　□ウンナ（乳頭状真皮内母斑）
□ミーシャ（半球状真皮内母斑）　□スピッツ／リード母斑，
□青色母斑　□先天性母斑
□爪部母斑　□掌蹠母斑　□その他（　　　　　）
□悪性黒色腫　□基底細胞癌

診断の確実性：□確実　□多分　□よくわからない

方針：□経過（　　カ月後）　□生検　□手術，
□その他の治療（　　　　　）　□終了

（日付　　/　　/　　）

診断医

**図7**
病変の部位・3-point checklist・診断・診断の確実性・方針・診断医のサインを記載する。

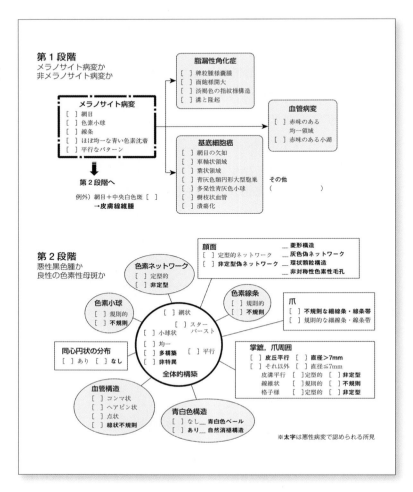

**図8**
2段階診断法の第1段階および第2段階について詳細にチェックを入れる。

　この用紙を電子カルテに入れておけば1〜2分で記載可能です。オリジナルのダーモスコピー診断用紙では、2枚目を記入した後に1枚目に戻って記入する必要があります。

　今回、著者はオリジナルのダーモスコピー診断用紙を改変してみました（34ページ**図9**）。上から順番に記載していけばよいようにしています。記載方法を簡単に示します。

### 実際の記載手順

①部位にチェックを入れる

②3-point checklist（1. ダーモスコピーの構造に非対称性があるか、2. 非定型色素ネットワークがあるか（掌蹠では皮丘平行パターン）、3.

青白色構造があるかどうか：以上のうち、**2 項目以上**にチェックが入れば悪性を疑う。）に沿って検討する。
③顔面、爪、掌蹠・爪周囲の特定部位の構造について検討する。
④**2 段階診断法**にて詳細にチェックする。ここは、**第 1 段階**と**第 2 段階**に分かれている。

**第 1 段階：メラノサイト病変か非メラノサイト病変かを検討。**メラノサイト病変でないときは⑤に進み、メラノサイト病変と判断したときは⑥に進む。
⑤**非メラノサイト病変**：ここでは、脂漏性角化症、基底細胞癌、血管病変、その他、について検討する。

**第 2 段階：メラノサイト病変が良性の色素細胞母斑かメラノーマかを鑑別。**
⑥それぞれの構造について検討し、1 つでも「有り」にチェックがついたときはメラノーマの可能性を示唆する。
⑦**診断**：①から⑥までチェックしたら、その時の診断名を囲む。
⑧**診断の確実性**：確実なのか、よくわからないのか、チェックする。
⑨**方針**：診断のもとに、「手術」「終了」「経過観察」などの今後の方針を決定する。

　以上、ダーモスコピーを始めるにあたっての準備について説明しました。ダーモスコピーを始めてみると今までの診察とは違った景色が必ず見えてきます。診断に客観性が加わりますし、デジタル画像検査なので他の医師との意見交換も可能です。
　なお、ダーモスコピーでは所見を取るための知識が必要です。本書や成書を参考いただくほか、WEB 上にはさまざまな自己学習用コンテンツがあります。日本語版ではカシオ計算機が学習用サイト（D'z IMAGE https://dz-image.casio.jp）を運営しています。自己学習のほか、HDR 変換や血管強調変換などを体験できます。また著者がダーモスコピーの 2 段階診断法について詳しく解説しています。こちらもどうかお試しください。

図9 **ダーモスコピー診断用紙**：
オリジナルのダーモスコピー診断用紙を著者改訂（私案）。
①から⑨まで順番に記入して行くことで、ダーモスコピー検査の記載が完了する。

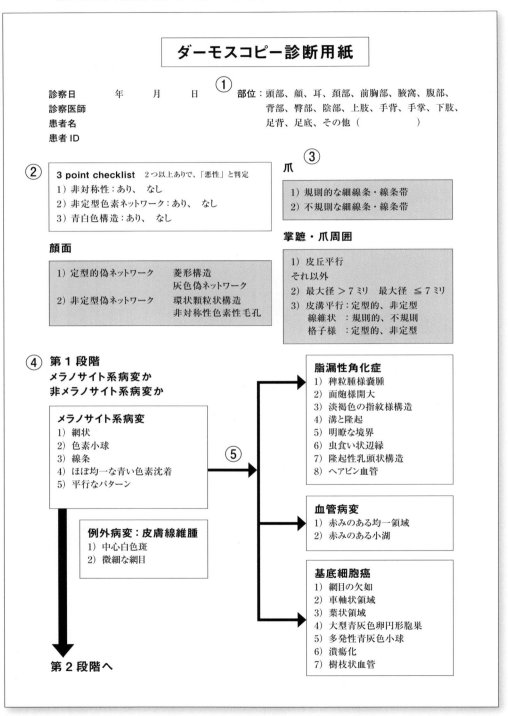

⑥ **第2段階**
　**悪性黒色腫（10大構造）の有無**
　　　　　　　　　　　　　　　　　　　　　　　　　　（有り）　（無し）
　1）網状（不規則的）　　　　　　　　　　　　　　　　（　）　　（　）
　2）線条：スターバースト（不規則的、部分的）　　　　（　）　　（　）
　3）陰性ネットワーク（編目）（例外：Spitz母斑）　　　（　）　　（　）
　4）光輝性白色線状構造（例外 皮膚線維腫、基底細胞癌）（　）　　（　）
　5）小球・小点（不規則的、部分的）　　　　　　　　　（　）　　（　）
　6）斑状色素沈着（偏在性）　　　　　　　　　　　　　（　）　　（　）
　7）辺縁淡褐色無構造領域　　　　　　　　　　　　　　（　）　　（　）
　8）青白色ベール（隆起性病変）　　　　　　　　　　　（　）　　（　）
　9）自然消退構造　　　　　　　　　　　　　　　　　　（　）　　（　）
　10）多構築血管構造（複数血管構造）　　　　　　　　　（　）　　（　）
　　　例）線状不規則、糸球体状、点状、樹枝状、コイル状）

⑦ **診断**

　1）色素細胞母斑、先天性母斑、真皮母斑、Clark母斑、Unna母斑、Miescher母斑、青色母斑、Spitz母斑、サットン母斑、Becker母斑、皮膚線維腫
　2）基底細胞癌
　3）日光角化症、ボーエン病、有棘細胞癌、ケラトアカントーマ、ボーエン様丘疹症
　4）脂漏性角化症、老人性色素斑
　5）出血、皮下出血、静脈湖、被角血管腫、単純性血管腫、海綿状血管腫、くも状血管腫、いちご状血管腫、Black heel、爪甲下血腫、毛細血管拡張性肉芽腫
　6）汗腺腫、エクリン汗孔癌、エクリン汗孔腫、エクリン汗腺腫
　7）外毛根鞘腫、脂腺増殖症、脂腺母斑，脂腺癌
　8）爪甲色素線条、口唇メラノーシス、悪性黒色腫
　9）黄色肉芽腫、疥癬、尋常性白斑、尋常性疣贅、石灰化上皮腫、爪郭の血管拡張、伝染性軟属腫、軟性線維腫、乳房外パジェット病，隆起性皮膚線維肉腫
　10）その他（　　　　　　　）

⑧ **診断の確実性**

　1）確実　　2）多分　　3）よくわからない

⑨ **方針**

　1）経過観察（　か月後再診）　2）生検　3）手術
　4）その他の治療　5）終了

# 本書で活用している HDR画像変換とは？

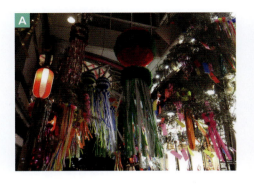

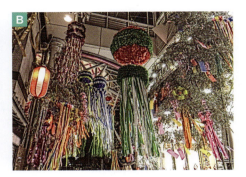

　HDR画像変換はハイダイナミックレンジ画像変換の略です。人の眼には、明るいものも暗いものも同時に同じようにくっきりと見るための機能が備わっています。しかし、フィルムやデジカメなどに使われているセンサーや現像処理は、人の眼ほど優秀ではなく、明るいものと暗いものが混在する場面をいずれもくっきりと残す能力が足りません。そこで注目されているのが HDR 変換です。最近はスマートフォンのカメラやコンパクトデジカメにも搭載されるようになりました。例えば電灯も写っている夜景のように明るいところと暗いところが混在していて、暗いところが黒つぶれしたり明るいところが白飛びしてしまう写真を、細部まで劇的に見えるように変換する効果があります。

　上の七夕祭りの吊るし飾りの写真（A）を見てください。色とりどりの吹き流しが綺麗に写っています。しかし、天井部分や画面下の一番奥は暗くて写っていて景色が見えにくく、一方で吹き流しも右側のお店の照明が明る過ぎて逆光となり暗い印象です。眼で見たときに比べて写真では見えにくいところがあります。次に A を HDR 変換した写真（B）を見てください。天井の白色の壁の縦方向の筋や横方向の桟も確認できます。奥の黒つぶれの所にはビルの幾つかのライトが点灯しているのも分かります。中央の緑と赤い吹き流しの玉の部分の表面は、それぞれ赤や緑の凹凸のある折り紙で覆われていることまで詳細に見えるようになりました。

　著者は、ダーモスコピーに HDR 画像変換を応用することで、オリジナルのダーモスコピー像では見えにくい皮膚病変の構造を明瞭化できると考えました。病変の色は変わらず、構造がよく見えるようにだけ変わる変換技術を探し、カシオ計算機の HDR 変換技術に着目しました。そしてダーモスコピー用途に最適化するようカシオ計算機と共同で開発した変換技術を国際ダーモスコピー学会で報告しています。同時に開発した、血管（らしいもの）だけを認識して赤く明瞭化したり（血管強調変換）、蛍光で強調したり（血管蛍光色変換）する変換も有効です。オリジナルのダーモスコピー像とこうした変換画像を見比べて学ぶことで、病変を見る目を養うことができます。

第 2 章

# ダーモスコピー像を理解しよう
~主訴から学ぶダーモスコピー~

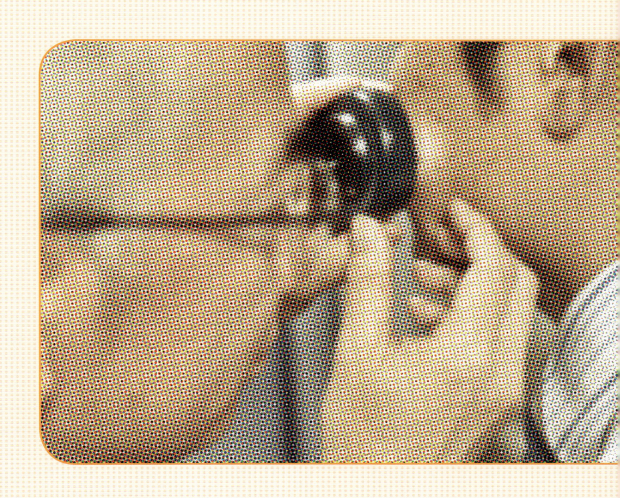

# 足の爪が黒いのですが、メラノーマですか？

　皮膚科には、足の皮膚症状を訴えて受診する患者さんが多くいます。その中では水虫が代表的な疾患で、他には良性皮膚腫瘍、タコ（胼胝）、ウオノメ（鶏眼）、いぼ（尋常性疣贅）、ひょう疽、靴擦れなどの外傷性疾患などがあります。そして稀ではありますが、病状が進行した場合に治療が非常に困難になる悪性腫瘍のメラノーマ（悪性黒色腫）があります。

　日本人のメラノーマの発症部位は足が多いと言われています。テレビの医療番組などで放送されることもあり、「足の黒い病変、もしかしてメラノーマ？」と、怖い病気としての認知度はとても高いように思われます。テレビ放送の翌日の外来では、メラノーマを心配して受診する患者さんが急増します。

　20歳代女性。1カ月ほど前より足の第1趾の爪が黒くなっていることに気が付いたという主訴で受診しました。この1カ月間様子を見ていたが良くならず、「メラノーマ（悪性黒色腫）がとても心配だ」と言います。痛みなどの自覚症状はなく、また、他人に足を踏まれたり物に足をぶつけたなど、爪に対する外傷の覚えも無いそうです。第1趾の爪の3分の1程の黒色斑が見られます（**図1、2**）。このような患者さんをどのように考えていったらよいでしょうか。

# 足の爪が黒いのですが、メラノーマですか?

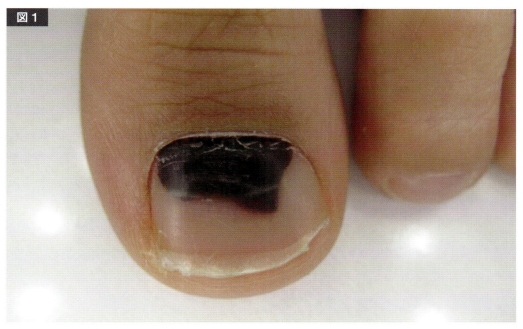

20歳代女性の足の第1趾の爪の黒い病変。3分の1程の黒色斑が見られる

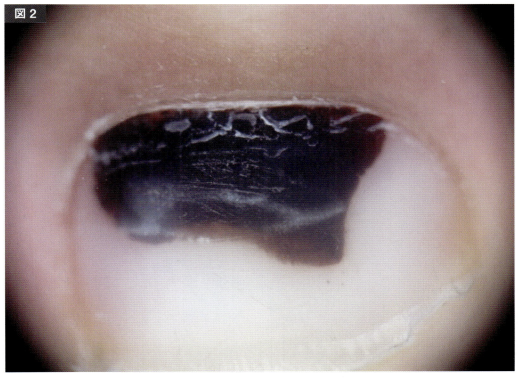

ダーモスコピー像。一見すると暗黒青色の均一無構造に見える。

## 診断　爪甲下出血

　本例のダーモスコピーを詳しく見てみましょう。拡大してみると一様な黒色無構造に見える中に幾種類かの色が観察できます（**図3**）。すなわち、爪上皮（甘皮）近傍では暗紫色で、その中でも部分的に橙黄色に色が抜けて見え（**図4**）、両側部では赤紫色が観察できます。また、色素斑の側縁の境界はとても明瞭でシャープです（**図5**）。中央部は黒色〜黒青色、さらに先端部分ではまた橙黄色と薄くなっていてトゲ状（線条）にササクレだっています（**図6**）。

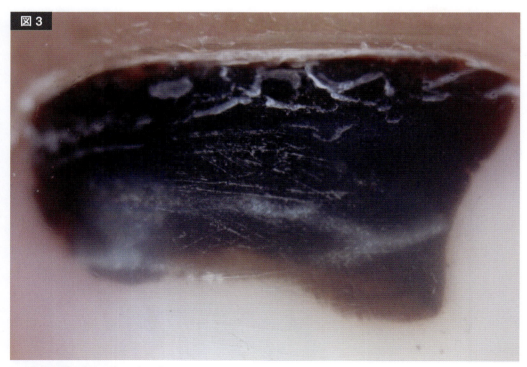

**図3**
20歳代女性の第1趾の爪のダーモスコピーの拡大像。
一様な黒色無構造に見えた中に幾種類かの色が観察できる。

足の爪が黒いのですが、メラノーマですか？

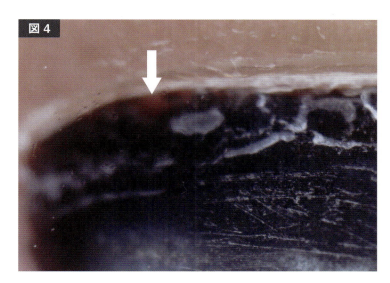

爪上皮（甘皮）近傍では暗紫色でその中でも部分的に橙黄色に色が抜けて見える。

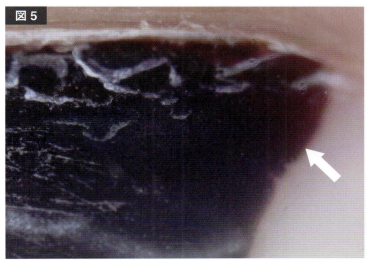

両側部では赤紫色が観察できる。

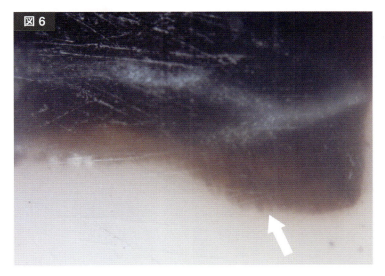

先端部分ではまた橙黄色と薄くなっていてトゲ状（線条）にササクレだっている。

HDR変換により、爪上皮部の色の抜け（橙黄色）、左右基部での赤紫色、色素斑の爪先方向部での色抜け（橙黄色）、先端のトゲ状（線条）および色素斑の側縁がとてもシャープであることが明瞭に確認できます（**図7**）。これらの所見より、爪甲下における出血が最も疑われます。

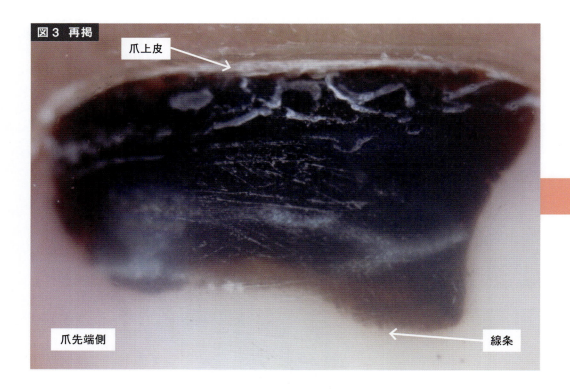

図3 再掲　爪上皮　爪先端側　線条

　足の爪は爪上皮（甘皮）から爪下皮（爪先）まで伸びるのに6カ月から1年程度かかります。本例のような場合は2カ月から3カ月後に再診して、爪上皮部の橙黄色部が拡張し、さらに、色素斑全体の幅が現時点より細くなることで爪甲下出血の確定診断ができます。

足の爪が黒いのですが、メラノーマですか?

　爪病変は、通常のダーモスコピーの2段階診断法（第一段階としてメラノサイト病変か非メラノサイト病変かを判断し、第二段階として悪性黒色腫か良性の色素細胞母斑かを判断する、という診断法）は当てはめることができない特殊部位になります。本例のような色素斑全体がベタッとした、あまりダーモスコピーの所見が得られない病変では早急な診断は危険です。爪甲下出血の下に別の原因が隠れているかもしれません。用心して短期間（3カ月程度）の経過観察が必要と思われます。

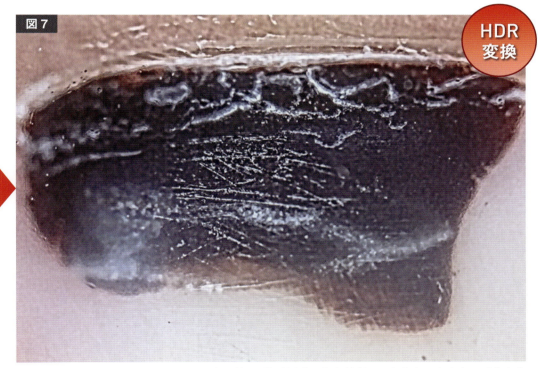

図3をHDR変換したもの。爪上皮部の色の抜け（橙黄色）、左右基部での赤紫色、色素斑の爪先方向部での色抜け（橙黄色）および側縁のシャープさ、先端のトゲ状（線条）が明瞭になっている。

　本症例では足を踏まれたり、どこかにぶつけたり、物を落としたことはないということでした。しかし、爪甲下出血は足を踏まれたり物を落としたりしなくとも起こることがあります。

次に別の症例を供覧します。臨床的には前例とほぼ同様に見える爪の黒色斑です（**図8**）。臨床像では確認できませんでしたが、ダーモスコピー像（図9）ではすでに爪上皮部に出血後に爪が伸びたことを示す新しい透明感のある爪が観察できます。HDR変換により、爪上皮部では透明感のある爪と碁石状の点状出血が観察できます（**図10**）。また、先端部（爪先方向）では赤丸部分では碁石状の出血、青丸部分では線条の出血が明瞭化されています。この所見が観察されれば、メラノーマは除外され爪甲下出血と確定診断されます。

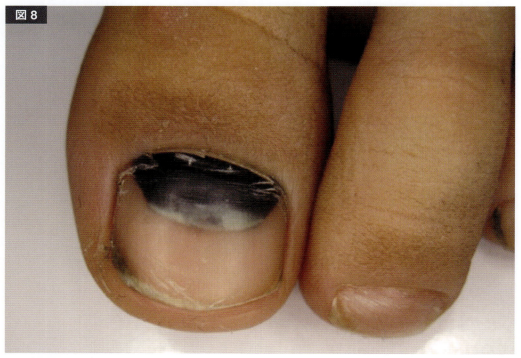

別の症例の爪の黒色斑の臨床写真。

足の爪が黒いのですが、メラノーマですか？

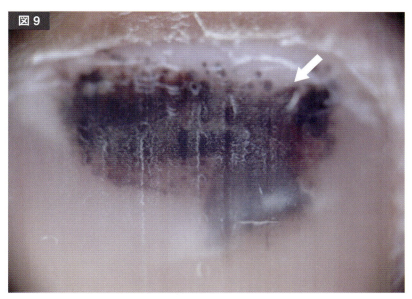

図9 図8の病変のダーモスコピー像。爪上皮部に出血後に爪が伸びたことを示す、新しい透明感のある爪が観察できる。

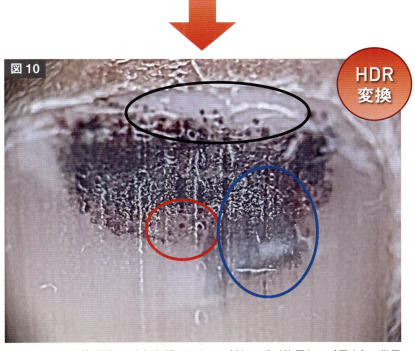

図10 図9のHDR変換画像。爪上皮部ではすでに新しい爪が伸展して（黒丸）、背景は淡紅白色均一無構造で碁石状の点状出血のみ観察できる。先端部（爪先方向）では中央部は碁石状の出血（赤丸）、隣接する部分では線条の出血（青丸）が明瞭化されている。

さて、全て異なる症例ではありますが、発症から時間経過が連続的となるような爪甲下出血の症例を集めてみました。爪甲の伸びることによる爪甲下出血のクロノロジーを見てみましょう。**図 11** は発症から 2 カ月以内と思われます。黄色に見えるところは日常生活の趾への負担による爪甲剥離と考えられます。ダーモスコピーでは、新しい爪の伸展は見られません。出血量が少ないためか爪床部で点状出血が爪の長軸方向に爪とともに伸びて赤色線条を形成しています（**図 12**）。

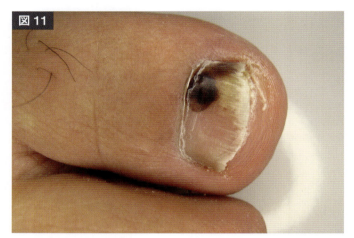

出血から 2 カ月以内と思われる症例の臨床写真。

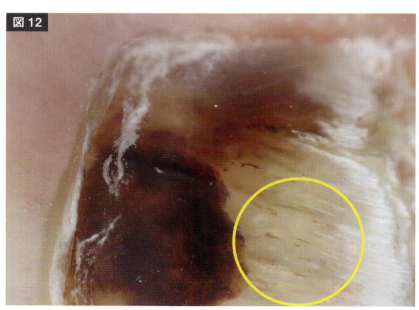

図 11 のダーモスコピー像。
爪床部で点状出血が爪の長軸方向に爪とともに伸びて赤色線条を形成している。

次の症例は爪上皮の伸展具合より、出血後3カ月ほど経過したものと推測されるものです（**図13**）。赤血球が溶解・吸収されて黄色調の部分が見られます。変性していない部分は爪先方向へ平行移動しています。ダーモスコピーでは、臨床像で見える以上に血液が変性吸収されていることが分かります（**図14**）。暗赤紫色部分はあまり見られず、橙黄色部分が多くなっています。

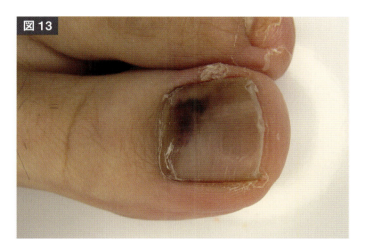

出血から3カ月ほどの症例の臨床写真。赤血球が溶解・吸収されて黄色調が多く見られる。変性していない部分は爪先方向へ平行移動している。

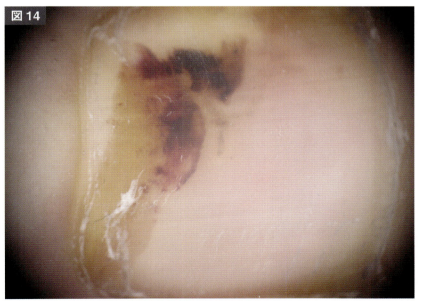

図13のダーモスコピー像。暗赤紫色部分はあまり見られず、橙黄色部分が多くなっている。

さらに、発症から4カ月から5カ月が経過したと推測される病変が**図15**です。爪の3分の1の長さが伸びています。ダーモスコピーでは、爪半月部分の出血はほぼ吸収されています。爪床部でも血液が吸収されてきたために、爪床部の爪甲下皮膚の解剖学的構造が透見できます。爪半月より爪下皮部までの長軸に平行に走る、畝状構造（⇔）が見られます（**図16**）。

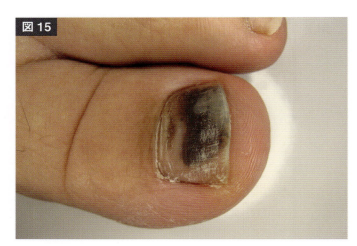

発症から4カ月から5カ月と推測される病変。爪は3分の1の長さが伸びている。

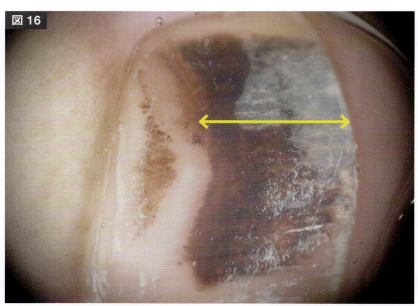

ダーモスコピー像。爪半月より爪下皮部までの長軸に平行に走る、畝状構造（⇔）が見られる。

発症より5カ月から6カ月経過したと思われる症例が**図17**です。爪の約2分の1が伸び回復して綺麗な爪が見られます。ダーモスコピーでは、臨床像以上に既に出血の多くが吸収されていることが分かります（**図18**）。臨床像の方が色濃く見えるのは、血液の分解産物が爪の表面方向からも排泄されるために爪甲内に分散しているためと考えました。従って、爪が伸びるばかりの時間だけではなく、爪の厚さも回復にかかる時間に影響を及ぼすと思われます。

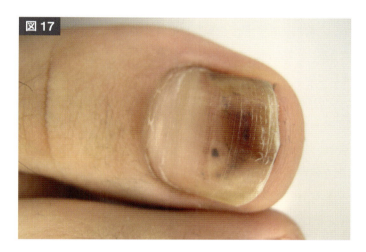

発症から5〜6カ月経過したと推測される病変。爪の約2分の1まで回復して綺麗な爪が伸びている。

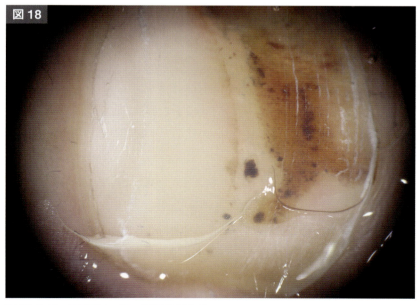

図17のダーモスコピー像。臨床像以上に、出血の多くが既に吸収されていることが分かる。

メラノーマやホクロなどの色素細胞病変が爪に存在するときに見られる所見は帯状・線状です。爪母部の色素病変がメラニン色素を産生し、そのメラニン色素が爪の伸展とともに爪先方向へ引き出される結果として帯状に見えるようになります（図19、図20）。従って、爪甲下出血とメラノーマは発症の仕方が全く異なるのです。血液とメラニン色素の色調に注目してダーモスコープで観察することにより色素細胞病変と爪甲下出血（爪母または爪床）とは通常容易に鑑別できます。

　しかし、メラニン色素病変があり、さらに爪甲下出血を来したような場合は要注意とされています。爪甲下出血によりその下のメラニン色素病変がマスクされてしまうことがあるからです。

　今まで見てきたように、爪甲下出血の診断では、爪半月部の観察がとても重要です。その場所の出血が薄くメラニン色素病変が無いことが確認できれば爪甲下出血として確定診断ができます。もし、爪半月部が不明瞭である場合は、2カ月から3カ月間、爪の伸びるのを待って爪半月部の病変の有無を観察する必要があります。

　かつて、ダーモスコープで観察ができるようになる前までは、爪の変色した部分の爪甲を新たに出血させないように注意してニッパ型爪切りで削り取ってテストテープで潜血反応の検査をしていました。30秒待って潜血反応陽性なら、その場で結果を患者さんに示して安心してもらっていました。しかし、これは手間のかかるものでした。今ではダーモスコピーにより簡単で正確に診断できます。

　足の爪甲下出血は若い女性に多く見られます。足の爪にマニキュアをしている人が、除光液でマニキュアを除去したときに気づくことがあります。爪を切るとき以外では、普段、自分の足の爪を観察することがあまりないためかもしれません。

　ただし、他人に足を踏まれたとか、物を足に落としたとか、強い痛みを伴った経験があれば原因として記憶していることもあります。しかし、ほとんどの患者さんは何も自覚症状が無いため原因らしきことは覚えていません。長時間の歩行やハイキング、ジョギング、山登り、マラソンなどの例を挙げると「そういえば、健康のためにウオーキングをしている」などのお話を聞けることがあります。体のために良いことをしているのに、それがまさか足の出血の原因の1つになるとは考えないのだと思います。

# 足の爪が黒いのですが、メラノーマですか？

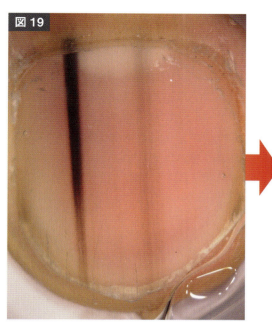
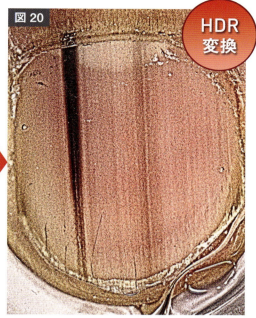

図19 爪甲の色素細胞母斑のダーモスコピー像。褐色・淡褐色の線条が観察される。

図20 図19のHDR変換画像。線条の中にもさらに細い線条が見える。

　また、普段からハイヒールなどの先の細い靴を履いたり、スニーカーなどの紐靴を履いていても紐をしっかり縛らずにゆるゆるにしている方に爪甲下出血が多いように思います。整形外科の先生のご意見を伺わないと確かなことは言えませんが、経験的には紐をしっかり縛って足の甲を固定し踵が浮かないようにすることにより足趾は伸び、趾の爪に負担がかかりにくいと考えています。つま先に力がかかるような歩き方をしている人に爪甲下出血が見られると経験的に感じています。

　ダーモスコピーは簡単で侵襲もない便利で有効な検査法です。どうか爪の色が変色している患者さんでは必ず覗いてみてください。きっとお役に立つと思います。

> ここでTips！

## 爪の血管走行をご存じですか？

　爪の血管走行は解剖の成書にも詳しく書かれていませんが、かつて、論文を調べ検討したことがあります。結果は論文にも発表しました（図1）。

　爪半月部では爪と平行にネットワークを形成し、爪床部では長軸に並ぶ畝状の隆起部にループ状の毛細血管が垂直方向に走行しています。よって、爪半月部の出血はベタッとした斑状に見られ、爪床部では点状（ダーモスコピーでは、碁石状といいます）に出血が見られます。この点状の出血は爪が伸びることや表面への血液の排泄のために暗赤色の線状に見られることもあります（図2）。これを、ダーモスコピーでは赤色線条といいます。

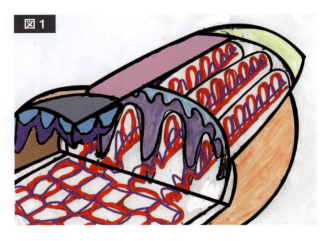

図1

毛細血管は、爪半月部では爪と平行にネットワークを形成し、爪床部では長軸に並ぶ畝状の隆起部にループ状の毛細血管が垂直方向に走行している[1]。これ、私の書いた絵なんです！

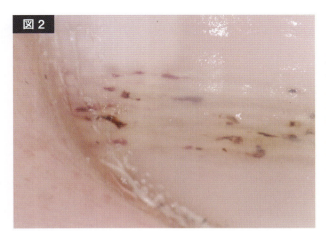

図2

爪甲下出血のダーモスコピー像。少量の点状出血では、爪の伸展とともに点状から線条に形が変わる。これを赤色線条と呼ぶ。爪甲下の毛細血管走行を理解するとなぜこのように点状に出血が認められ、爪が伸びるとともに線条になるかが理解できる。

文献
1) Sato T, Tanaka M. The reason for red streaks on dermoscopy in the distal part of a subungual hemorrhage. Dermatol Pract Concept. 2014 30;4(2):83-5. doi: 10.5826/dpc.0402a18. eCollection 2014.)

| 主訴 2 | この黒い爪、もしかして何か悪いんですか？ |

　症例は50歳代男性。顔の皮膚炎の主訴で受診しました。皮疹は特記すべきものではなく、外用薬の塗布を指示して診療を終了するつもりでしたが、右手第4指の爪の色に気が付きました。問診では、7～8年前より気づいていたが痛くも痒くもないので全く気にしていないと言います。爪は表面粗造で全体が褐色に見えます（**図1**）。長期間の経過がある色素斑なので、患者さんの了解を得て診察させてもらいました。このような症状に出会ったらどのように考えていけばよいでしょうか？

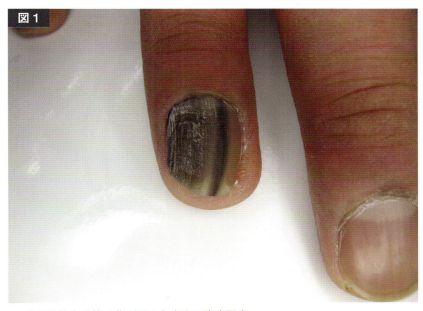

図1
50歳代男性右手第4指爪甲の色素斑の臨床写真。
表面粗造で全体が褐色に見える。自覚症状はない。

## 診断　第4指爪甲下悪性黒色腫

　ダーモスコピーを見る前に、ここで爪の簡単な解剖学的名称を確認しておきましょう。いわゆる爪は爪甲、その基部に白く三日月状に見えるのが爪半月、そこに付着する薄い皮膚を爪上皮（いわゆる甘皮）といいます。爪甲を取り囲む皮膚の両側を側爪郭、基部側を後爪郭といい、日常生活で爪切りをする皮膚から浮いた部分を爪甲遊離縁といいます（**図2**）。

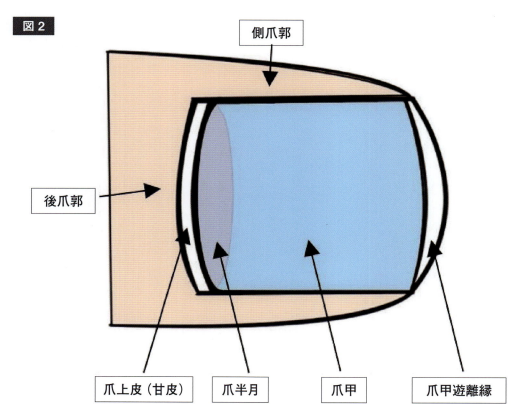

爪甲部の各部の名称

この黒い爪、もしかして何か悪いんですか？

　次に、爪甲部分とその下の組織との関連した名称を確認します。後爪郭の下に隠れた部分と爪半月部分を含めて爪母といいます。爪母から爪甲の大部分が形成され、前方へと進展していきます。爪母の先には畑の畝と畔のように縦方向に多数の溝と隆起が走行する爪床があります。爪床と爪甲のそれぞれにある溝と隆起は、互い違いにがっちりと噛み合って爪甲をしっかり固定しています。また、爪甲遊離縁の下の皮膚を爪下皮といいます（**図3**）。

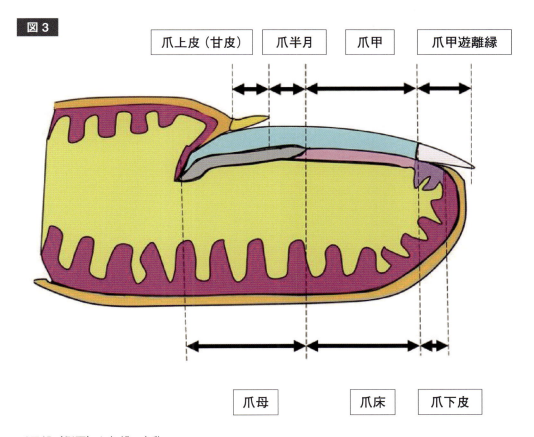

図3

爪甲部（側面）と各部の名称

では、本症例のダーモスコピーを見てみましょう。

ダーモスコピー像（図4）で一番に目に付くのは、爪甲の中ほどを後爪郭から爪の先端に至る褐色のライン（黄色矢印）です。これは、爪甲色素線条といいます。その隣（赤色矢印）には淡紅白色の領域が見られ、さらに、隣には爪甲の表面が粗造で白色の鱗屑があり、背景は淡褐色の無構造に見える領域（黒色矢印）が観察できます。

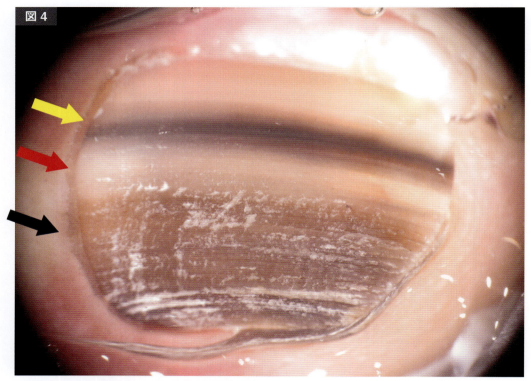

50歳代男性右手第4指の爪甲のダーモスコピー像。
爪甲の中央付近に褐色の爪甲色素線条（黄色矢印）が見られる。
その隣には淡紅白色の領域（赤色矢印）が見られ、さらに隣には爪甲の表面が粗造で白色の鱗屑があり、背景は淡褐色の無構造に見える領域（黒色矢印）が観察できる。

ダーモスコピー像の拡大図（**図5**）では、褐色の爪甲色素線条が、数本の色調の異なる細線条により構成されているのが分かります。また、均一無構造に見えた淡褐色の領域も濃淡のある線条から構成されていることが分かります。

　また、爪上皮・後爪郭部に淡褐色の色素沈着が見られます。これを後爪郭部色素斑といいます。この用語は一般的に誤解されて使用されています。すなわち、このような褐色の色素斑を Hutchinson's sign と呼ぶ医師が多いと思います。

　しかし、原著論文的には、爪甲下悪性黒色腫と病理診断が確定したものを Hutchinson's sign と呼ぶのであって、診断が未確定の段階では後爪郭部色素斑と呼ぶべきです。本症例は、病理組織学的に爪甲下悪性黒色腫と診断が確定しておりますので Hutchinson's sign「あり」と判定します（赤丸）。

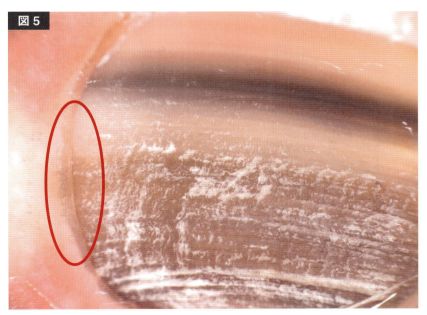

図4の拡大図。
爪上皮・後爪郭部に淡褐色の色素沈着、後爪郭部色素斑が見られる。
病理組織学的に爪甲下悪性黒色腫と診断が確定後、
Hutchinson's sign「あり」と呼ぶ（赤丸）。

オリジナルのダーモスコピー画像をHDR変換してみました（**図6**）。それぞれの線条の中にさらに色調の異なる線条（細線条といいます）が確認できます。

爪甲の中央付近の褐色の線条部も褐色・灰色・淡褐色などから構成されているように見えます（**図6❶**）。

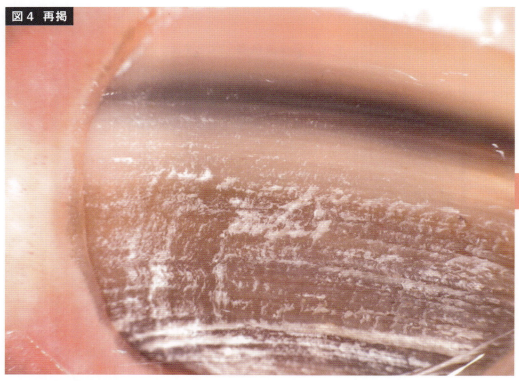

オリジナルのダーモスコピー

また、外側の淡紅白色の領域でも淡褐色・白色の細線条が見られます（図6❷）。また、均一無構造領域に見えたところも淡褐色の線条の中に細い白色の線条があるようです（図6❸）。

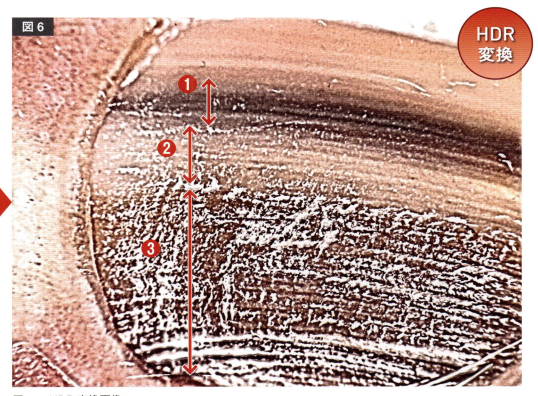

図4のHDR変換画像。
褐色の線条部（❶）は褐色・灰色・淡褐色などから構成されている。
その隣の淡紅白色の領域（❷）では淡褐色・白色の細線条が見られ、
また、均一無構造領域に見えたところ（❸）では淡褐色の線条の中に細い白色の線条が見られる。

ここで健康な60歳代の第4指の爪甲を、本症例の爪甲の対照として確認してみます。臨床写真（**図7**）では爪甲に2本の縦の溝（爪甲縦溝）が見られますが、色素線条は観察できません。

　さらに、この第4指のダーモスコピー像（**図8**）では、ゼリーを使用して撮影したため2本の爪甲縦溝はかえって見えなくなっています。その他には爪上皮から爪の先端に向かって細い平行に走る線条が何本も見えます。HDR変換画像（**図9**）では爪甲全域に細線条が平行に走行する様子が分かりやすくなりました。爪上皮から爪の先端にいたるまで同じ幅で途切れることなく走行しています。これが中年の爪甲の基本的なダーモスコピー像です。

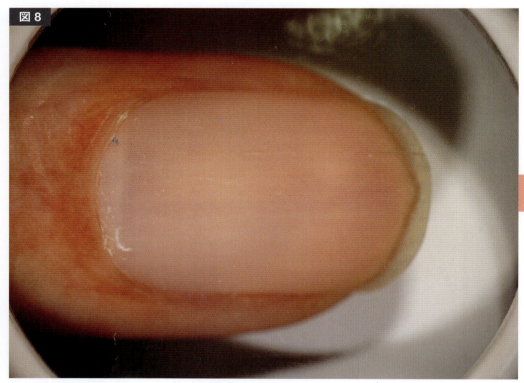

図7のダーモスコピー像。
爪甲縦溝部はゼリーを使用したダーモスコピーでは、かえって見えなくなった。

この黒い爪、もしかして何か悪いんですか？

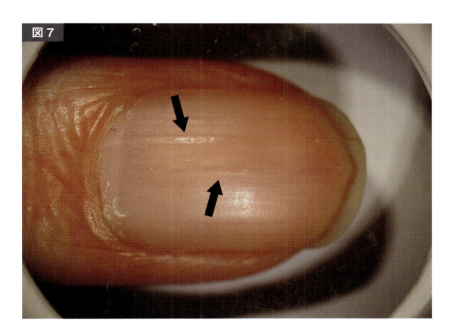

60歳代の第4指の爪甲の臨床像。爪甲に2本の縦の溝（爪甲縦溝）が見られる（黒色矢印）。

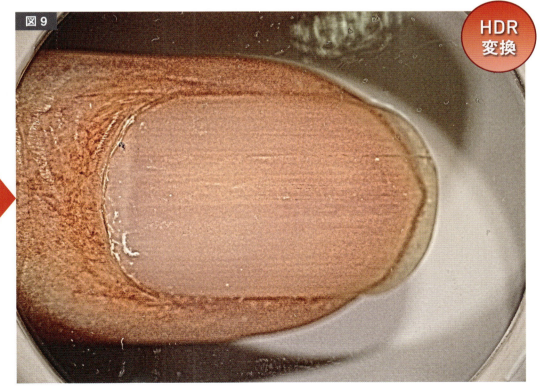

図8のHDR変換画像。
細線条が平行に爪上皮から爪の先端にいたるまで同じ幅で途切れることなく走行している。

健康な人の爪のダーモスコピー所見は「淡紅色の背景に非常に細い細線条が平行に走行する」というものでした。この所見は老化とともに顕著になりますが、これは爪床部における縦方向の溝と隆起に起因する爪甲の厚さによる変化です。すなわち、爪床部の爪甲の隆起に相当する爪甲は厚くなり、溝に相当する爪甲は薄くなるためと考えられます。

　ここで、もう一度**図4**（右ページ）を詳しく見てみます。

　すると、
1）本症例の①の白色部において、やや幅のある白色の線条や淡褐色の線条が交互に走行し、一部では先端に向かって辿っていくと途中で途切れている（細線条の途絶）ものも見られます（紫色矢印）。おおよその色の揃った線条を線条帯といいます。
　本例では、大別して4つの線条帯（**図4**の①、②、③、④）から構成されています。
2）それぞれの幅はまちまちで不揃いです。
　特に、
3）②の褐色の線条帯に注目すると、爪上皮側での幅と先端側での幅を比較すると明らかに先端の方が広く不揃いです。
4）④の淡褐色の線条帯の爪甲の表面は粗造で鱗屑が著明です。
　また、
5）色調を見ると、淡褐色・褐色・白色（紫色矢印）・灰色（赤色矢印）の4色の線条が見られます。

　以上の所見より、ダーモスコピー所見が多様・多構築であり、非対称性の形状や多彩な色調、不規則な境界などが観察され、これらの所見はメラノーマの特徴に似ていて、メラノーマが疑われます。後日、病理検査を行ったところ、表皮内爪甲下悪性黒色腫でした。

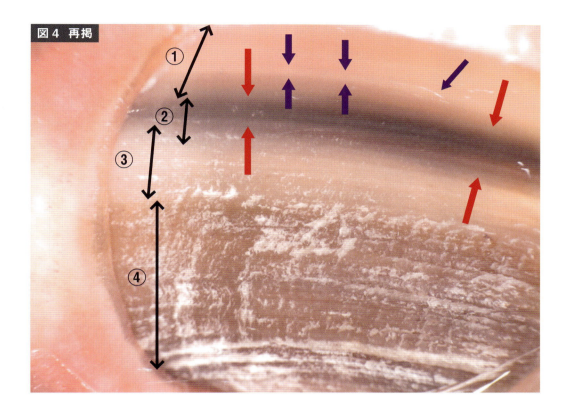

図4 再掲

爪甲部における悪性黒色腫を疑うダーモスコピー所見を整理すると

1. 後爪郭部色素斑（Hutchinson's sign）
2. 線条帯の背景色の多様性
3. 爪甲色素線条の太さ・色調の不規則性
4. 細線条の途絶
5. 細線条間の幅の不規則性
6. 白色鱗屑

であり、これらについて順に検討していく必要があります。

次に良性の爪の色素線条を見てみましょう。

ダーモスコピー像（**図10**）では幅1mm程度の細い淡褐色の色素線条が見られます。爪上皮から爪尖端までの幅が均一で、通常のダーモスコピーでは細線条はよく分かりません。HDR変換画像（**図11**）を見てみると、線条帯の中にわずかに白色の細線条というか淡褐色の細線条の間隔が白色に見えるようになりました。細線条の途切れや太さの変化はありません。また、色調は淡褐色の1色です。

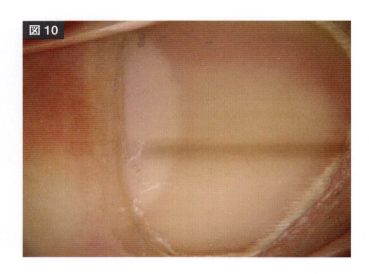

良性の色素線条のダーモスコピー像。幅1mm程度の細い淡褐色の色素線条が見られる。爪上皮から爪尖端までの幅が均一で、細線条は不明瞭。

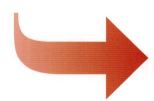

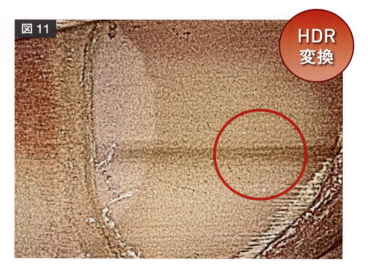

図10のHDR変換画像。線条帯の中にわずかに淡褐色の細線条が確認でき、その間は白色に見える（赤丸）。細線条の途切れや太さの変化はなく、色調は淡褐色の一色である。

次は、幅 3mm ほどの爪甲色素線条です。この症例のダーモスコピー像（**図 12**）では、褐色と淡褐色の 2 色が見られます。線条帯としては、淡褐色・褐色・淡褐色の 3 本の線条帯から構成されています。HDR 変換画像（**図 13**）では、それぞれの線条帯の中に細線条が明瞭化されています。特に、褐色部においては濃い細線条とその間のやや色の薄い細線条から構成されていることが確認できます。爪上皮から爪甲尖端まで辿ってみると、細線条の幅の変化や途絶は見られません。

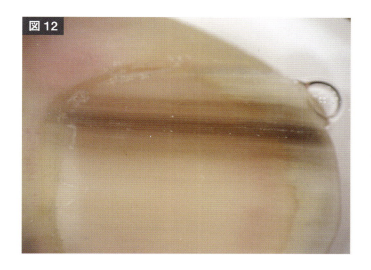

良性の幅 3mm の線条帯のダーモスコピー像。淡褐色・褐色・淡褐色の 3 本から構成され、色調は褐色と淡褐色の 2 色である。

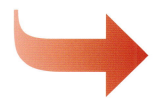

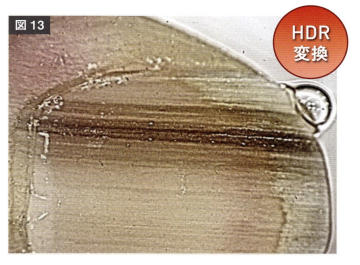

図 12 の HDR 変換画像。それぞれの線条帯の中に、細線条が明瞭化されて、特に、褐色部においては濃い細線条とその間のやや色の薄い細線条から構成されていることが確認できる。爪上皮から爪甲尖端まで辿ると、細線条の幅の変化や途絶は見られない。

ところで、そもそも爪甲の色素線条とは何を見ているのでしょうか？
　後爪郭下の爪母部に発症したメラノーマないし色素細胞母斑が産生したメラニン色素は爪母細胞に取り込まれます。爪甲とともに進展してくると次第に爪甲尖端に向かって色素線条として見えてくるという次第です。よって、爪上皮から爪甲尖端まで見られる爪甲色素線条は手の爪であれば少なくとも6カ月、足の爪であれば1年は経過しています。従って、**図14**のような二等辺三角形を示す爪甲色素線条は要注意です。このような場合は、1）爪母部に発症した病変が6カ月前の新しいものか、または、2）6カ月という短期間で急激に成長してきた悪性病変かもしれないので、これらのことを考慮して診察にあたる必要があるからです。

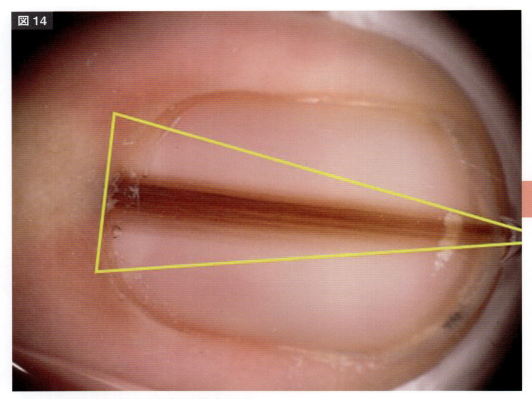

二等辺三角形を示す爪甲色素線条は要注意である。

図14のHDR変換画像（図15）を観察してみると、すでにある中央部の褐色の細線条の両側に色のやや薄い線条が伸びてきているのが観察できます。

細線条に太さの変化や途絶などは見られないことより、発症してからの期間が短い病変と推測できます。このようなときは、3カ月、6カ月と経過観察して爪甲尖端までの幅が爪上皮部と同じ幅になって安定するかどうかを確認することが重要です。

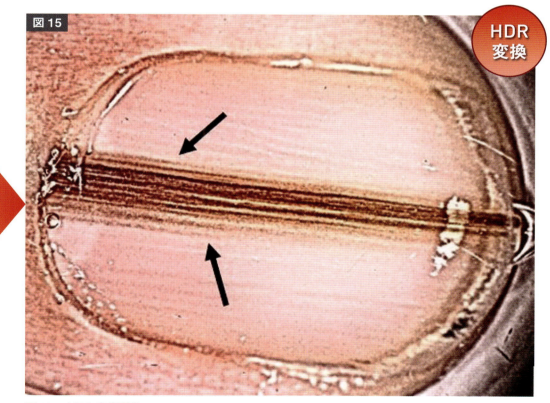

図14のHDR変換画像。
中央部の褐色の細線条の両側に色のやや薄い線条が伸びてきている（黒色矢印）。

爪甲には、悪性黒色腫や色素細胞母斑の他にも色々な病変が生じるため、皮膚科の外来では爪の病変が多彩です。爪甲の色調の変化、爪甲の形態異常、爪甲周囲皮膚の変化、など多彩で病状も原因も様々です。
今回は爪甲の病変を、
　　1）爪甲の色の変化
　　2）爪甲の形態異常
　　3）爪甲周囲の病変
に注目・分類して観察していくこととします。

　それでは、これからはそれらの病変を見ていきましょう。

# 1　爪甲の色の変化

## A：褐色

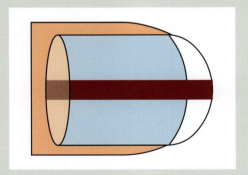

　色素細胞が産生するメラニン色素が線条を形成します。線条の幅が病変の大きさ・幅を表しています（**図 16**、**図 17**）。
　通常、良性である色素細胞母斑のダーモスコピーでは、同心円構造を示し、対称性です。よって、中央部の色調が濃く、辺縁に向かって行くに従って色調が薄くなりフェイドアウト (fade out) します。

この黒い爪、もしかして何か悪いんですか？

　細い爪甲色素線条では、爪母部にその線状の幅の色素細胞母斑が存在します。その結果、線条の中央部（同心円の中央部に相当）が色調の濃い細線条として見られ、その両側に色調の薄い細線条がフェイドアウトして見られます。このパターンが爪甲色素線条の基本形です。

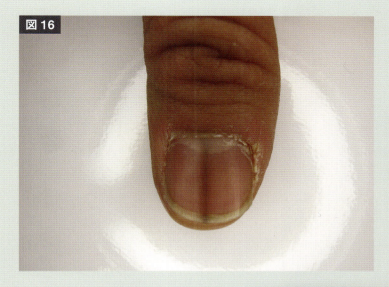

図16

褐色色素線条の臨床写真。色素細胞が産生するメラニン色素が線条を形成する。線条の幅が病変の大きさ・幅を表している。

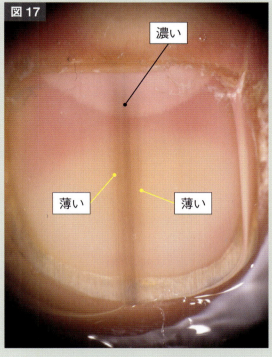

図17

濃い

薄い　薄い

図16のダーモスコピー像。線条の中央部が色調の濃い細線条として見られ、その両側に色調の薄い細線条がフェイドアウトして見られる。

69

## B：灰色

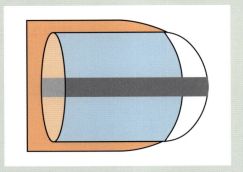

　灰色の色素線条（**図18**、**図19**）は、①ほくろ、②薬品、③民族性（人種：スキンタイプⅣ～Ⅴ）、④その他、によるとされています。

　ほくろの場合の灰色の色素線条は爪甲形成過程に関連すると考えられています。爪甲は1層の構造ではありません。爪母近位部から産生される爪甲が爪甲の表面部分となります。また、爪母遠位から産生される爪甲が、爪甲の下面を形成します。これら2層構造で形成されて一つの爪甲となっています。色素細胞母斑とは異なり、ほくろでは色素細胞が増殖しないため、定量のメラニン色素が産生されます。また、爪母遠位部で発生したほくろでは爪甲に乗って深部をメラニン色素が進展していくので、爪甲の深い部分のメラニン色素を観察することとなり、その結果、メラニン色素の帯が灰色に見えると考えられます。従って、悪性黒色腫の自然消退による灰色とは異なり、灰色均一構造であることが重要なポイントです。

　また、理由は分かりませんが、薬物の内服や薬物との接触、慢性的な外的刺激、皮膚の色の濃い人に灰色の色素線条が見られることがあります（**図20**）。皮膚の色の濃い人の場合は複数指に発症することもあります。

## この黒い爪、もしかして何か悪いんですか？

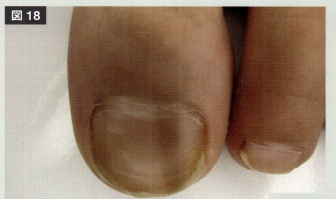

図18　灰色色素線条の臨床写真。極薄い色素線条（灰色〜淡褐色）が見られる。

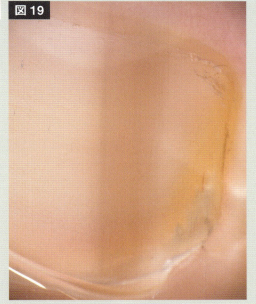

図19　図18のダーモスコピー像。灰色均一構造の背景に微細な線条があるように見える。線条には不規則性はない。

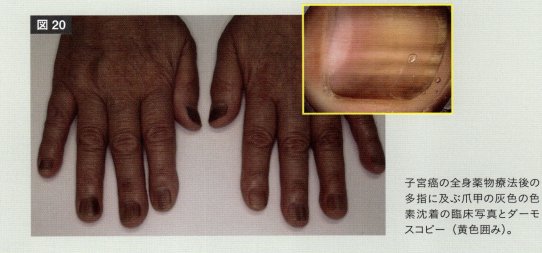

図20　子宮癌の全身薬物療法後の多指に及ぶ爪甲の灰色の色素沈着の臨床写真とダーモスコピー（黄色囲み）。

## C：緑色

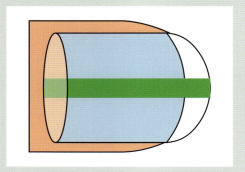

　緑色の色素線条（**図21**、**図22**）は、緑膿菌による感染症です。マニキュア・ペディキュア・ジェルネイルの流行している昨今、時々外来で診察します。本症例はネイル剤を除光液で落としたときに爪が変色していたことに気が付いたとの主訴で受診しました（**図21**）。ダーモスコピーでは淡黄緑色均一無構造領域が見られます（**図22**）。

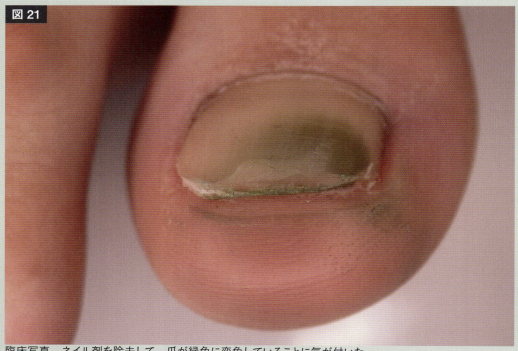

臨床写真。ネイル剤を除去して、爪が緑色に変色していることに気が付いた。

この黒い爪、もしかして何か悪いんですか？

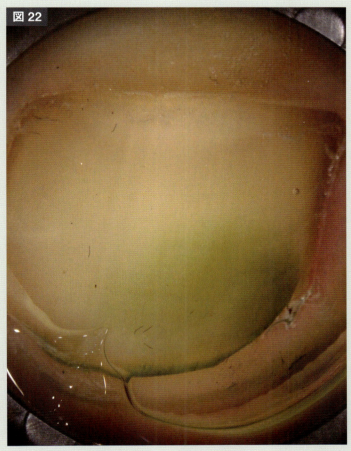

図21のダーモスコピー像。
淡黄緑色均一無構造領域が見られる。

## D：黄色

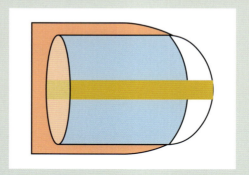

　黄色の色素線条は、爪甲の剥離（**図23**、**図24**、**図25**）や爪真菌症などによる爪甲の変性による変化のために爪甲が黄色・乳白濁色に見えます（**図26**、**図27**）。爪甲剥離症では、爪甲尖端部の肥厚はあまり観察できませんが、ときに、他のダーモスコピーの構造として点状内出血の所見が見られることがあります。また、爪白癬症のダーモスコピーでは、主として黄色・乳白濁色、また、一部には褐色の色素線条が観察されます。また、爪甲尖端部でも肥厚・粗造な所見が観察されます。

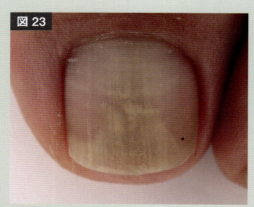

図23
黄色色素線条の臨床像。
爪甲剥離症、境界が比較的明瞭である。

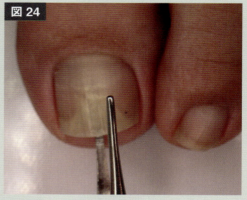

図24
図23と同じ症例の臨床像。
この症例ではピンセットが8mmほど挿入できてしまった。

# この黒い爪、もしかして何か悪いんですか？

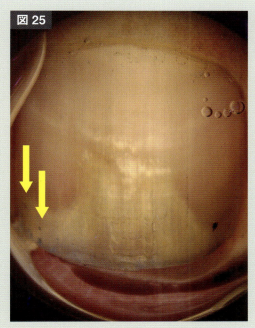

図23のダーモスコピー像。淡黄色均一無構造領域が見られる。症例により、点状出血の所見が見られることがある（黄色矢印）。

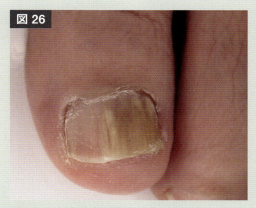

別の黄色色素線条の臨床写真。爪白癬、爪甲の面積の約1/2が黄白色に変性している。爪甲近位部では境界が不明瞭で鋸歯状である。

図26のダーモスコピー像。黄色・乳白濁色、一部に褐色の色素線条（黒矢印）が観察される。線条は長さ・太さ・色調ともに不均一・不規則である。境界は鋸歯状（黄色矢印）である。

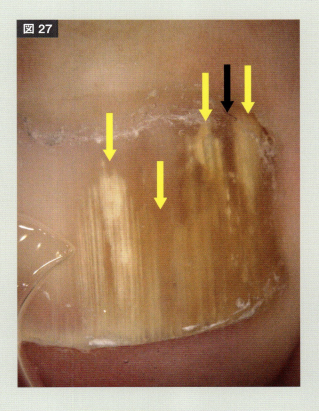

## E：赤色

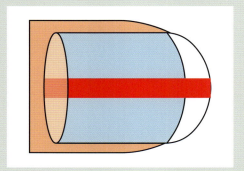

　赤色の色素線条（**図28**、**図29**）は、爪甲下の出血および腫瘍などに関連して見られます。

　爪甲下内出血の典型例では、出血の少ない棘状の出血（splinter hemorrhage、**図28**）、黒赤色から鮮紅色、赤青色・黄褐色など多彩です。色が多彩な場合、爪床が観察できないようなときは3カ月間の経過観察が必要です。

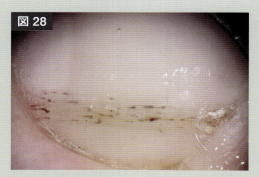

赤色色素線条のダーモスコピー像。出血の少ない棘状の出血（splinter hemorrhage）が見える。

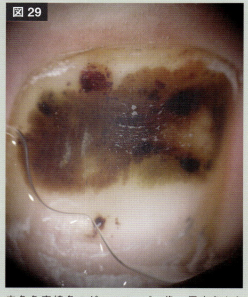

赤色色素線条のダーモスコピー像。黒赤色から鮮紅色、赤青色・黄褐色など多彩な色調が見られる。

また、爪甲全体が淡紅色の病変もあります。やや圧痛がありますが、爪甲周囲に及ぶような炎症は見られません。爪甲全体が均一な淡紅色、ワインに例えると「ロゼ」の色調です（**図30**）。ダーモスコピー像（**図31**）では、淡紅色均一無構造領域が見られますが、その他に特別な構造は見られません。

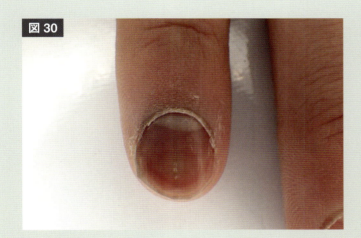

赤色色素線条の臨床写真。爪甲全体が均一な淡紅色、ワインに例えると「ロゼ」の色調。

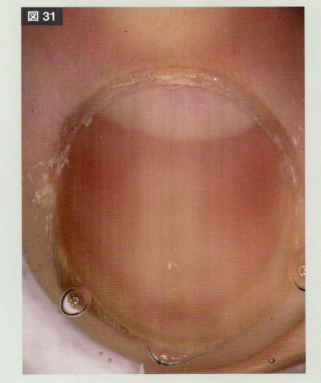

図30のダーモスコピー像。淡紅色均一無構造領域が見られる。

**図32**の症例はマラソン大会に出場した翌日に症状が出てきました。この症例は、痛みを伴い後爪郭がやや腫脹し、爪甲は均一な淡紅色を示しています。爪甲部挫傷と診断して21Gの注射針で穿刺すると著明な漿液が流出してきました（**図33**）。ダーモスコピーで淡紅色均一無構造領域に観察できたのは貯留液が出血そのものでなく血性漿液であったためです。

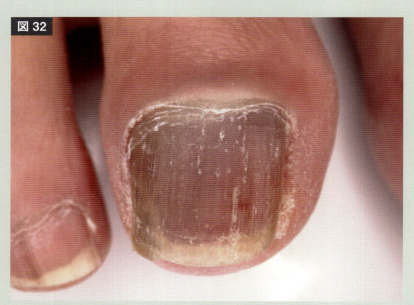

赤色色素線条の臨床写真。痛みを伴い後爪郭がやや腫脹し、爪甲は均一な淡紅色を示す。

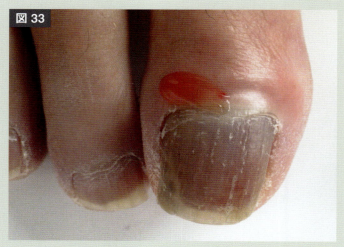

図32の症例の穿刺後の臨床写真。

次に、赤い線条を示すことがある爪甲下の腫瘍を紹介します。

爪甲下の腫瘍には、

①爪甲下乳頭腫
②グロームス腫瘍
③有棘細胞癌

などが報告されています。

著者の経験では、ダーモスコピーだけの診断ですが①爪甲下乳頭腫②グロームス腫瘍があります（病理組織学的診断はできていません）。

## ①爪甲下乳頭腫

自覚症状のないことが特徴の良性の腫瘍です。従って、病変に気が付いても受診しない患者さんが多いことが推測されます。臨床的には、爪甲の縦方向の赤い線条です（次ページ**図34**）。文献的には、白色や褐色の線条の症例も報告されています。ダーモスコピーが診断にとても有用です。

すなわち、

1) 爪半月から爪甲尖端におよぶ赤色の線条
2) 爪甲尖端部の剥離
3) イボ様の爪甲下の角化
4) 線状・棘状の爪甲下出血

がダーモスコピーで観察されたときに診断します。

この症例（**図34**、**図35**、**図36**）は、病理組織学的な確定診断はできていませんが、疼痛がないことと、ダーモスコピー所見の1）〜4）が確認できたことから爪甲下乳頭腫と診断しました。ダーモスコピー像（**図35**）では、爪甲の中央部に爪半月を分割する淡紅白色から赤色の線条が爪甲尖端まで走行しているのが見えます。また、爪甲の尖端付近には赤褐色の線条・棘状出血（黒色矢印）が観察できます。また、爪の尖端付近のダーモスコピー像（**図36**）では、爪甲の剥離（黒色矢印）と爪甲下に疣贅状の角化（黄色矢印）が確認できます。

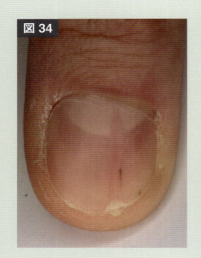

爪甲下乳頭腫の臨床写真。

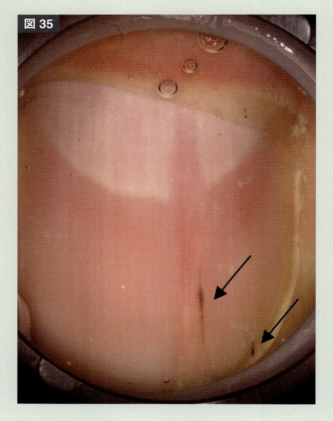

赤色色素線条のダーモスコピー像。爪甲の中央部に爪半月を分割する淡紅白色から赤色の線条が爪甲尖端まで走行し、爪甲の尖端付近には赤褐色の線条・棘状出血（黒色矢印）が観察できる。

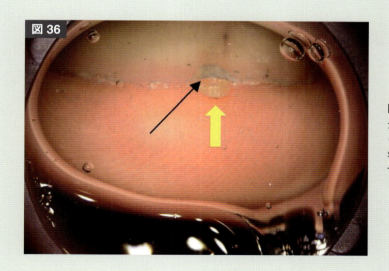

図34の症例の爪甲尖端部のダーモスコピー像。爪甲の剥離（黒色矢印）と爪甲下に疣贅状の角化（黄色矢印）が確認できる。

## ②グロームス腫瘍

　発作性の疼痛、ピンポイントでの圧痛、寒冷暴露により疼痛が発症、を特徴とする良性の腫瘍です。ときに、ダーモスコピーで暗赤色の腫瘍塊や赤色線条を観察できることが報告されています（289ページ参照。臨床・ダーモスコピー診断のみで、病理診断はしていません）。

## ③有棘細胞癌

　赤色線条や黒色線条を示すと論文の中には記載されていますが、有棘細胞癌では主としてびらんの局面と爪甲の破壊が見られ、赤色線条が見られた画像は見つけられませんでした。また、Bowen病では赤色線条ではなく、褐色線条、また、進行した病変では爪甲の破壊、爪甲尖端部の遊離縁での著明な角化が観察されると報告されています。

※　残念ながら、著者は爪病変の有棘細胞癌・Bowen病のダーモスコピー診断の経験が未だありません。

## F：白色

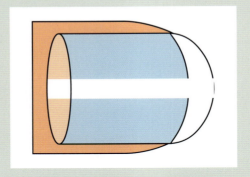

白色の色素線条（**図37**）は、爪甲剥離や表在性白色爪真菌症（SWO）などが原因で生じます。

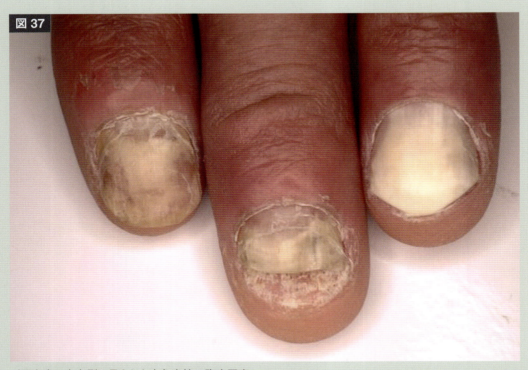

図37

爪甲白癬の表在型に見られた白色変性の臨床写真。
中央の爪は真菌感染が爪甲の深部までおよび爪甲剥離を生じている。

次に、
2）爪甲の形態異常について観察しましょう。
　爪甲表面の形態異常は何らかの原因による爪母へのダメージにより生じます。

## 2　爪甲の形態異常

### A：爪甲剥離症

　爪甲が末梢側から剥離した状態です（**図38**）。マニキュアの除光液や外傷、主婦湿疹などの皮膚炎症状で見られます。甲状腺機能亢進症などの全身疾患の症状として観察されることもありますが、外因性のものは、利き手側の爪、特に使用頻度の高い指に発症するようです。

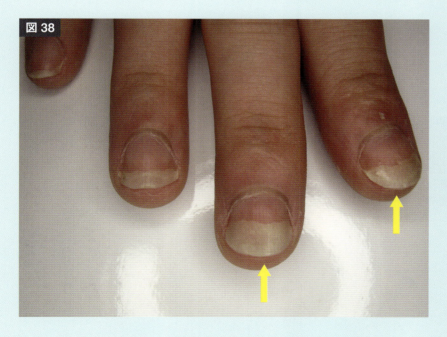

図38

爪甲剥離症の臨床写真。使用頻度の高い右手の第2、3指の剥離の程度が強い（黄色矢印）。

## B：爪甲層状分裂症

爪甲が雲母状に薄く層状に分離した状態です（**図39**、**図40**）。原因としてはマニキュア・除光液が多いようですが、老化や運動による外的刺激によっても生じます。

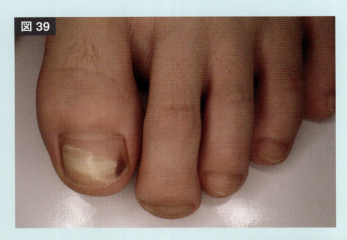

10歳代男子の臨床写真。
サッカー選手で、爪甲の1/2程度が白色、層状に剥離している。

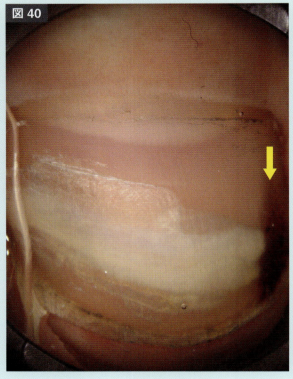

図39のダーモスコピー像。
白色領域の近位側、遠位側で透明膜状に爪甲の層状の剥離が見られる。また、側爪郭付近には内出血も観察される（黄色矢印）。

## C：爪甲横溝

　爪甲の横方向に溝ができた状態（**図41**）をいいます。爪母に障害が生じて一時的に爪甲の成長が抑制されたことが原因です。全身疾患の影響や爪周囲の炎症により生じますが、全指（趾）に見られれば内因性が考えられます。内因性の爪甲横溝をBeau's lineといいます。

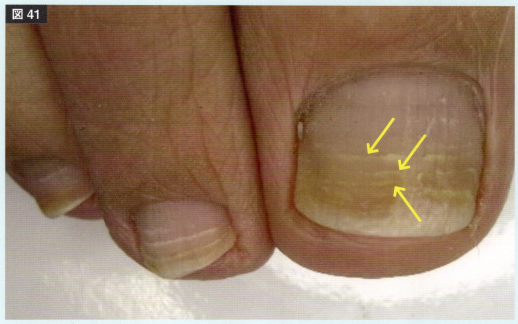

**図41**

爪甲横溝の臨床写真。
本例では横溝が3本観察できる（黄色矢印）。スポーツによる外因が疑われた。

## D：爪甲縦溝

爪甲を縦に走る線条（**図42**、**図43**）をいいます。老化の兆候の一つと考えられています。また、外傷や貧血、湿疹などでも見られます。症状が強くなると爪甲が縦割れを生じることがあります（爪甲縦裂症）。

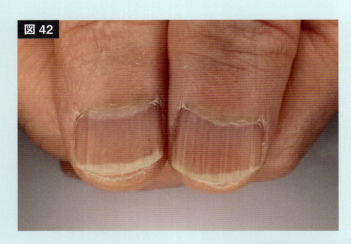

爪甲縦溝の臨床写真。
爪甲に多数の縦溝が見られる。

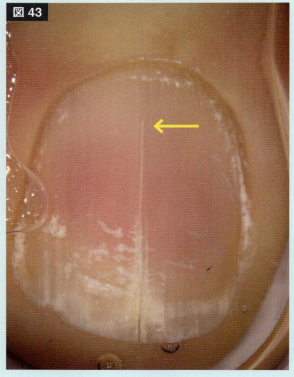

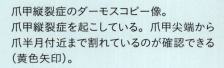

爪甲縦裂症のダーモスコピー像。
爪甲縦裂症を起こしている。爪甲尖端から爪半月付近まで割れているのが確認できる（黄色矢印）。

## E：点状陥凹・点状凹窩

爪甲に多数の点状の陥凹が見られます。乾癬や円形脱毛症で観察されることがあります。乾癬の点状陥凹は大小不規則な大きさです（**図44**）。HDR変換画像（**図45**）では暗褐色の小球状構造が見られます。

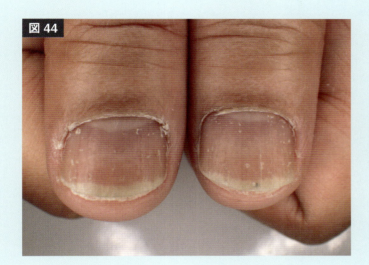

尋常性乾癬の爪の臨床像。爪甲に多数の点状の陥凹が見られる。乾癬の点状陥凹は大小不規則な大きさである。

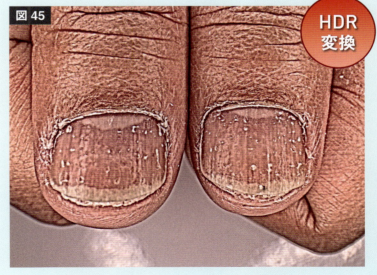

図44の臨床写真のHDR変換画像。点状陥凹は、白色の鱗屑が付着したもの、暗褐色の小球状構造として見られるものなど、大小多数が確認できる。

最後に3）爪甲周囲の病変について見ていきましょう。
　爪甲周囲に生じる病変としては、①尋常性疣贅、②ガングリオン、③陥入爪、④ひょう疽、⑤鶏眼、⑥トゲ刺傷、⑦後天性被角線維腫、などがあります。

## 3　爪甲周囲の病変

### ①尋常性疣贅

　後爪郭や側爪郭、および爪甲下に生じた尋常性疣贅（**図46**、**図47**、**図48**、**図49**）は、肉眼による臨床診断はもちろん可能です。しかし、ときにBowen病との鑑別が必要なことがありますので、ダーモスコピーで確認することが大切です。Bowen病では、爪甲の側爪郭の近くの爪甲剥離や褐色線条が見られることがあります。

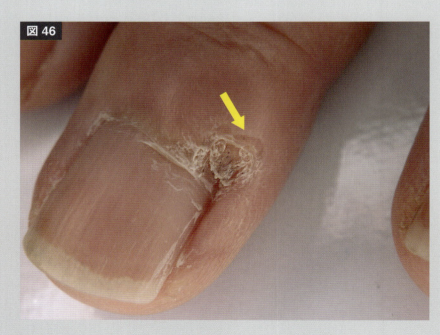

図46

尋常性疣贅の臨床写真。病変を取り囲むカラー（襟巻状：黄色矢印）で境界された表面粗造な結節が見られる。

この黒い爪、もしかして何か悪いんですか？

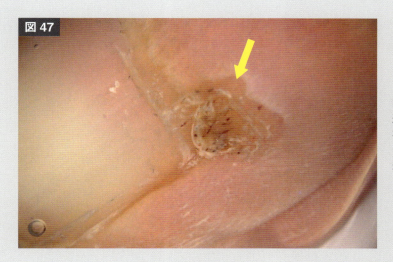

図46のダーモスコピー像。過角化と平行に走行する線状血管や点状血管、カラー（病変を取り囲む帯状の構造：黄色矢印）が見られる。

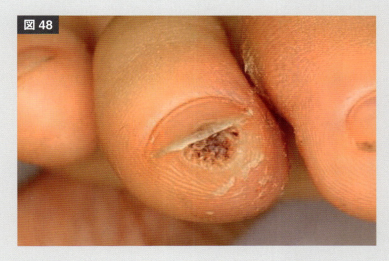

別の尋常性疣贅の臨床写真。褐色の表面粗造な結節が見られる。病変は爪甲下まで拡大して、爪甲剥離が見られる。

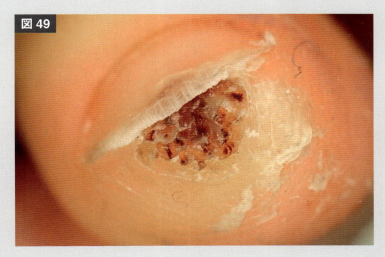

図48のダーモスコピー像。過角化と角質に囲まれた点状血管が集簇し蜂巣状の構造が見られる。

## ②ガングリオン（指趾粘膜嚢腫）

　粘液を含んだ偽嚢腫性病変です（**図50**、**図51**、**図52**）。DIP関節近傍、後爪郭部に発症することがあります。特に、後爪郭部に発症するとボウリングのガター状に爪甲の陥凹変形をきたします。

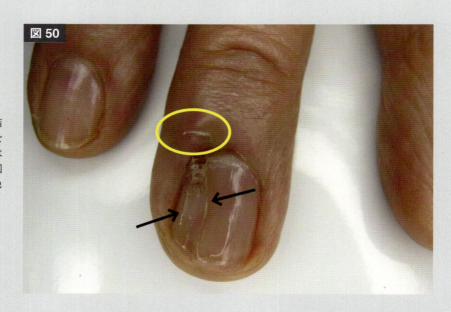

図50

後爪郭皮下に結節（黄色丸）を触れる。爪甲はガター状に陥凹している（黒色矢印）。

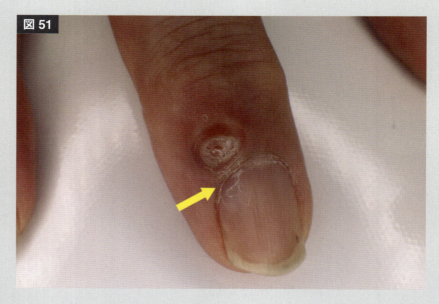

図51

別のガングリオンの臨床写真。肉眼でも結節を確認できる。爪甲のガター状の陥凹がわずかに始まっている（黄色矢印）。

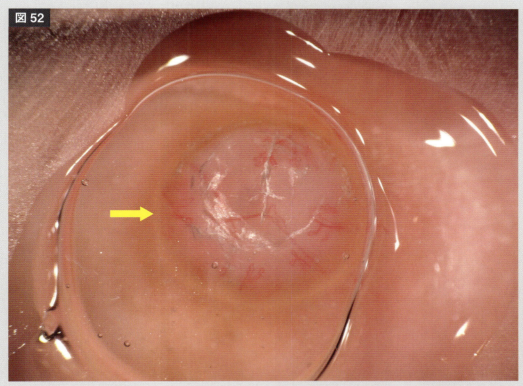

**図52**

別のガングリオンのダーモスコピー像。
結節はカラー（帯状の均一無構造：黄色矢印）で囲まれ、
淡紅色の均一な無構造を背景として線状血管・ヘアピン血管が観察される。

## ③陥入爪

爪の側縁が側爪郭に食い込むために側爪郭が腫脹・発赤します。感染し爪甲周囲炎や感染性肉芽腫を形成します（**図53**、**図54**、**図55**）。

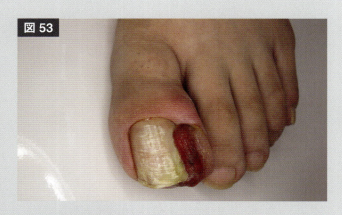

陥入爪の臨床写真。著明な感染性肉芽腫を形成している。

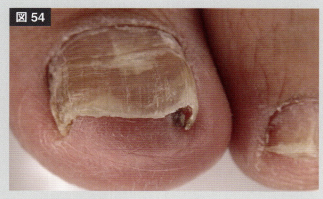

別の陥入爪の臨床写真。爪甲尖端部が側爪郭に食い込み側爪郭が著明に腫脹・発赤している。

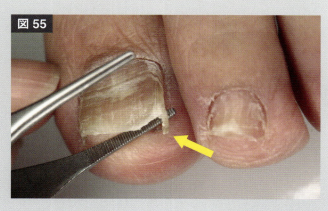

図54の症例の臨床写真。痛みを回避するために患者自身が爪切りをした。爪の切り残しが爪棘として残っていた（黄色矢印）。

## ④ひょう疽

爪周囲に拍動性の疼痛を伴う発赤・腫脹があります（図56、図57）。ダーモスコピーにより、膿の貯留範囲が明瞭化され確実な切開・排膿が可能となります。

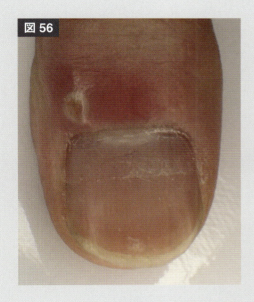

ひょう疽の臨床写真。
爪周囲の拍動性の疼痛を伴う発赤・腫脹がある。

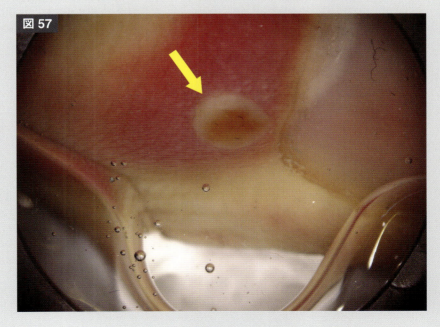

図56のダーモスコピー像。膿の貯留範囲が明瞭化され確実な切開・排膿が可能となる（黄色矢印）。

## ⑤鶏眼

革靴を履く男性や、先細の靴を履く女性の第5趾によく見られます。側爪郭に生じた場合には、「小趾の爪が割れた」との主訴で受診することもあります（**図58**、**図59**、**図60**、**図61**、**図62**、**図63**）。

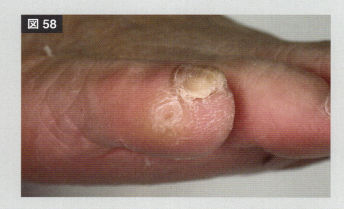

鶏眼の臨床写真。側爪郭部に生じた鶏眼。爪甲とは裸眼でも容易に鑑別できる。

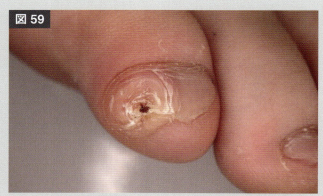

側爪郭部に生じた鶏眼の臨床写真。爪甲に隣接している。このようなときに爪甲との鑑別が困難なことがある。

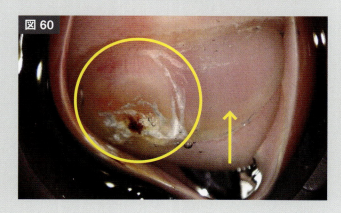

図59のダーモスコピー像。側爪郭部に生じた鶏眼（黄色丸）。鶏眼は乳白色均一無構造で12時方向に線状血管が見られ、6時方向では出血性の痂疲が見られる。爪甲には、縦方向の細線条構造が見られ（黄色矢印）、鶏眼との境界はダーモスコピーで鑑別可能である。

この黒い爪、もしかして何か悪いんですか？

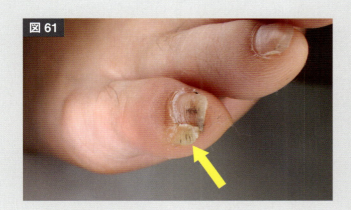

別の鶏眼の臨床写真。鶏眼が爪甲と同じ長さまで成長している（黄色矢印）症例。

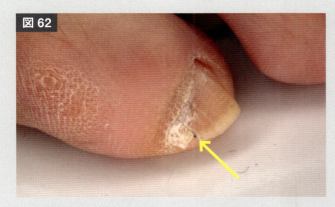

「小趾の爪が割れた」との主訴で受診した鶏眼症例の臨床写真。爪甲縦裂のようにも見える（黄色矢印）。

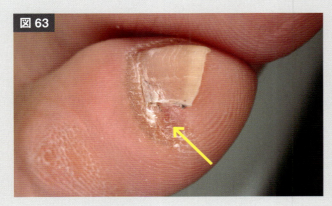

図62の臨床写真の鶏眼除去後の臨床写真。ダーモスコピーで爪甲との境界を確認したあとに鶏眼の除去をした（黄色矢印）。爪甲とは容易に分離でき、爪甲本体とは別物であることが分かる。

## ⑥トゲ刺傷

　トゲが刺さって強い痛みがあればその場で異常に気が付くと思います。しかし、忙しい作業中などでは違和感があっても放置してしまいがちです。この症例は「1週間程前から指先に違和感がある」と受診されました。発赤などの炎症症状はありません。臨床写真（**図64**）では爪甲剥離と一部に黒色の点状出血と思われる黒色点（黄色矢印）が見られました。ダーモスコピー像（**図65**）では爪甲剥離部の近位側に黒色小球状構造が見られます。爪甲剥離部の爪甲を丁寧に除去すると黒色の長さ2mm大の異物が突き刺さっていました（**図66**）。感染していなかったため違和感のみで済んでいたのかもしれません。

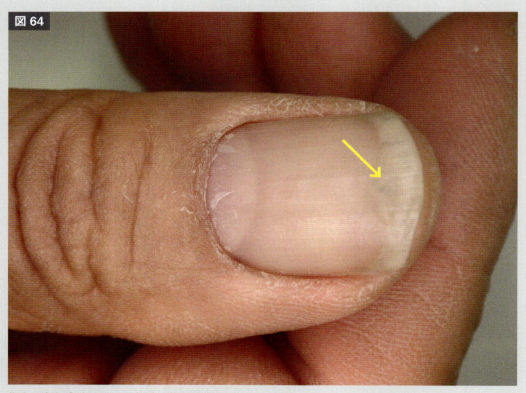

指先に違和感があるという主訴の臨床写真。
爪甲剥離と一部に黒色の点状出血？（黄色矢印）が見られた。

本症例では、出血をダーモスコピーで完全に否定できたわけではありません。しかし、黒色の小球状構造（**図65** 黄色矢印）の境界が不明瞭で、また、黒色にもムラがあります。もしも、これが出血病変であればムラがあるところには暗赤色・暗紫色などの赤色系統の色調が見えてくると思います。本症例では、そのような赤色系統の色調は見られませんでした。

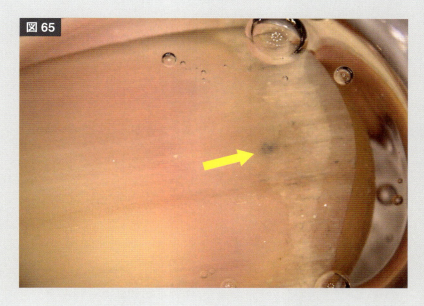

図64のダーモスコピー像。爪甲剥離部の近位側に黒色小球状構造が見られる。

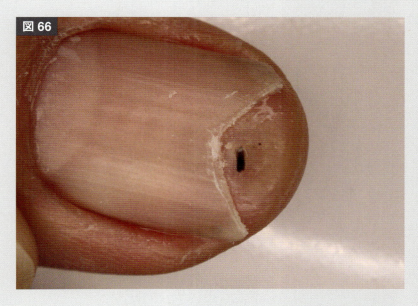

処置後の臨床写真。爪甲剥離部の爪甲を丁寧に除去すると黒色の長さ2mm大の異物が突き刺さっていた。

### ⑦後天性被角線維腫

　正常皮膚色の角化性の結節で爪甲尖端の遊離縁に発症することがあります。尋常性疣贅ほど角化は強くなく、ダーモスコピーで鑑別できそうですが、著者は臨床・ダーモスコピー画像を持っていません。

　最後に爪甲周囲の血管について紹介しましょう。
　ダーモスコピーで、正常皮膚では指の後爪郭部においてほとんど毛細血管を観察できません。しかし、後爪郭部をダーモスコピーで観察を試みることで、ときに、診断に繋がる特徴ある血管像が見えることがあります。

### ①皮膚筋炎

　ヘリオトロープ皮疹、ゴットロン徴候とともに爪甲周囲の毛細血管の拡張が特徴的な皮疹として見られることがあります。ダーモスコピー像（**図67**）では、爪上皮出血点、後爪郭部の毛細血管ループの拡張が見られます。さらに、血管強調変換画像（**図68**）では毛細血管ループの拡張が一層明瞭化され、大小不同が確認できます。

この黒い爪、もしかして何か悪いんですか？

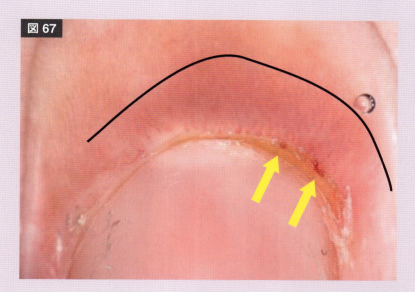

皮膚筋炎のダーモスコピー像。爪上皮出血点（黄色矢印）、後爪郭部の毛細血管ループの拡張（黒色曲線の下の部分）が見られる。

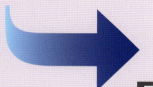

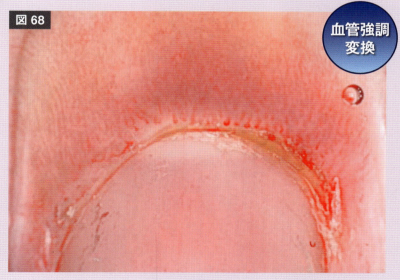

図67の血管強調変換画像。毛細血管ループの拡張が一層明瞭化し、大小不同が確認できる。

## ②しもやけ

　うっ血性の浮腫が主体の病変では、ダーモスコピーで観察すると後爪郭部に毛細血管の拡張が見られることがあります（**図69**）。さらに、血管強調画像変換をすると毛細血管が明瞭化されます。皮膚筋炎に比べて毛細血管の太さは揃っているように見えます（**図70**）。

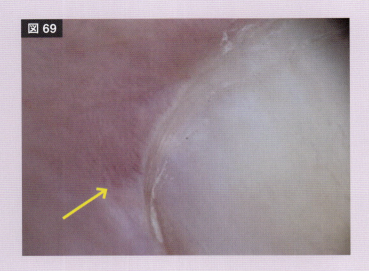

しもやけのダーモスコピー像。後爪郭部に毛細血管の拡張が見られる（黄色矢印）。

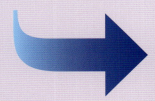

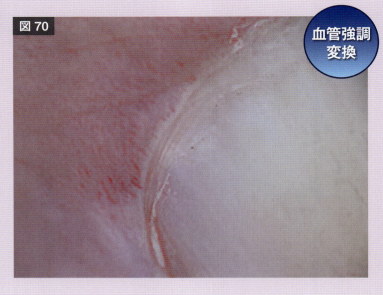

図69の血管強調変換画像。毛細血管が明瞭化されている。皮膚筋炎に比べて毛細血管の太さは揃っている。

以上、爪甲および周囲の皮膚病変の主なものを見てきました。
　ダーモスコピーは皮膚のやや深部を観察できる簡便な検査法です。そのため、爪甲の変化の様子や周囲の爪郭部の観察も容易です。

### ここでTips！

## HDR画像変換を すぐに試しましょう！

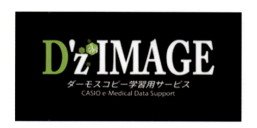

https://dz-image.casio.jp
写真が撮れたら、ダーモスコピー画像をアップロードしてみましょう！
　カシオ計算機が用意しているサイト（D'z IMAGE）に登録（無料）してご自分のダーモスコピー画像をアップロードすればすぐに体験できます。

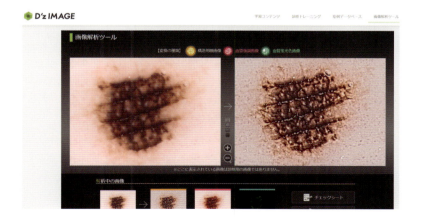

## ここでTips！
## ご存じですか？爪甲色素線条の成り立ち

爪甲色素線条の成り立ちを理解する上で、画期的なアイデアを教えてくださったのが元虎の門病院副院長・皮膚科部長（現：赤坂虎の門病院皮膚科）の大原國章先生です。

爪甲色素線条は爪母部分に発症した病変がはじまりです（図71）。ここでは、仮に良性病変である色素細胞母斑を用いて説明します。

爪甲を形成する過程で排出されたメラニン色素が爪の伸展とともに帯条になって爪甲尖端に向かって進展していきます（図72）。

さらに、爪が伸びるに従い色素線条が形成されるのが分かります（図73）。濃い褐色と褐色の細線条からなる連続した平行な細線条の様子が明瞭です。

これを指のイラストに合わせてみます（図74）。

この考え方から、私たちが観察している色素線条は病変の色素ネットワークや黒色色素沈着、自然消退などのダーモスコピー所見を見ていることになります。従って、規則的色素ネットワークを持つ良性の色素細胞母斑であれば網紐に相当する細線条の太さが揃い、また、網孔に相当する細線条と細線条の間も平行な規則的な幅になることが理解できます。

よって、診察するにあたっては、爪甲色素線条を細線条の太さ・幅の変化・連続性・細線条の間隔・色調などに注目して判断することが大切です。

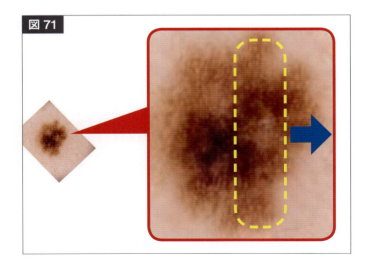

図71

爪甲色素線条は爪母部分に発症した病変がはじまりである。仮に、良性の色素細胞母斑を示す。簡単に考えるためにメラニン色素の排出される部分を黄色の枠で囲んだところのみ検討（青色矢印は爪の伸展方向を示す）。

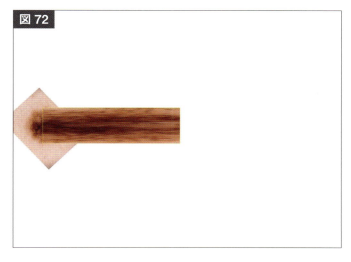

図72　爪甲が伸びるのに従って、排出されたメラニン色素が帯条になって爪甲尖端に向かって進展していく。

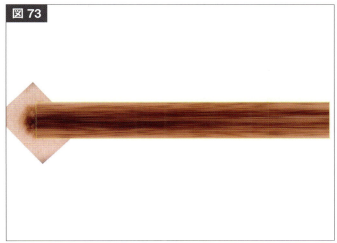

図73　爪が伸びるに従って色素線条が形成される。

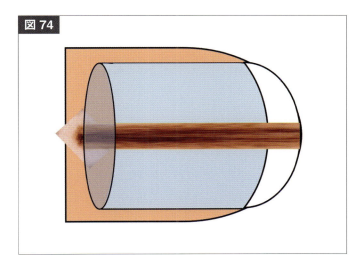

図74　濃い褐色と褐色の2色からなる細線条の連続した平行な様子が明瞭である。

## 主訴 3　足の裏にホクロが…。メラノーマですか？

　成人（60kg）のヒトの皮膚の面積は約 1.6 m$^2$ で、重量 9.6kg にもおよぶ皮膚は人体で最も重い臓器です。また、皮膚はただの皮ではなく臓器としての機能（役割）があります。水分・体温の保持など生命維持の基本的な機能から、外界から体内を守る免疫機能などに関連した複雑で重要な役割を担っています。

　この大切な臓器である皮膚の病状は「痛い」「痒い」など多種多様なものがありますが、中でも目に見える変化、元々無かったものが「出てきた」「気がついた」という皮膚の変化に不安を感じて患者さんは受診します。日頃あまり気にしない足の爪の病変などはその最たるものです。さて、皮膚癌にも多種ありますが、それらの中で名前が最もポピュラーなものはメラノーマでしょう。

　日本人のメラノーマ発生部位は、足の裏が最も多いとか、メラノーマ治療薬として高い効果を示すニボルマブ（商品名オプジーボ）の薬価が非常に高額であることが報道されたりして、患者さんの認知度が上がっています。

　皮膚に元々なかったものが「出てきた」とき、患者さんは「メラノーマかも」と不安に感じて受診します。

　そんなとき、ダーモスコピーが診断に役立ちます。

# 足の裏にホクロが…。メラノーマですか？

　3歳女児。母親が、最近子供の足を見たら以前は無かったはずの黒いホクロに気づいたといいます。足の裏のホクロなのでメラノーマがとても心配だとの主訴で来院されました。

　左足足底に直径 4mm 大の褐色斑が見られます。痒み・痛みなどの自覚症状はありません。色素斑は扁平で、触診でも厚さ・硬さなど周囲の皮膚との違いは観察できません（**図 1**）。

　こうした足裏の色素斑の主訴での受診は多いと思います。このような患者さんの診断をどのようにしていったらよいでしょうか？

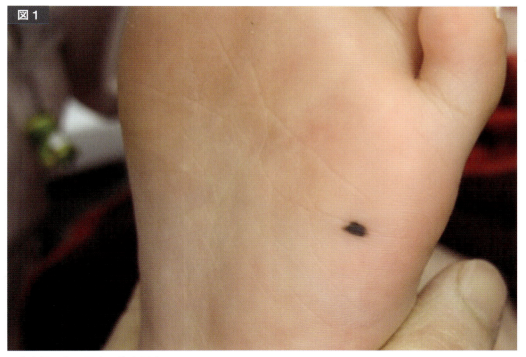

3 歳女児の左足足底の臨床写真。
直径 4mm 大の褐色斑が見られる。

## 診断 足底の色素細胞母斑

　まずは、掌蹠（手のひら・足のうら）のダーモスコピー像についての基本を知っていただく必要があります。足底の健康部皮膚のダーモスコピー画像（**図2**）です。黄色矢印と赤色矢印のそれぞれを皮溝といいます。いわゆる、指紋に相当する皮膚の溝です。その皮溝と皮溝との間（**図2**中の右側のかっこ）を皮丘といいます。皮丘には汗の開口部である汗孔がありダーモスコピーでは白い小球として観察できることがあります（囲み内黄色矢印）。

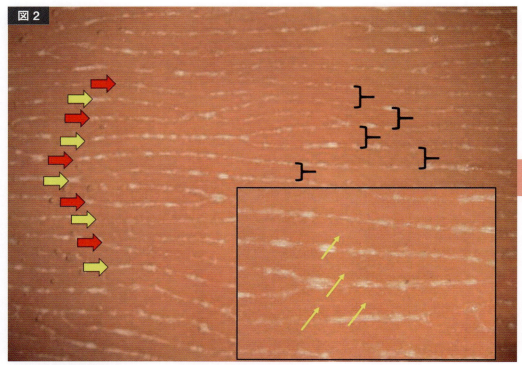

図2
足底の健康部皮膚のダーモスコピー像。
黄色矢印と赤色矢印のそれぞれを皮溝と言う。
その皮溝と皮溝との間（右側のかっこ）を皮丘と言う。

足の裏にホクロが…。メラノーマですか?

　畑に例えると、畦道が皮溝、作物を植える畝が皮丘ということになります。

　オリジナルのダーモスコピー像では確認しにくいので、ダーモスコピーの構造を明瞭化するためにHDR変換をしました（**図3**）。皮溝と皮丘が規則正しく交互に並んでいることがご理解いただけると思います（囲み内黒色矢印は汗孔を示します）。

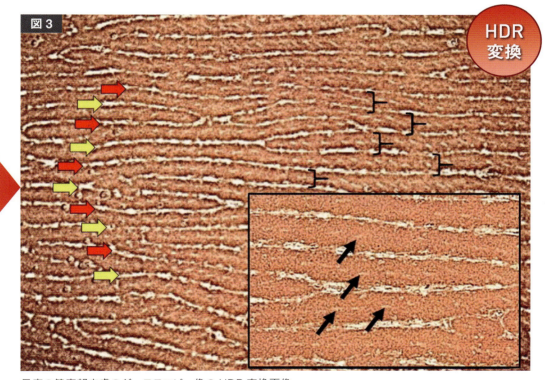

足底の健康部皮膚のダーモスコピー像のHDR変換画像。
皮溝と皮丘が規則正しく交互に並んでいることが確認しやすくなった。

では、本症例のダーモスコピー像を見てみましょう。何やら黒い塊のところどころに穴が多数あいているようでつかみどころのないような所見に見えます（**図4**）。このように全体の色素の強いホクロをみると「すわ、メラノーマか？」とチョット緊張します。しかし、画像を拡大して詳しく観察すると病変全体に規則性を見つけ出すことができます。画像の水平方向に褐色の濃いラインと色素の薄いラインとが交互に重なり、あたかもミルフィーユのように層を形成しています。さらに、濃いラインの上には白色の破線の構造が分布して見えます。その他には目立った所見はありません。

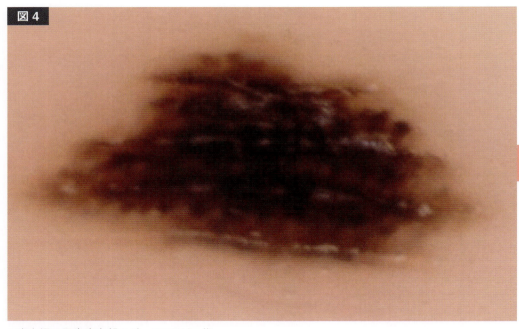

3歳女児の足底病変部のダーモスコピー像。
画像の水平方向に褐色の濃いラインと色素の薄いラインとが交互に重なり、
あたかもミルフィーユのように層を形成しているのが分かる。

このダーモスコピー像を、構造が明瞭化するように HDR 変換しました（**図 5**）。HDR 変換画像では、4 本の色素の濃いラインからなるミルフィーユ構造が明瞭となり、それらの濃い太いラインは白色の破線様の構造により分けられた 2 本のラインが対をなして走行しているように見えます。また、それぞれのラインから垂直方向に色素の薄い層に向かってイボのような突起が出ていることが観察できます（黄色矢印）。

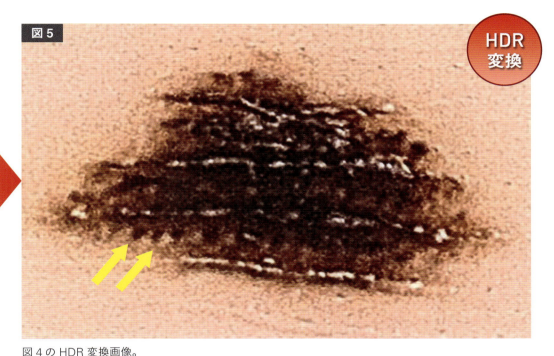

図 4 の HDR 変換画像。
4 本の色素の濃いラインからなるミルフィーユ構造が明瞭に観察される。
それらの濃い太いラインは白色の破線様の構造により分けられた 2 本のラインが
対をなして走行しているように見える。また、それぞれのラインから
垂直方向に色素の薄い層に向かってイボのような突起が出ていることが観察できる（黄色矢印）。

実は、皮溝には気泡が溜まりやすい性質があります。このことを知っていれば、色素の濃いライン上に見られる白色の破線様の構造は気泡であり、逆にこの白色の破線様の構造があることでこの部分を皮溝と断定できます。

　垂直方向に色素沈着した突起様の構造は、

（1）患児の足裏への荷重のために足の皮膚の角層が水平方向にずれるため、皮溝に沈着したメラニン色素も水平方向にズレてできた線維状パターン

（2）色素細胞の胞巣を反映したダーモスコピー構造である色素小球を合併しているための所見（先天母斑）

の、2つの可能性が考えられます。しかし、あいにくダーモスコピー画像が不鮮明なためにそこまでは鑑別できません。しかし、どちらのパターンであっても、本症例を良性の色素細胞母斑と診断できます。

　さて、掌蹠の色素斑のダーモスコピーにおける研究は日本が世界をリードしています。2004年に斎田俊明教授（当時、信州大学皮膚科）らが良性の色素細胞母斑とメラノーマとのダーモスコピー構造を解明[1]して以来、田中勝教授（東京女子医科大学東医療センター皮膚科）らのグループが線維状パターンの組織学的、3次元的構造を解明[2]し、さらに線維状パターンのダーモスコピーの観察方法である「斜めダーモスコピー」[3]を確立して掌蹠の色素斑の、とりわけメラノーマとの鑑別診断が飛躍的に向上しています。

かつてダーモスコピー検査が導入される以前では、直径 6mm を超える色素斑は摘出手術の対象になっていたと思います。私見ではありますが、ダーモスコピーを使える現在では、掌蹠の色素斑の多くの症例はダーモスコピーの構造を判断することで確実に良性と診断できるようになったと思えます。

　次のページから、掌蹠の色素細胞母斑のダーモスコピー像について、代表的パターンを紹介します。このパターンを理解していただければ、明日からの外来で約 60％の症例はダーモスコピー診断が可能であろうと思われます。

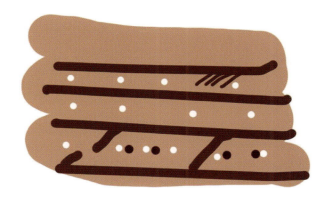

### 文献

1) Saida T, Miyazaki A, Oguchi S et al. Significance of dermoscopic patterns in detecting malignant melanoma on acral volar skin: results of a multicenter study in Japan. Arch. Dermatol. 2004; 140: 1233-8.

2) Kimoto M, Sakamoto M, Iyatomi H et al. Three-dimensional melanin distribution of acral melanocytic nevi is reflected in dermoscopy features: analysis of the parallel pattern. Dermatology 2008; 216: 205&#8211-12.

3) Maumi Y, Kimoto M, Kobayashi K et al. Oblique view dermoscopy changes regular fibrillar pattern into parallel furrow pattern. Dermatology 2009; 218: 385-6.

# 1　皮溝平行パターン

　最も基本となるパターンです。皮溝に色素沈着が見られるため数本からなる平行線が観察されます（**図6**、**図7**）。このパターンには多数の亜型が存在します。すなわち、平行線が実線のものや、点線のもの、平行線が1本のものや、2本あるものがあります。点線亜型の場合も1本のもの、2本のものがあります（**図8**、**図9**）。全て、良性の所見です。

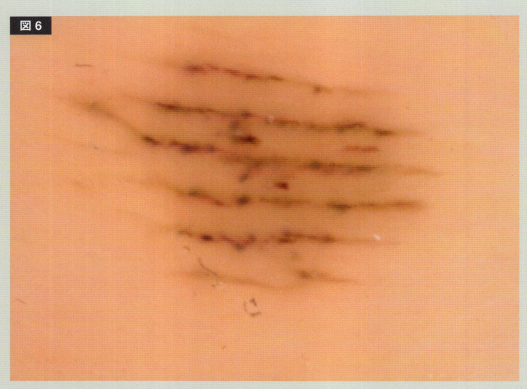

図6

皮溝平行パターン。実線の平行線が観察できる。
掌蹠のダーモスコピーの最も基本となるパターンであり、良性所見である。

足の裏にホクロが…。メラノーマですか？

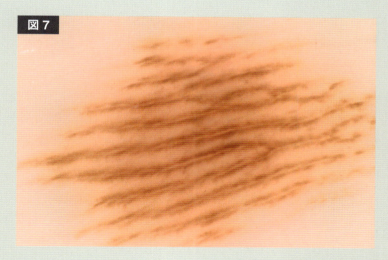

2本実線亜型。皮溝平行パターンが実線で構成されている。しかも、2列の実線で形成されていることが分かる。

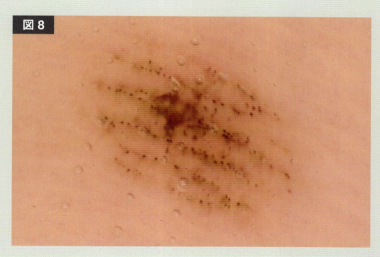

1本点線亜型。皮溝平行パターンが実線ではなく点状で構成されている。一列の点線で形成されていることが分かる。

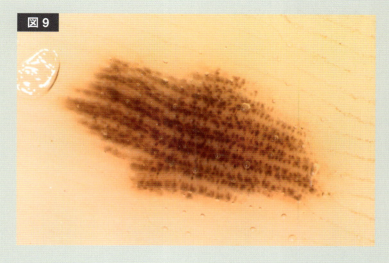

2本点線亜型。皮溝平行パターンが実線ではなく点状で構成されている。しかも、2列の点線で形成されていることが分かる。

## 2　格子状パターン

　土踏まずで見られる色素細胞母斑では、格子状（梯子状、あみだくじ状）パターンが観察されます。皮溝平行パターンが、土踏まずという解剖学的部位の特性により2本の平行線を横切る線（黄色矢印）が生じ、格子や梯子、あみだくじのように色素沈着が見えます（**図10**）。良性の所見です。

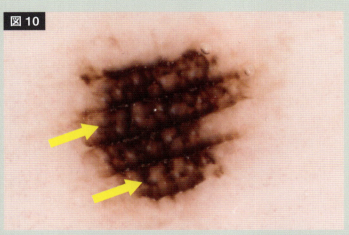

**図10**

格子状パターン。皮溝平行パターンの2本の平行線を横切る線により、格子や梯子、あみだくじのように色素沈着が見える。

## 3　線維状パターン

　大部分の病変においてこのパターンの本質は皮溝平行パターンです。すなわち、皮溝平行パターンが患者本人の体重の足の皮膚への荷重のため、角層がズレを生じることで観察できるようになる所見です。

　大部分と書いたのは、メラノーマの病変の一部分に線維状パターンが観察されることがあるためです。その際、線維と線維の色調が同じか、間隔が規則的か、などの規則性を検討し判断することが必要になります。確実に判断できるもの以外は専門医療機関に依頼することが重要だと思います。

また、線維状パターンでは、田中勝教授らが確立した「斜めダーモスコピー」が有用です（図11）。通常、表皮から上昇してくるメラニンはまっすぐにメラニン柱を形成するため、真上から見ると点に見えます。しかし、掌蹠では荷重がかかることで角層表層部と表皮基部がずれるため、真上から見て点だったはずのものが、刷毛で掃いたような模様に見えるようになってしまうのです。そこで偏光ダーモスコープの角度を変えながら病変を観察すると、線維状パターンに見えた病変が皮溝平行パターンへ変化していく様子が見て取れます。これによって良性病変であることの確証が得られます（図12と図13を見比べてください）。

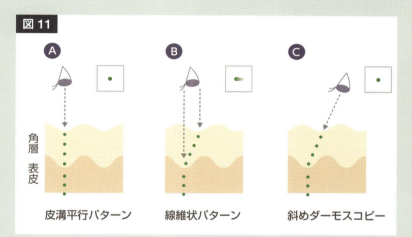

斜めダーモスコピーにより病変の見分けができる原理の概要（田中勝編・著「そうだったのか！ Dr.田中のダーモスコピー相談室」秀潤社 を参考に著者により作図）

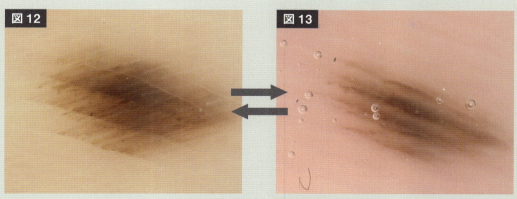

線維状パターン。皮丘をまたぐように細線維様の色素沈着が見られる。

図12を斜めダーモスコピーにて観察すると、皮溝平行パターンであることが証明される。

## 4 皮丘平行パターン

　これこそが斎田俊明先生が確立した、感度 99％ の掌蹠のメラノーマのダーモスコピー所見です（**図 14**、**図 15**）。よって、皮丘部に色素沈着が見られたときは必ずメラノーマを疑う必要があります。掌蹠のメラノーマの患者さんであればほとんどの患者さんに見られる所見です。

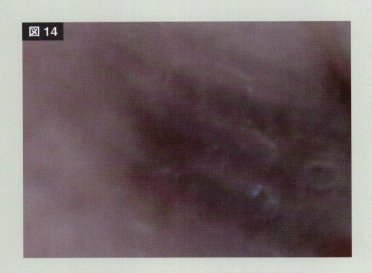

皮丘平行パターン。大きなメラノーマ病変の辺縁のダーモスコピー像で、皮丘平行パターンを示している。

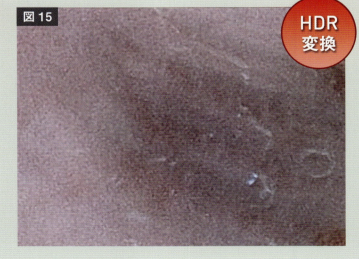

図 14 の HDR 変換画像。皮丘全体にメラニン色素の沈着が明瞭に見られる。

ただし、皮丘平行パターンを示す例外病変があります。これらを考慮した上で、ダーモスコピー診断を付ける必要があります。例外となる病変とは、薬品による色素沈着、Peutz–Jeghers syndrome、Laugier-Hunziker-Baran syndrome、摩擦を繰り返すことによるメラノーシス、角層下出血（**図16**、**図17**）などです。

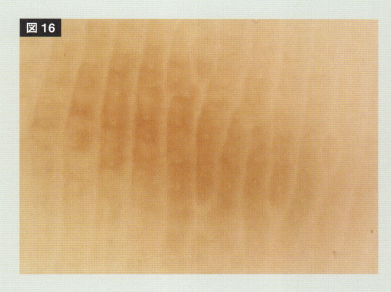

角層下出血による皮丘平行パターン。色調が均一で規則的であることがメラノーマの皮丘平行パターンとは大きく異なる。

角層下出血による皮丘平行パターン。色調に不規則性が見られる。このような時は、経過の十分な問診と約2〜3週間後の経過観察が必要である。その結果、ダーモスコピー所見の消退が観察できる。

## 5　皮丘網状パターン

　皮丘網状パターンは、蹠の無毛皮膚から有毛皮膚への移行部で見られます。土踏まず部では皮溝に直交する方向に表皮突起が走行していますが、皮膚の無毛部から有毛部の移行部では解剖学的に表皮突起が網目状に変化して走行するために皮溝と皮溝の間の皮丘部に相当するところが網目状を呈します（図18）。これも良性を表す所見です。

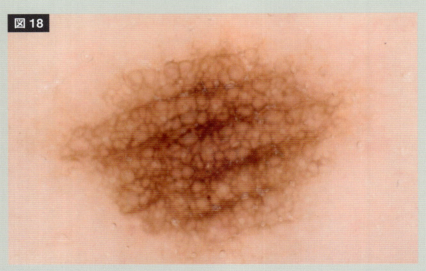

図18
皮丘網状パターン。
皮溝と皮溝の間の皮丘部に相当するところが網目状を呈する。

　これら掌蹠の色素斑の診断においては、上記の5つのダーモスコピーパターンを知っていれば、私見ではありますが、およそ60％の病変は正確に診断できると思います。あとは、成書によりメラノーマのダーモスコピーを多数見て特徴を理解していくことで診断の精度が向上すると思われます。

> **ここでTips！**

## ご存じですか？足の裏の部位別好発パターン

　足の裏のダーモスコピーのパターンは、部位による特徴があります。足底の部位により、皮溝平行パターンを取りやすい領域（図中の青色）、線維状パターンを取りやすい領域（図中の緑色）、格子状パターンを取りやすい領域（図中の黄色）、皮丘網状パターンを取りやすい領域（図中の赤色）があります（**図19**）。

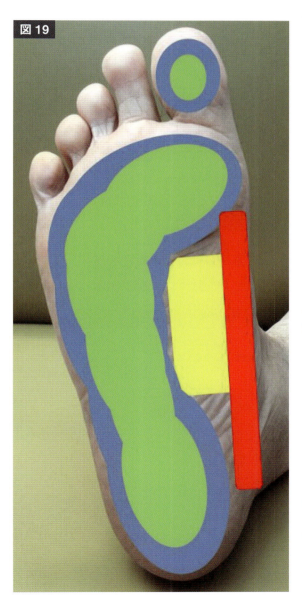

図19

足底の各部位において観察されやすいダーモスコピーパターン。
青色領域：皮溝平行パターン
緑色領域：線維状パターン
黄色領域：格子状パターン
赤色領域：皮丘網状パターン

Miyazaki A et al：Anatomical and histopathological correlates of the dermoscopic patterns seen in melanocytic nevi on the sole：a retrospective study. J Am Acad Dermatol. 2005;53:230-6. より著者改定作図

## ここでTips！

## 掌蹠の色素斑で迷ったら、3段階アルゴリズム

　手のひら、足の裏の色素斑のダーモスコピー所見に迷ったら、もう迷わず3段階アルゴリズムを検討しましょう！

　典型的なダーモスコピー所見なら問題ありませんが、この所見は何だろう？と迷うことが時々あります。

　そのようなときに、是非試してみてください。

　なお、定期的な経過観察とは掌蹠では論文としては4カ月後が示されています。

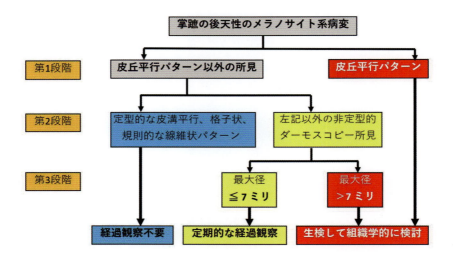

Koga H, Saida T:Arch Dermatol. 2011;147:741.　より筆者が改変して引用

## 主訴 4　顔の赤いシミが消えないんですが、癌ですか？

　皮膚科の外来では、顔の皮疹（発疹・結節など）を主訴として受診する患者さんは非常に多いです。大きな局面を形成するものからほんの数mm程度のものまで多岐にわたります。色も、黒、褐色、茶、青、赤、白色など様々なものがあります。このうち、意外と注目されていないけれど厄介なものに赤色があります。

　60歳代男性。以前から頬には多数の茶色のシミはあったが、3～4カ月前から赤いシミができて、気になったそうです。いつまでたっても消えないので癌が心配になったと来院されました。

　右頬骨部に直径9mm大の褐色を帯びた紅斑が見られます。痒み・痛みなどの自覚症状はありません。病変は扁平で、触診ではわずかですが隆起してカサカサとした感触があります（**図1**）。

　この患者さんの病変をどのように診断していったらよいでしょうか？

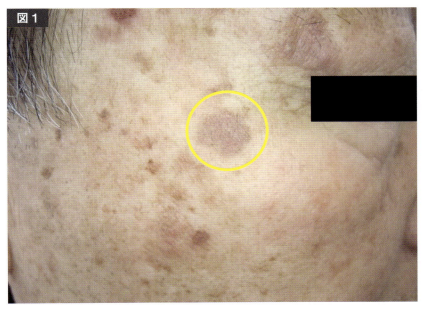

60歳代男性の右頬部の臨床写真。
右頬骨部に直径9mm大の褐色を帯びた紅斑が見られる。

## 診断　日光角化症（光線角化症）

　では、ダーモスコピー像を見てみましょう（**図2**、**図3**）。境界のはっきりしない褐色や淡紅白色の背景に白色に縁どられた開大した毛孔が多数散在して見られます。毛孔部は黄色〜オレンジ色の均一無構造です。拡大像ではオレンジ色の部分からは毛が生えているのも観察でき、毛孔であることが確認できます（**図4**）。HDR画像変換すると（**図5**）、毛孔周囲の縁取りが輪状になっているのがハッキリ分かります。この毛孔の白い縁取り構造をダーモスコピーでは、white circle（ホワイトサークル）といい、とても大切な所見です。オリジナルダーモスコピーとHDR変換画像とを比較することでwhite circleが明瞭化されているのがよく分かります。

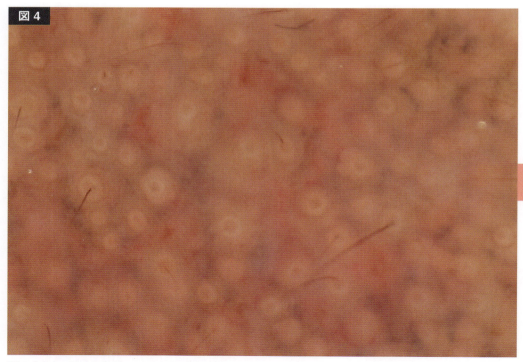

図3をさらに拡大したダーモスコピー像。
オレンジ色の部分からは毛が生えているのも観察でき、この部分が毛孔であることが確認できる。

顔の赤いシミが消えないんですが、癌ですか？

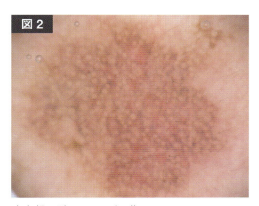

図2

病変部のダーモスコピー像。
褐色や淡紅白色の背景の中に、白色に縁どられて開大した毛孔が多数散在して見られる。

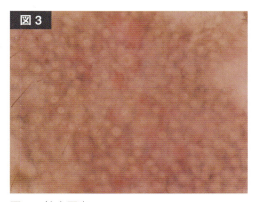

図3

図2の拡大写真。
毛孔部は黄色〜オレンジ色の均一無構造。
毛孔部のホワイトサークルがよく分かる。

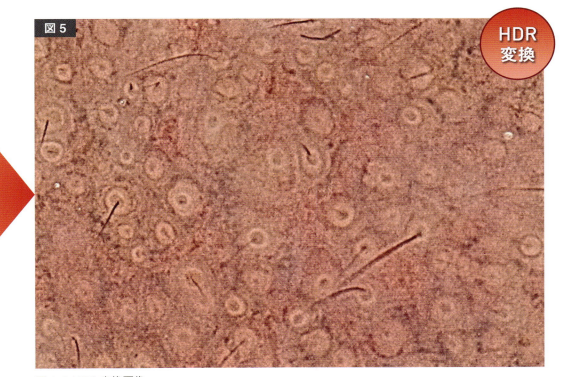

図5

HDR変換

図4のHDR変換画像。
毛孔周囲の縁取りが輪状になっているのがハッキリ分かる。

ホワイトサークルは、日光角化症だけでなく、脂漏性角化症の色素の薄いタイプの病変でも見られることがありますが、日光角化症の約60％に観察されます。本症例は褐色を帯びた紅斑ですが、このうち褐色の部分は、もともと皮膚にあった老人性色素斑や日光黒子（初期の老人性のイボ）です。紅斑部分が日光角化症でした。

　日光角化症は、顔面や手背の露光部に境界不明瞭な10mm大までの淡紅色の紅斑局面を形成して表面に鱗屑を伴う病変です。自覚症状はありません。ときに角化の強い痂疲の付着するもの（**図6**、**図7**）があります。

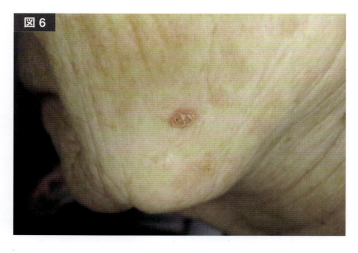

角化の強い痂疲の付着するタイプの日光角化症。

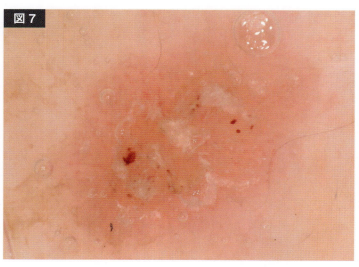

図6のダーモスコピー像。角化が強く、背景の様子があまり観察できない。この状態は図1に比べると病型が強い（＝角化が強い）ため、ホワイトサークルは見えず、ダーモスコピーによる早期診断が可能な病型ではない。

あるいは、3〜5mm 程の角状の皮角（黄色矢印）を形成することもあります（**図 8**）。日光角化症は有棘細胞癌の早期病変と考えられています。すでに皮膚癌なのです。紫外線の強いオーストラリアの 40 歳以上の白人では約 60％に発症するとの報告もあります。治療は液体窒素療法やイミキモド（商品名ベセルナクリーム）の外用療法があります。どちらも外来にて簡便にできる良い方法です。多発発症例はもちろんですが、皮膚の所見に紅斑がやや粗造であること以外になくとも、職業的に日光暴露が長期に及んできた患者さんでは潜在的な病変があることが予測されるため、イミキモドの外用療法の方が選択されるべきと考えます。

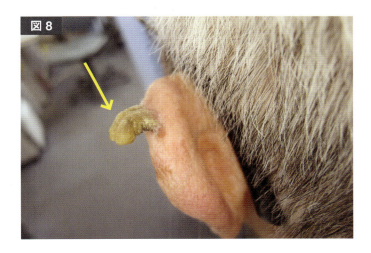

図 8

耳輪部に発症した 7mm 大の角状の皮角。この状態も図 1 に比べるとかなり病型が強くなっており、ダーモスコピーの出番はない。

イミキモドの外用によって所見が無かった部位にまで炎症を起こしてくることがあります。これは、潜在的病変を免疫的機序により治療している効果を表わしています。イミキモドはサイトカイン産生促進や細胞性免疫応答の活性化を通じて癌化した細胞を除去する作用があると考えられています。これをイミキモドのフィールド療法（あぶり出し効果）といいます。この結果、イミキモド外用によってときにびらんが起こり、悪化しているように見えてしまうことがあります。患者さんが不安になることがありますので、患者さんとよくコミュニケーションを取ることが大切です。

近年、日本においても日光角化症の増加が見込まれます。進行癌にしないためにもかかりつけ医の診断がますます重要です。診断にあたっては、触診をして少しザラザラとした感触（サンドペーパーサイン）があれば要注意です。そして、日光角化症の診断に最も力を発揮する検査法がダーモスコピーです。紅斑を背景とした中に拡大した毛孔が多数見られる所見を strawberry pattern（苺状パターン）といいます（**図9**）。

　しかし、白人のように日本人の患者さんは赤ら顔ではないので病変の背景の紅斑が目立たないことも多く経験します（**図10**）。そのようなときには HDR 画像変換が有効です。先述した苺の種に相当する white circle の構造（白色矢印）が明瞭化して見えます。これが顔面で見られれば約 60％の感度で日光角化症と診断できます。

　この white circle が見られない赤い病変では、湿疹や炎症性の脂漏性角化症のことがありますので、著者はマイルドクラスのステロイド軟膏を 2 週間外用して炎症が取れるかどうか経過を観察してから診断するようにしています。炎症が取れなかったときは日光角化症を疑って生検するべきと考えています。

　自覚症状のない、経過が数カ月間継続しているような赤いシミは必ず日光角化症を疑ってください。そして、ダーモスコピーを覗いて white circle を探してみてください。

顔の赤いシミが消えないんですが、癌ですか？

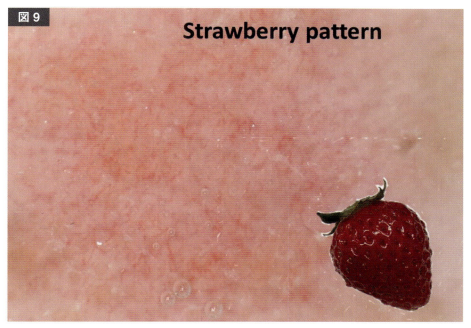

**図9**

紅斑を背景とした中に開大した毛孔が多数見られる所見を
strawberry pattern（苺状パターン）といい、顔面の日光角化症の典型的ダーモスコピー所見である。

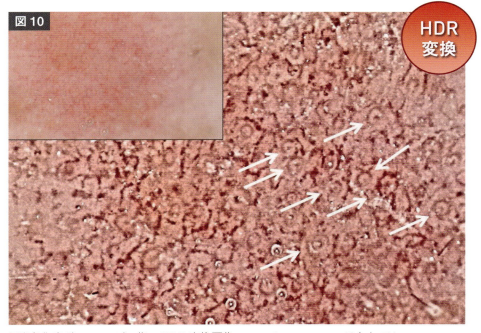

**図10**

日光角化症ダーモスコピー像のHDR変換画像。strawberry patternは白人では
非常に見えやすいが、日本人では典型的なパターンを見いだすことが難しい症例の方が多い。
そんなときは、ダーモスコピー像による観察やダーモスコピー像のHDR画像変換が有効。
白色矢印はwhite circleを示す。左上はオリジナルのダーモスコピー画像。

## ここでTips！ 悪性黒色腫10大構造と良性の色素細胞母斑の違い

| | | 良性の色素細胞母斑 | 悪性黒色腫 | |
|---|---|---|---|---|
| 1 | 網状 | 規則的 | 不規則的 | |
| 2 | 線条：スターバースト | 規則的：全周性 | 不規則的：部分的 | |
| 3 | 陰性ネットワーク<br>網目 | なし<br>例外：Spitz母斑 | あり | |
| 4 | 光輝性白色線状構造 | なし<br>例外：皮膚線維腫 | あり<br>例外：基底細胞癌でもあり | |
| 5 | 小球・小点 | 規則的：中心性・全周性 | 不規則的：部分的 | |
| 6 | 斑状色素沈着 | 中心性 | 偏在性 | |
| 7 | 辺縁淡褐色無構造領域 | なし | あり | |
| 8 | 青白色ベール<br>（隆起性病変） | なし<br>例外：脂漏性角化症 | あり | |
| 9 | 自然消退構造 | なし<br>例外：脂漏性角化症 | あり | |
| 10 | 多構築血管構造 | なし：単一血管構造<br>例：コンマ状血管<br>　　ヘアピン血管<br>　　点状血管 | あり：複数血管構造<br>例：線状不規則血管<br>　　糸球体状血管<br>　　点状血管<br>　　樹枝状血管<br>　　コイル状血管 | |

（出典：Marghoob A A et al. The beauty and beast sign in dermoscopy, Dermatol Surg 2007; 33:1388-91. を参考に著者改変）

> 主訴 5

# ホクロが濃く大きくなってきて…。メラノーマ？

　一般的に、ホクロは赤ちゃんのときは目立たず、成長とともに目につくようになります。乳幼児期に顔に何もなかったような人でも、中学・高校生ぐらいになるとパラパラと散在するようになります。かつて私は外来で、手のひら・足の裏に限ったホクロの数について統計を取ってみました。その結果、学童期・青年期と成長するに従ってホクロの数は増え、30〜40歳でピークとなり、老人になるにつれて数が減少していく傾向が見られました。ホクロは数十年の間に色も大きさも年齢とともに変化していくのが通常なのです。しかし、もともとあったホクロでも数年のうちに色が濃くなったとか、気がついたら大きくなっていたというような場合は注意が必要です。

　30歳代女性。上肢の5mm大の褐色の色素斑（**図1**）です。最近色が濃く、大きくなってきたので、「メラノーマが心配」という主訴で受診されました。自覚症状はなく、出血などの変化もありません。わずか5mmの大きさのホクロの変化によく気が付いたと感嘆しますが、皮膚癌には細心の注意を払っていた患者さんなのかもしれません。このような病変をどのように診断していったらよいでしょうか？

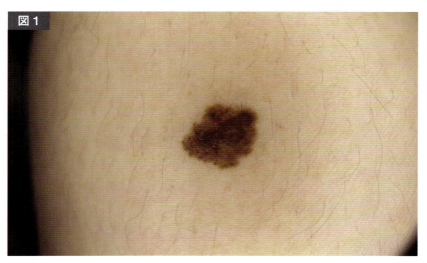

図1

30歳代女性の上肢に5mm大の褐色の色素斑が見られた。

## 診断 表在拡大型黒色腫（SSM）

ではダーモスコピーを見てみましょう。目に付くのは網目様構造です（**図2**）。これは色素細胞病変であることを決定する最も基本的なダーモスコピー所見で、色素ネットワークと言います（**図3**）。色素細胞病変とは難しい言い回しですが、メラノサイト（色素産生細胞）の増殖により構成される病変という意味です。

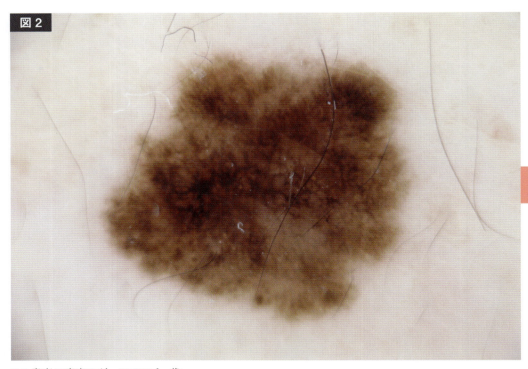

図2

この患者の病変のダーモスコピー像。
病変全体に網目模様の構造（色素ネットワーク）が見られる。
この所見より、この病変が色素細胞病変であることが分かる。

HDR変換をしてみると、本例のダーモスコピーは大部分が網目模様により構成されていることが確認できます（**図4**）。

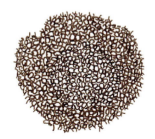

**図3**
色素ネットワークのイメージ。

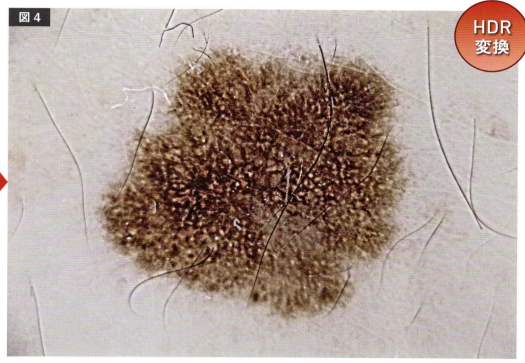

図2のHDR変換後のダーモスコピー像。
本例の所見は大部分が網目模様により構成されていることが明瞭である。

よって本例はダーモスコピーの全体構築が色素ネットワークの病変であることが確信できるようになります。また病変を見ると、時計に例えて病変の1時方向および中央部から7時方向にかけて網紐の色の濃いところがあります（図5）。このような所見を atypical pigment network（非定型色素ネットワーク）と言います。

　さらによく見てみると、12時方向と6時方向では網目模様が霞んで靄がかかったようにハッキリしません（図6）。また、剛毛も病変内に生えています（図7）。普通、ホクロに剛毛が生えているときは良性病変であることが多いと思います。そのほかには、本例では特筆すべきダーモスコピー所見は見られません。

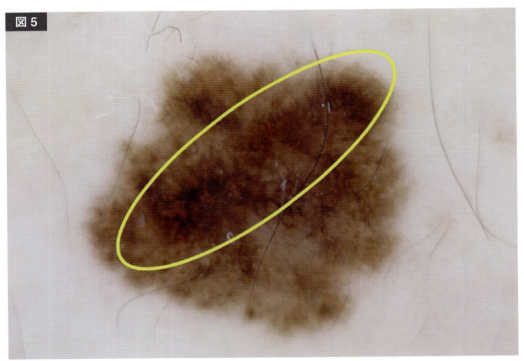

図5
色素ネットワークは大部分が淡褐色の綺麗な網目模様を示すが、
病変の1時方向および中央部から7時方向にかけて網紐の色の濃いところが見られる（黄色丸部）。

ホクロが濃く大きくなってきて…。メラノーマ?

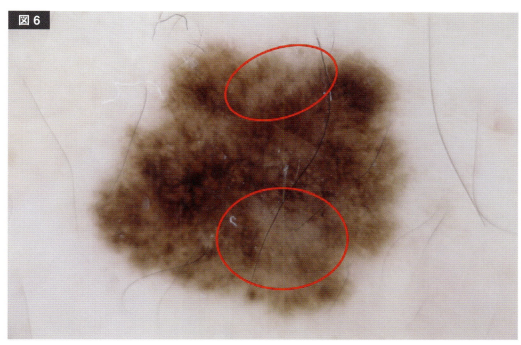

12時方向と6時方向では網目模様が霞んで靄がかかったようになっており、ハッキリしない（赤色丸部）。

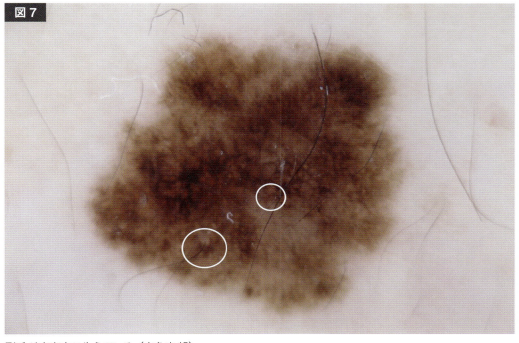

剛毛が病変内に生えている（白色丸部）。

本症例は、診断および対処に非常に迷い苦慮しました。なぜならこの病変の色調は、淡褐色を主体として、その同系色の茶が濃くなった褐色の2色のみです。ダーモスコピーで見られる構造も色素ネットワークのみのように見えます。メラノーマを疑うべき所見が無いように見えます。

　しかし、良性と判断するには、何かどうしてもスッキリしない。腑に落ちない。私の心の虫が何かを知らせるのです。

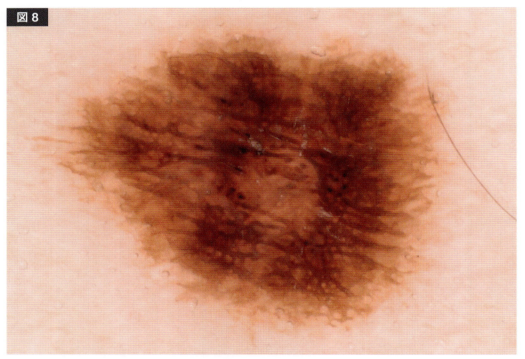

ダーモスコピー所見が色素ネットワークを示す病変では
その中央部がしばしば網紐が太く・色が濃いものがある（写真は良性病変例）。

その理由は、ダーモスコピーの全体構築が「規則的である」と言い切れないからだと思います。ダーモスコピーにおける「規則的」とは、直角に交わる2本の線により病変を4区画に分けたときに左右・上下で対称であるということです。**図5**の網紐の色の濃いところは果たして異常な所見ととれるでしょうか？ 色素ネットワークを示す病変ではその中央部がしばしば網紐が太く・色が濃くなります（**図8**、**図9**）。それと同じなのでしょうか、違うのでしょうか？

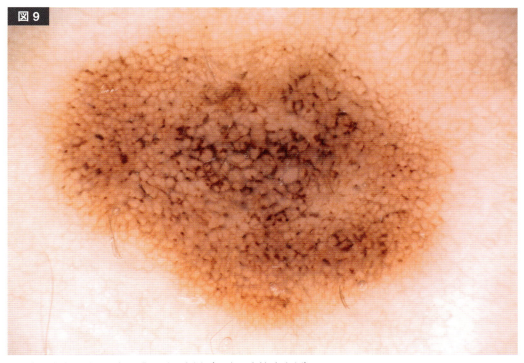

**図9**

中央部の網紐が太く・色が濃い別の症例（写真は良性病変例）。

また、**図6**の網目模様が霞んで靄がかかったようにハッキリしないところは異常な所見でしょうか？色素ネットワークの病変では毛孔周囲の色素脱失を示すことがよく見られます（**図10**）。それと違いがあるのでしょうか？

　この**図10**の症例などは、本症例にとてもよく似ています。そっくりに見えます。

　加えて、本症例（**図7**参照）も**図10**のように病変内に剛毛が生えています。一般的に、「ほくろに毛が生えているのは良い印」とされています。メラノーマであれば毛孔が破壊されて毛が抜け落ちることが多いからです。

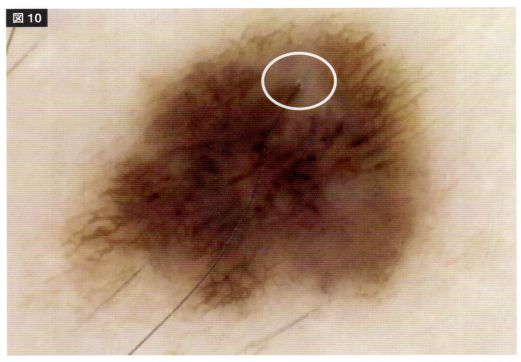

色素ネットワーク所見を示す病変では毛孔周囲の色素脱失を呈することがよく見られる（写真は良性病変例）。

良性とは言い切れないもののメラノーマとは判断できず、「3カ月後の再診」を患者さんには告げ、一度は診察を終了しました。
　しかし、患者さんが退出したあとも、自分の診断に何か納得できず、結局、すぐに患者さんを呼び戻し私のモヤモヤの理由を説明して「生検」をすることを提案しました。「はっきりと悪性であることは説明できないが、ダーモスコピー検査によりダーモスコピーの構造が対称でない、それにより病変として構造が不規則な印象をうける、そのようなときはメラノーマであることは完全には否定できないので切除して検査をすることが最善の対処であると思う」とお話したのです。
　結局、この患者さんは、切除後の病理診断にて表在拡大型黒色腫と診断されました。早期病変であったことから単純切除手術のみで終了しました。
　ダーモスコピー像を見て、10秒考えて納得した診断ができなければ生検をして病理組織学的診断をするという「10 seconds rule」（10秒ルール）が、ダーモスコピーの世界での格言の1つです。正に「10 seconds rule」に相当する症例でした。

### 10 Seconds Rule
**ダーモスコピー像を見て、10秒考えて、納得した診断ができなければ生検を！**

## ここでTips！
# これだけは覚えておこう！ メラノーマを鑑別する 3ポイントチェックリスト

メラノーマの早期診断においては、まずABCD（E）ルールでスクリーニングをし、これにダーモスコピー診断を併用することで診断の精度が上がると感じています。AはAsymmetry（非対称性病変かどうか）、BはBorder（辺縁が不整かどうか）、CはColor（多彩な色調が認められるかどうか）、DはDiameter（長径の大きさは？）、EはEvolving（大きさ、形態、色調に進行性変化があるか）という5つで、当てはまる項目が多いほど悪性を疑うというルールです。

しかし、これは少し難しいですね。でも大丈夫です。ダーモスコピー初心者であっても明日からの診断にすぐに応用できるダーモスコピーの診断法があります。

それが3ポイントチェックリストです。

次の3点に注目して、各項目とも「あり」は1点とし、合計点が2点以上であれば「その病変が悪性の可能性があることを示唆する」というものです。病変内の構造の分布と構造の色調の対称性について検討するもので、診断の感度96.3％、特異度32.8％であり、悪性を見逃さずに強く疑うことができる利点があります。

ダーモスコピー初心者であっても悪性病変の見逃しの確率は低くなるとても簡単な良い診断法です。

## 1）非対称性があるかないか？

**色調とダーモスコピー所見に非対称性があるか。**
**（病変の形状は問わない）**

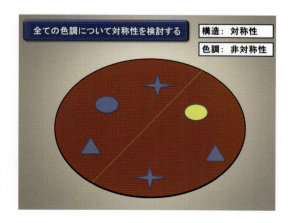

非対称性があるかないか？
ダーモスコピーを見るときにピザを思い浮かべると良いと言われている。すなわち、ピザのトッピングの並び具合を評価するように対称性の判断をする。非対称性であれば「あり」とする。構造の○は同じ形だが、色調が異なるのでこの図では非対称性となる。しかし、黄色がもしも青なら対称性である。

## 2）非定型的色素ネットワークがあるかないか？
網目より太い網紐があるかどうかに注目する。

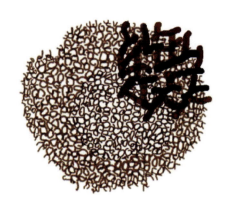

非定型的色素ネットワークがあるかないか？
色素ネットワークの網紐と網目の広がりについて検討し部分的に異なる部位があれば、「あり」とする。

## 3）青白色構造（blue-white structure）があるかないか？
青色・灰青色・白色の色調が見られるかどうかを評価する。

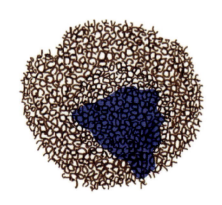

青白色構造があるかないか？
色調が青色・灰青色・白色に見える部分が病変内にあるかどうかを判断する。認められれば「あり」とする。

## 主訴 6　この顔のイボを取りたいんですけれど…

　私のクリニックでは、初診の患者さんには診察前に書面にて予診をしていますが、その中で「顔のイボを取りたい」との主訴で受診する方は少なくありません。

　しかし、いざ診察してみると半球状に隆起した色素細胞母斑であったりします。患者さんにとっては、顔に何かしら新たに生じてきたものは全て「イボ」であり、同じ「イボ」でも皮膚科医の感覚とはかなりズレがあるようです。

　Wikipediaで「イボ」と検索してみると、一番に「でき物のうち、小型のドーム状に盛り上がった腫瘤をいう」と出てきました。「小さいものはイボ、大きなものはコブと通称されている」とあります。患者さんの訴えはあながち誤りでないかもしれません。ひょっとして私たちの方が先入観を持って診てしまっているのでしょうか。

　ありふれた疾患ですが、意外と迷うことがある「イボ」。今回はそのような症例です。

この顔のイボを取りたいんですけれど…

　40歳代男性。顔にこの数カ月間で「イボ」ができてきたそうです。しだいに成長し大きくなり目立つようになったので取ってほしいとの主訴で受診されました。直径5mm大、乳白色でやや光沢があり半球状に隆起しています（黄色矢印）。自覚症状はありません（**図1**）。このような病変はどのように考えていったらよいのでしょうか？

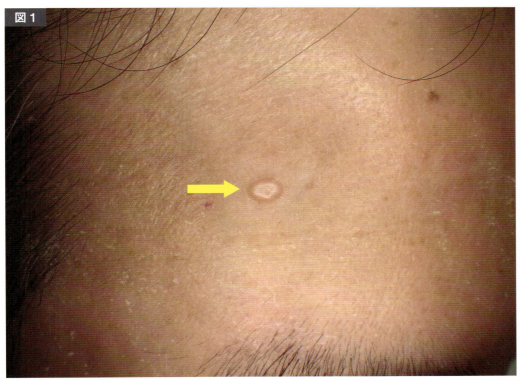

40歳代男性の額の臨床写真。
直径5mm大で乳白色でやや光沢があり半球状に隆起した結節が見られる。

# 伝染性軟属腫（みずいぼ）

　伝染性軟属腫（以下、みずいぼ）は、皮膚科で小児を診ている先生にはごくありふれた疾患です。アトピー性皮膚炎や皮脂欠乏皮膚炎などによる皮膚の乾燥がある小児によく見られます。みずいぼはポックスウイルスに属する伝染性軟属腫ウイルスの感染で発症します。潜伏期間は1カ月前後です。数カ月から数年のうちに自然消退することもあります。

　しかし、一度増えだすとあっというまに数十個に増殖するのでびっくりして、取り除くために皮膚科を受診する患者さんが絶えません。また本来は小児の病気ですが、皮膚が乾燥している母親などに感染したり、まれに原因不明ですが成人の顔などに生じることもあります。教科書的にはこのような場合、一応、後天性免疫不全症候群（AIDS）も考慮するよう注意喚起されています。

　小児発症で、乾燥肌対策もしくはステロイド治療をしても消えないとか、数が増えてきたと問診で聞ければ診断は容易です。みずいぼの病変は直径3mm前後で常色、やや光沢があり、半球状の中央部が窪んでいることが多いようです。

　しかし、大人の顔面に発症した場合では少し診断が難しいことがあります。大人の場合には孤立性で6〜7mmと大きく、他にも似た病変があるからです。

この顔のイボを取りたいんですけれど…

　ではダーモスコピーで見てみましょう。ダーモスコピー像（**図2**）では、全体構築は乳白色の均一無構造を示しています。中央部にオレンジ色をした小球様構造（黄色矢印）が見られ、病変の周囲には線状血管があります。

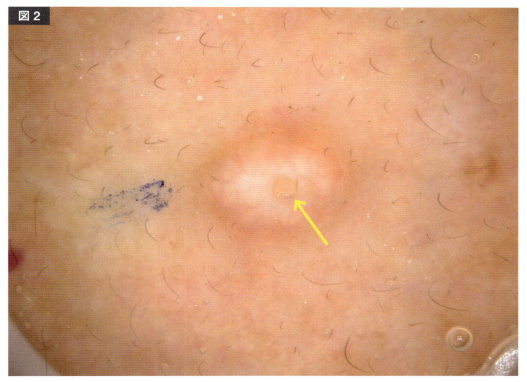

40歳代男性の額の病変のダーモスコピー像。全体構築は乳白色の均一無構造を示す。
中央部にオレンジ色をした小球様構造（黄色矢印）が見られ、病変の周囲には線状血管が見られる。

線状血管の配列を見るためにダーモスコピー像（**図3**）を使って血管強調変換画像（**図4**）を作成しました。線状血管は中央部のオレンジ色の小球状構造を交差しないことが分かります。
　このオレンジ色の部分がやや陥凹しており、「中央部に臍窩がある」というみずいぼの臨床所見（右ページイラスト参照）に相当すると思います。

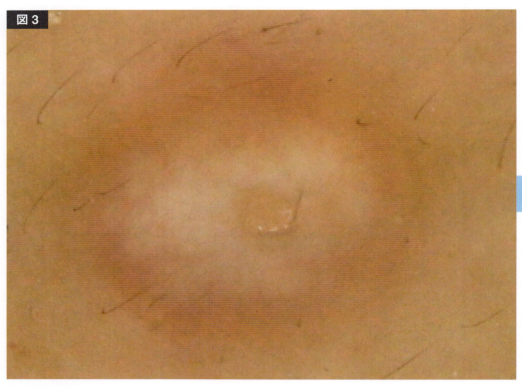

図2の拡大像。

この顔のイボを取りたいんですけれど…

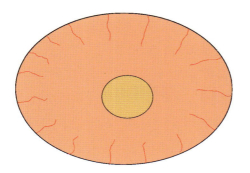

伝染性軟属腫の概要図。
中央部に臍窩がある。

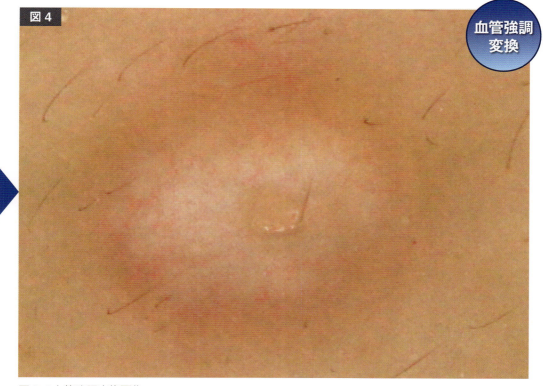

図3の血管強調変換画像。
線状血管は中央部のオレンジ色の小球状構造を交差しないことが分かる。

次に、別のみずいぼの症例のダーモスコピー像（**図5**）とそれを使って血管強調変換画像（**図6**）を作成しました。

　この症例では臍窩に相当する部分にはわずかに白色の鱗屑が見られます。病変の背景は無構造ではなく乳白色の小球様構造が数個中央部に集簇してその外側は淡紅色で線状血管があります。やはり、中央部の臍窩相当部を交差していません。

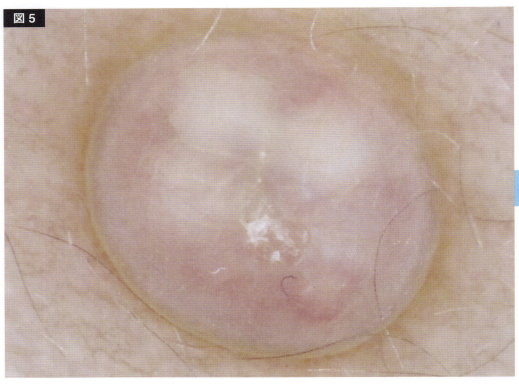

図5
別のみずいぼの症例のダーモスコピー像。
病変の背景は乳白色の小球様構造が数個中央部に集簇している。
その外側は淡紅色で線状血管が見られる。

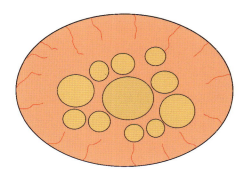

伝染性軟属腫の概要図（その2）。
中央部の臍窩相当部を
線条血管は交差していない。

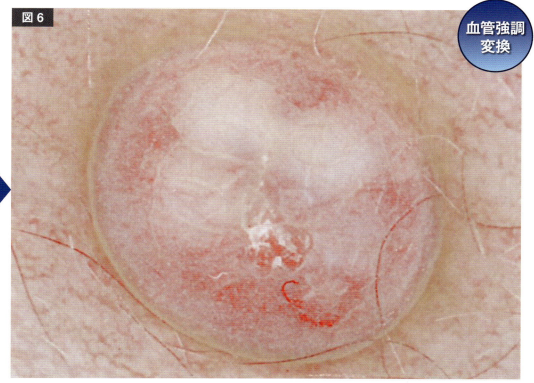

図5の血管強調変換画像。
病変周囲の線状血管がよく見える。中心臍窩を交差しないのが分かる。

このダーモスコピーの構造に非常に似ているものとして、脂腺増殖症があります。高齢者の顔面に見られる直径5mm前後の小結節です。乳白色〜黄白色でやはり中心臍窩が見られます（**図7**）。

　脂腺増殖症のダーモスコピー像（**図8**）を見てみましょう。どうでしょうか？　みずいぼとそっくりだと思いませんか？　私には区別に迷うときがあります。鑑別点は、脂腺増殖症の場合、病変の周囲が境界不明瞭であることでしょうか。また、病変の隆起がやや扁平であることです。さらに、中央部のオレンジ色の面皰様（めんぽうよう）の開孔部が3個見えます。みずいぼでは1個だと思います。この症例は特に鑑別しにくいものを供覧しました。

　血管強調変換画像（**図9**）で見られるように、線状血管はオレンジ色の面皰様の開孔部を避けるように走行しています。脂腺増殖症でのこのような血管の走行は花冠状（王様の冠状）血管と名付けられています。

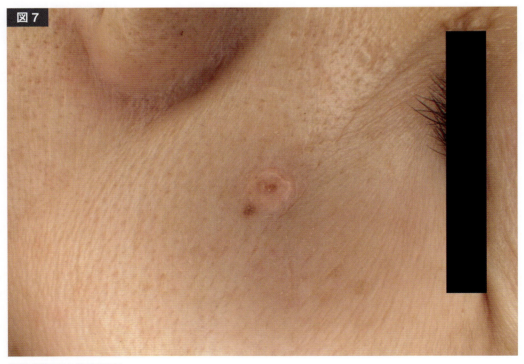

脂腺増殖症の臨床写真。
直径5mm前後の小結節。乳白色〜黄白色で中心臍窩が見られる。

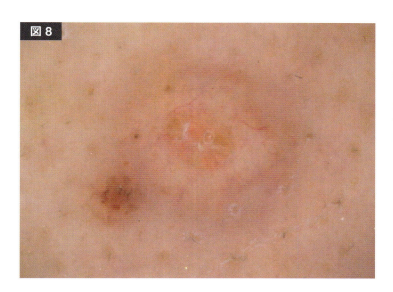

図8

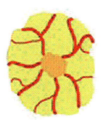

脂腺増殖症のダーモスコピー像。中央部のオレンジ色の面皰様の開孔部が3個見える。その外側には堤防状に乳白色の構造が取り囲み、その乳白色構造を分割するように線状血管が走行している。

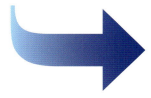

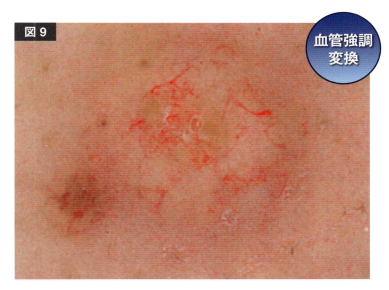

図9 血管強調変換

図8の血管強調変換画像。線状血管はオレンジ色の面皰様の開孔部を避けるように走行している。中央部のオレンジ色の面皰様の開孔部が3個見える。従って、3個の脂腺から構成されていることが分かる。

普通、脂腺増殖症は単発でも数個の脂腺増殖が合わさって一塊をなしていることが多いようです。さらに、単発でも大きなものもあります（**図10**）。

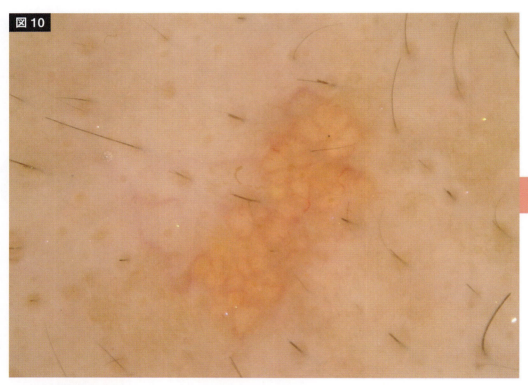

図10
大きな脂腺増殖症（直径10mm大）のダーモスコピー像。
多数の脂腺増殖により構成されている。

HDR 変換画像（**図 11**）を見てみます。十数個の脂腺増殖が一塊となっていることがよく分かります。こうなると、もはやみずいぼを疑うことはありません。脂腺増殖症は、日本人では白人に比べて血管は細く、病変の境界も不明瞭なので HDR 変換すると、オリジナルのダーモスコピー像と比べ境界は明瞭となり、また面皰様開孔部も多数あることが分かります。

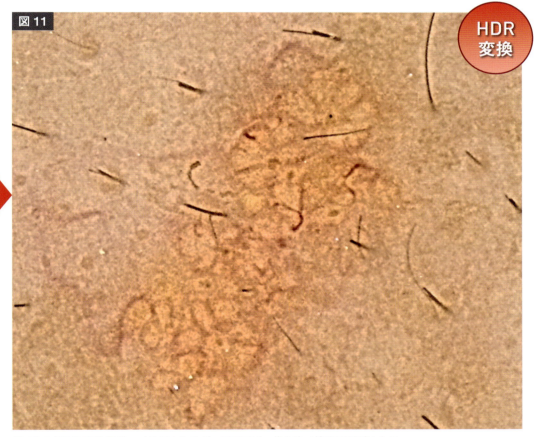

図 10 の HDR 変換画像。オリジナルのダーモスコピー像と比べ境界は明瞭となり、構成する脂腺増殖の個々の形が追えるようになった。面皰様開孔部も多数あることが確認できる。

他にも「顔のイボ」との主訴で受診する病変があります（**図12**）。直径5mm大の半球状の結節です。この1〜2週間で大きくなって腫れてきたと言います。
　ダーモスコピー像（**図13**）を見てみましょう。乳白色の背景に部分的に青灰色を来たし、中央部にはオレンジ色の小球様構造が見られます。この病変も辺縁に線状血管が見られます。コントラストを強調した変換画像（**図14**）では、中央部が青灰色をしていること、オレンジ色の面皰様開孔部がみずいぼや脂腺増殖症より境界がはっきりしていることが分かります。面皰または小型の粉瘤と診断しました。

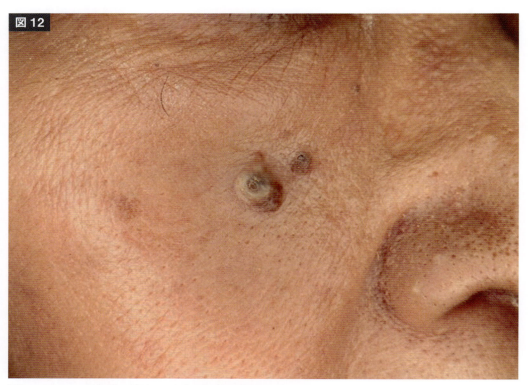

「顔のイボ」という主訴で受診した患者の頬部の臨床写真。
乳白色の直径5mm大の半球状の結節が見られる。

この顔のイボを取りたいんですけれど…

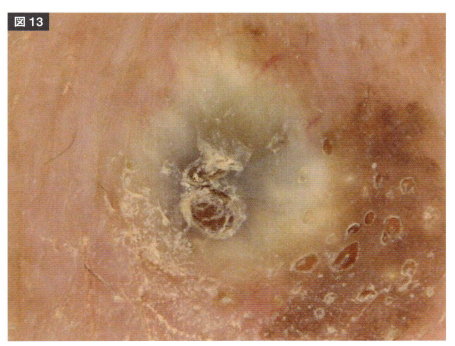

図12のダーモスコピー像。乳白色の背景に部分的に青灰色を来たし、中央部にはオレンジ色の小球様構造が見られる。周囲には線状血管も確認できる。

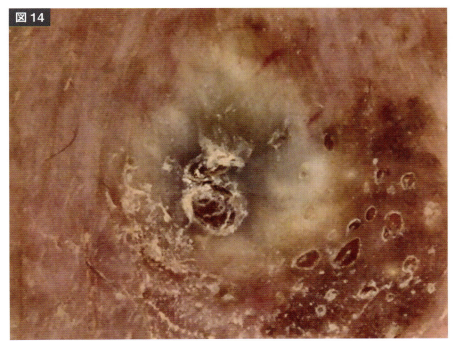

図13のコントラスト強調変換画像。中央の面皰様開孔部は角化の強い角栓であることが分かる。また、表皮下の腫瘍の範囲も明瞭化されている。

このように、みずいぼ、脂腺増殖症、粉瘤はダーモスコピーでは似ている所見を示すことがあります。経過や病変の周囲や年齢などを考慮してダーモスコピーを含めて総合的に判断、鑑別する必要があると思われます。
　次に、皮膚科医の考える「イボ」を供覧します（**図 15**）。常色でやや赤みのある直径 6mm 大の結節です。自覚症状はありません。ダーモスコピー像（**図 16**）では毛細血管を白暈が取り囲む hairpin vessels with white halo の構造で蜂の巣様構造が見られます。HDR 変換画像（**図 17**）を見るとさらによく分かります。今まで見てきた構造とはまるで違います。よって、ダーモスコピー像を見れば診断は容易です。

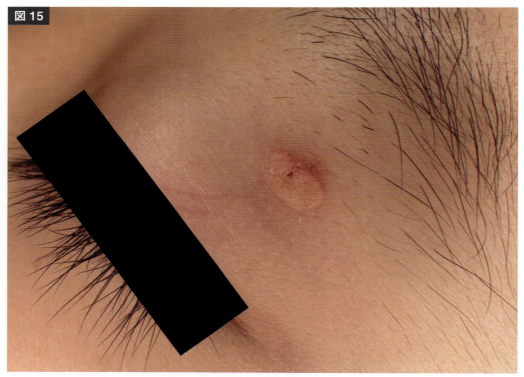

皮膚科医が考える「イボ」の代表例。
常色でやや赤みのある直径 6mm 大の結節。脂漏性角化症と診断した。

この顔のイボを取りたいんですけれど…

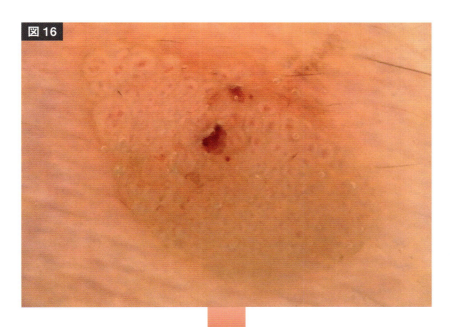

図15のダーモスコピー像。毛細血管を白暈が取り囲むhairpin vessels with white haloの構造が観察できる。「蜂の巣様構造」が見られる。

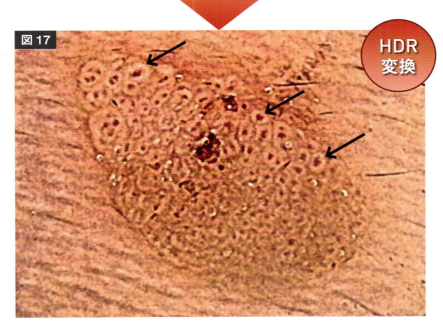

図16のHDR変換画像。毛細血管を白暈が取り囲むhairpin vessels with white haloの構造が明瞭化されている（黒色矢印）。

私は脂漏性角化症と診断しました。しかし、この病変を尋常性疣贅と診断する皮膚科医もいると思います。

　ダーモスコピー診断が確立された典型的な症例は別として、ウイルス性の疣贅（いぼ）と脂漏性角化症（いぼ）の典型例でない場合は、両者の鑑別は、臨床診断・ダーモスコピー診断ともに困難なことがあります。実は明確な決め手が無いと考えています。

　かつて、国際ダーモスコピー学会の公式 Facebook ページに質問を出したことがありますが、明確な回答は得られませんでした。

　そうなると病理組織診断をするか？ ということになりますが、良性である両病変を厳密に鑑別する必要があるかどうかは疑問です。単発例で他に手掛かりがないときは、ウイルス性、良性腫瘍性と原因は異なるものの両者とも広義のいぼですから、現時点では「どちらでも良しとする」と無理やり納得するしかないようです。

　158 ページから、皮膚科診療所において患者さんが「イボ」と訴えてきやすい主な疾患をまとめてみました。多くの患者さんは、出っ張ってしばらく時間が経過した病変を「イボ」と表現しているようです。

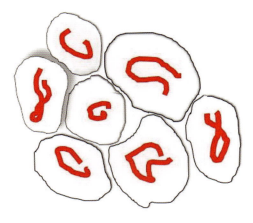

尋常性疣贅のダーモスコピー構造のイラスト
hairpin vessels with white halo

ここでTips！

# International Dermoscopy Society の Facebook サイトは参考になります

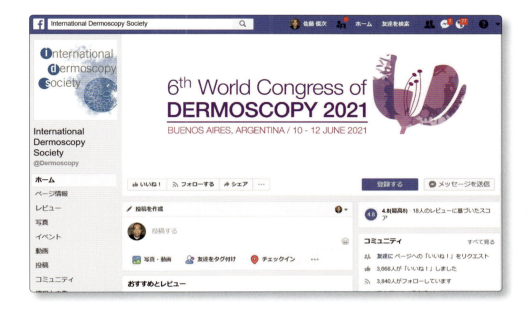

　国際ダーモスコピー学会（International Dermoscopy Society）の Facebook サイトでは、世界各国のダーモスコピーの第一人者が議論しています。
　一度、ご覧になると勉強になると思います。

　この Facebook ページを診るためには、「International dermoscopy society（国際ダーモスコピー学会）」の会員になる必要があります。WEB 上で手続きが簡単に完了できます。無料です。

## 1 色素細胞母斑（隆起したほくろ）

　ほくろとも呼ばれ、メラノサイト系細胞である母斑細胞が増殖したもの（**図18**、**図19**の黄色矢印）です。病理組織学的所見を加味した分類として3型、1. Clark型（扁平なタイプ）、2. Miescher型（半球状に隆起したタイプ）、3. Unna型（表面がくねくねと凹凸のあるタイプ）、に分類されています。Miescher型は顔面、頚部に見られることが多いです。初期では扁平で、毛孔部に一致して色素脱失した偽ネットワークとして見られます。その後経年変化で半球状に隆起してきます。

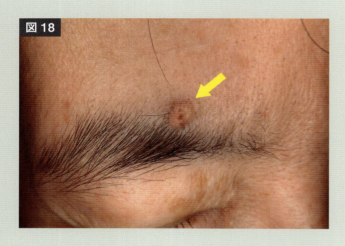

色素細胞母斑の臨床写真。

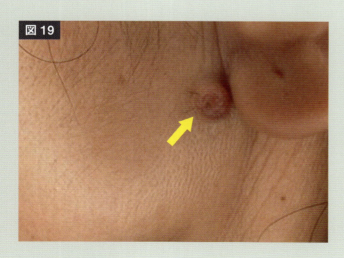

剛毛が目立つ半球状に隆起した
色素細胞母斑の臨床写真。

この顔のイボを取りたいんですけれど…

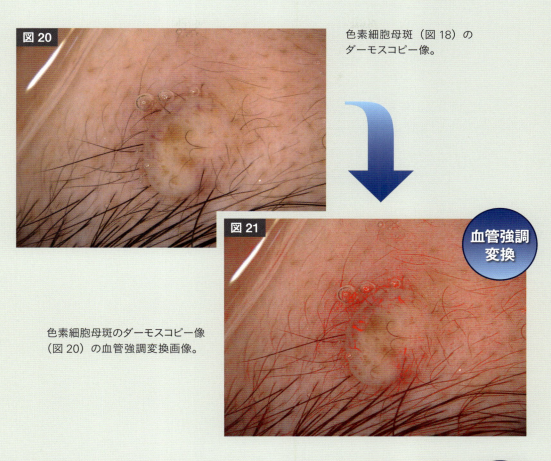

図20 色素細胞母斑（図18）のダーモスコピー像。

図21 血管強調変換

色素細胞母斑のダーモスコピー像（図20）の血管強調変換画像。

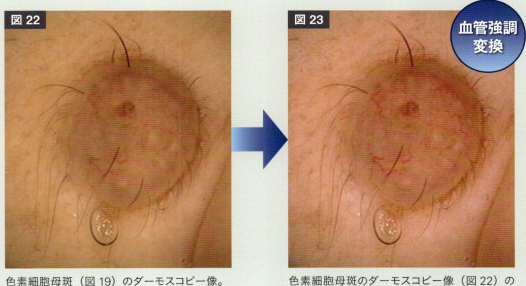

図22 色素細胞母斑（図19）のダーモスコピー像。

図23 血管強調変換

色素細胞母斑のダーモスコピー像（図22）の血管強調変換画像。ひらがなの「つ」「く」「し」に見える線状血管が明瞭化している。

## 2　老人性脂腺増殖症（乳白色の結節）

　中年から高齢者に見られる、黄色調の丘疹または小結節で、毛孔に開口する脂腺が増殖したものです。黄白色の小葉構造が脂腺開口部を取り囲むように環状に配列します。この所見が、一つの単位で、一単位からなる病変と複数の単位から構成される複合病変が見られます。

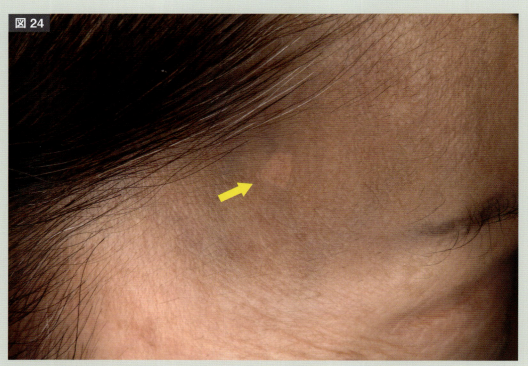

老人性脂腺増殖症の臨床写真。

この顔のイボを取りたいんですけれど…

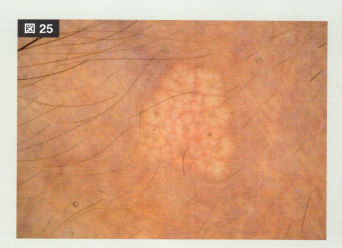

図25

血管強調変換

脂腺増殖症（図24）のダーモスコピー像。複数の単位より構成されているのが分かる。

脂腺増殖症のダーモスコピー像（図25）の血管強調変換画像。

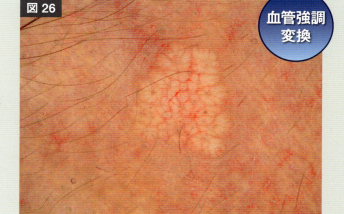

図26

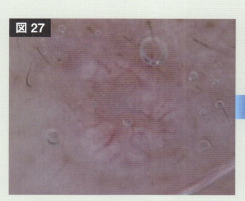

図27

別の症例のダーモスコピー像。一つの単位より構成されているのが分かる。

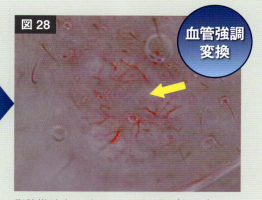

図28
血管強調変換

脂腺増殖症のダーモスコピー像（図27）の血管強調変換画像。血管が病変中央部（黄色矢印）の脂腺開孔部を横切らないことが分かる。

## 3 粉瘤（感染していない長い時間経過のあるもの）

　表皮嚢腫・アテロームとも呼ばれ、正常皮膚と同じ表皮構造からなる嚢腫壁があります。本来は皮膚からはげ落ちるはずの角質と皮脂が溜まって嚢腫を形成します。皮膚科診療で最も頻繁に診察する腫瘍の一つです。大きさも様々ですが、小さなものでは、透見される青灰色が基底細胞癌の大型青灰色卵円形胞巣様に見えたり、開孔部がびらん様に見えたりして、基底細胞癌との鑑別が必要になることもあります。

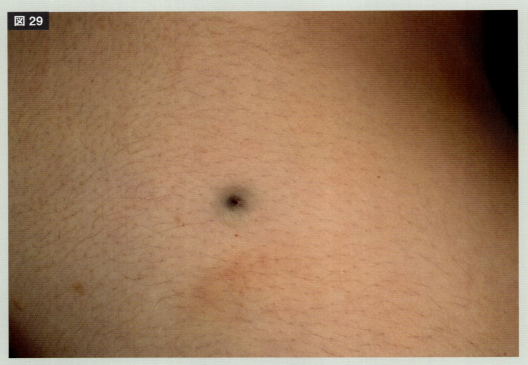

図29

粉瘤の臨床写真。

この顔のイボを取りたいんですけれど…

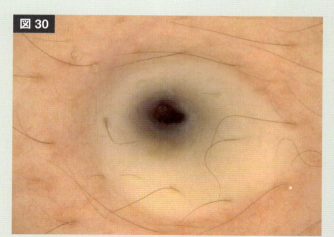

図30

粉瘤（図29）のダーモスコピー像。

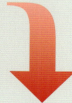

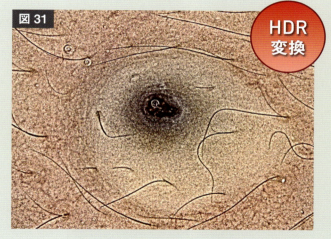

図31

粉瘤のダーモスコピー像（図30）のHDR変換画像。

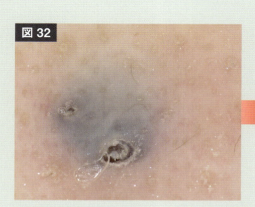

図32

別症例の粉瘤のダーモスコピー像。青灰色均一無構造領域であることが分かる。

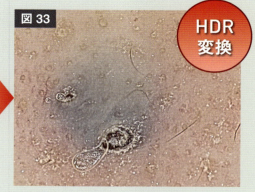

図33

粉瘤のダーモスコピー像（図32）のHDR変換画像。びらんに見えるところが角化の強い角栓様の所見で、基底細胞癌の所見は見られない。

## 4 　面皰（2〜3mmに黒く口の開いた結節）

にきび、尋常性痤瘡の初発疹を面皰といいます。毛孔が開口して黒色を呈するものを開放面皰、皮膚内に黄白色の結節として見られる閉鎖面皰があります。毛包脂腺系における脂質代謝異常や角化異常、細菌の増殖が関わる慢性炎症性疾患です。

面皰の臨床写真。

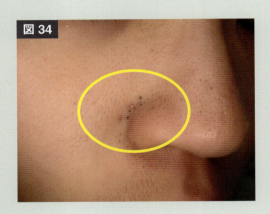

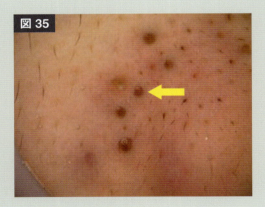

面皰のダーモスコピー像。
開放面皰が明瞭化している（黄色矢印）。

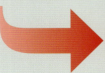

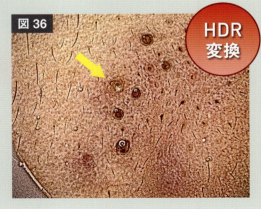

面皰のダーモスコピー像（図35）のHDR変換画像。
開放面皰がさらに明瞭化し、
また、閉鎖面皰も確認できる（黄色矢印）。

この顔のイボを取りたいんですけれど…

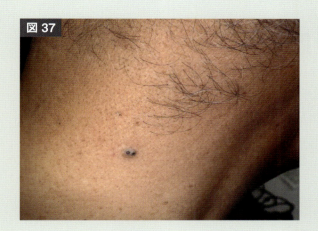

別症例の面皰の臨床写真。

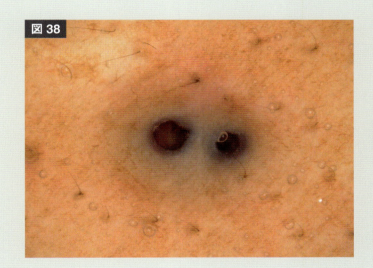

図37の面皰のダーモスコピー像。開放面皰が明瞭化している。

面皰のダーモスコピー像（図38）のHDR変換画像。

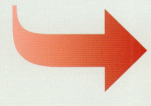

165

## 5　稗粒腫

　大きさ1〜2mmの表皮の直下に見られる白色の小丘疹です。組織所見は粉瘤とほぼ同様です。眼瞼部が好発部位で、頬、前額、陰茎、陰嚢などに多発して見られます。

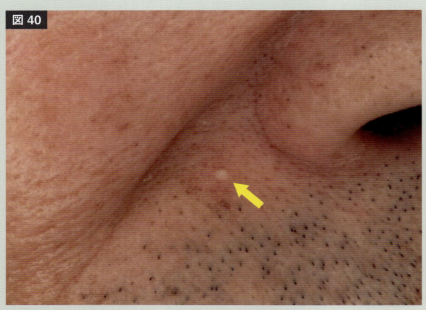

稗粒腫（黄色矢印）の臨床写真。

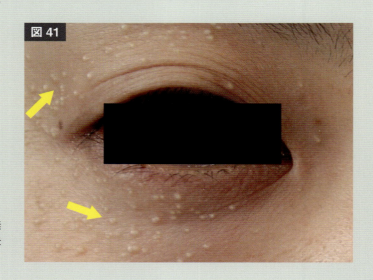

眼瞼周囲は好発部位である。無数の稗粒腫が見られる（黄色矢印）。

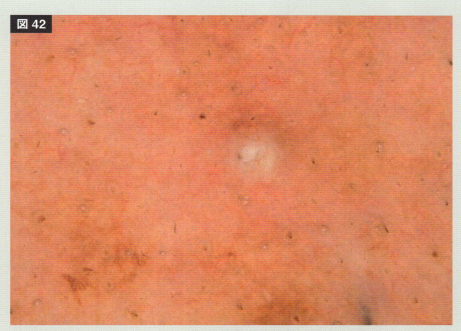

稗粒腫（図40）のダーモスコピー像。乳白色均一無構造。

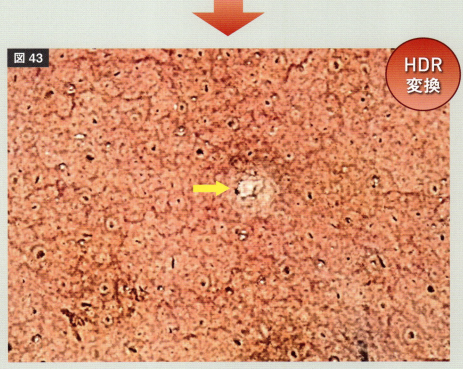

稗粒腫のダーモスコピー像（図42）のHDR変換画像。
病変内の白色小点（黄色矢印）はLED光の反射光が強調されたアーチファクトである。

## 6 軟性線維腫（スキンタッグ・アクロコルドン）

頚部によく見られます。摩擦が起こる部位に発症するもので、褐色調の良性皮膚腫瘍です。多発するものをアクロコルドン、単発するものを軟性線維腫、大型で皮膚から垂れ下がるものを懸垂性線維腫と呼び区別します。加齢現象と考えられています。

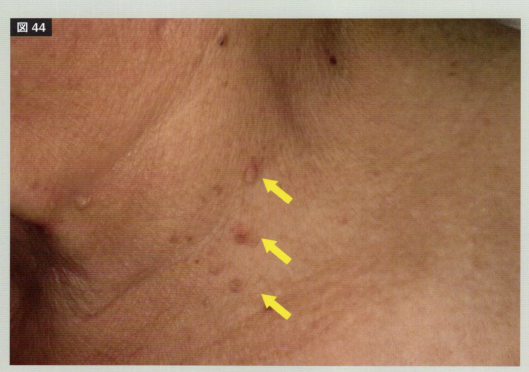

図44

軟性線維腫（スキンタッグ・アクロコルドン）の臨床写真。多発している（黄色矢印）。

この顔のイボを取りたいんですけれど…

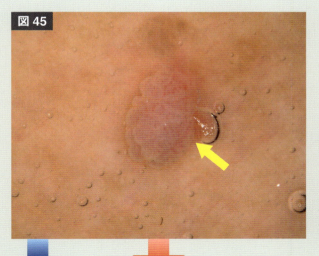

軟性線維腫（スキンタッグ・アクロコルドン）のダーモスコピー像。病変表面にしわが多い（黄色矢印）。

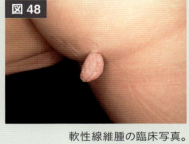

軟性線維腫の臨床写真。直径10mm大。

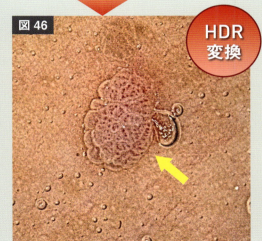

図45のHDR変換画像。病変表面のしわが明瞭化している（黄色矢印）。

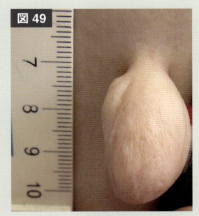

懸垂性線維腫の臨床写真。長径30mm大。

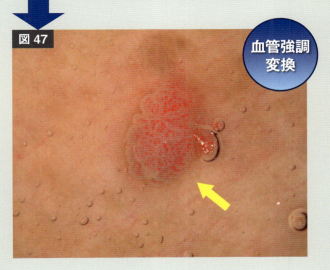

図45の血管強調変換画像。病変表面のしわには血管が豊富にあることが分かる（黄色矢印）。

## 7　老人性疣贅（脂漏性角化症）

　青年でも見られますが、老人ではほぼ必発の良性腫瘍です。脂漏性角化症とも呼ばれ、通常は褐色調を示しますが、皮膚の肌色に近いものから黒色調まで濃淡があり様々な外観を示します。紫外線や加齢による角化細胞の異常増殖によるものと考えられています。特に、炎症を伴った被刺激性の脂漏性角化症では、炎症のため紅色調が目立ちます。ダーモスコピーではヘアピン血管が角化による白暈に囲まれた hairpin vessels with white halo の所見が見られます。

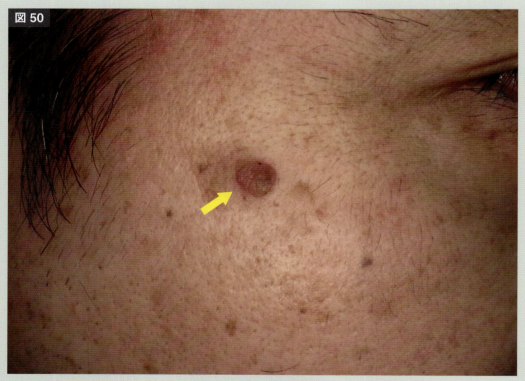

図50　被刺激性脂漏性角化症の臨床写真。通常見られる脂漏性角化症よりも赤く見える。

この顔のイボを取りたいんですけれど…

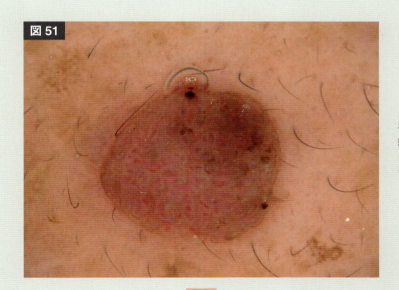

図 51

被刺激性脂漏性角化症（図50）のダーモスコピー像。白暈に囲まれたヘアピン血管がよく見える。

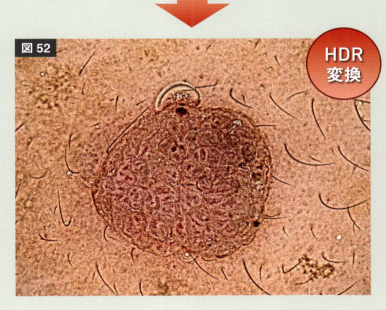

図 52

HDR変換

図51のHDR変換画像。白暈が明瞭化され病変の構造が一層はっきり見える。

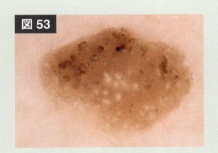

図 53

通常の脂漏性角化症（別症例）のダーモスコピー像。
褐色の面皰様開孔や白色の稗粒腫様嚢腫が多数見られる。

## 8 ウイルス性の尋常性疣贅

　ヒトパピローマウイルス（HPV）が原因でできる良性腫瘍です。表面は角化していて粗く、灰白色を呈します。ダーモスコピー像では隆起性乳頭状構造が主体で点状血管が均一に配置されています。点状血管を網孔とする白色調の粗大なネットワークが見られます。

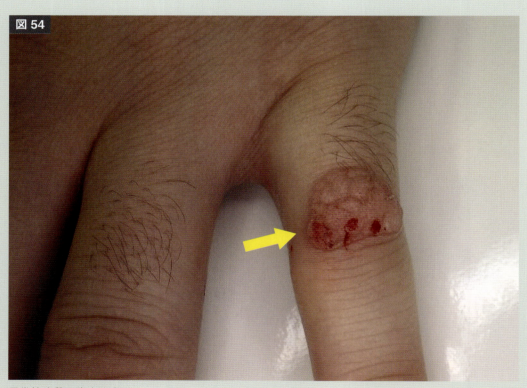

尋常性疣贅の臨床写真。

この顔のイボを取りたいんですけれど…

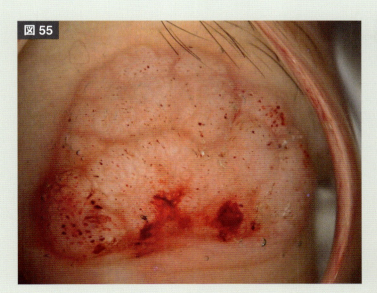

尋常性疣贅（図54）のダーモスコピー像。隆起性乳頭状構造を示す。

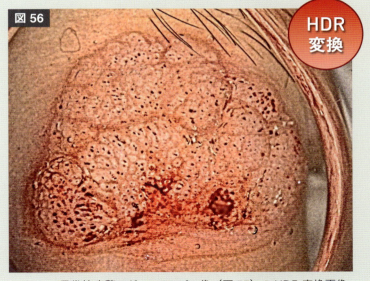

尋常性疣贅のダーモスコピー像（図55）のHDR変換画像。乳頭状構造の周囲の白色構造と点状血管が明瞭化されている。

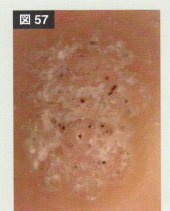

別症例の尋常性疣贅のダーモスコピー像。白色の角化が顕著で白色の粗大ネットワークが見られる。

## 9　基底細胞癌

　基底細胞の異常増殖により起こるもので、表面が蠟のような光沢を持つ硬い腫瘤です。ほくろに比べて青黒い色調を示します。ダーモスコピーが診断に最も力を発揮できる腫瘍の一つです。色素ネットワークがないことを前提として、他の基底細胞癌のダーモスコピーの構造を探します。癌といえども早期に診断・手術できれば、手術後の瘢痕が小さくてすみます。

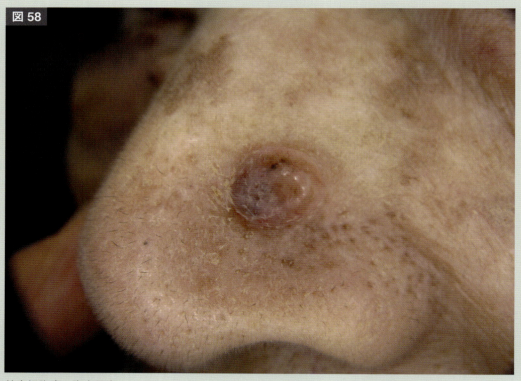

図58

基底細胞癌の臨床写真。

この顔のイボを取りたいんですけれど…

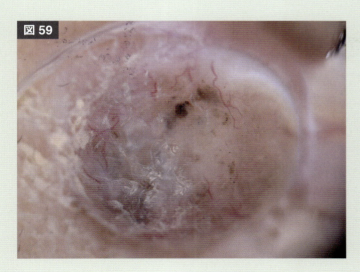

図59

基底細胞癌（図58）のダーモスコピー像。樹状血管が多数見られる。

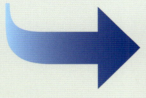

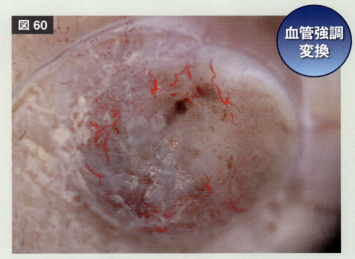

図60

血管強調変換

基底細胞癌のダーモスコピー像（図59）の血管強調変換画像。

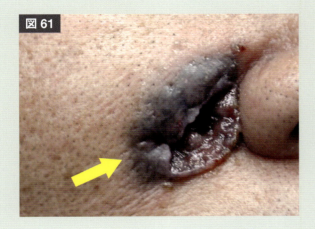

図61

別症例の基底細胞癌臨床像。病変は皮下にまで浸潤している。

175

## 10　日光角化症の結節型

　紫外線を原因とする皮膚病変で、有棘細胞癌の早期病変と考えられています。顔面や手背の露光部に境界不明瞭な 10mm 大までの淡紅色の紅斑局面を形成して表面に鱗屑を伴います。

　顔面の早期病変では毛孔を苺の種に例えた、ダーモスコピーの strawberry pattern が診断に有効です。角化の強い症例や皮角の症例では、ダーモスコピーのみの診断は困難で生検による確定診断が必要と思われます。

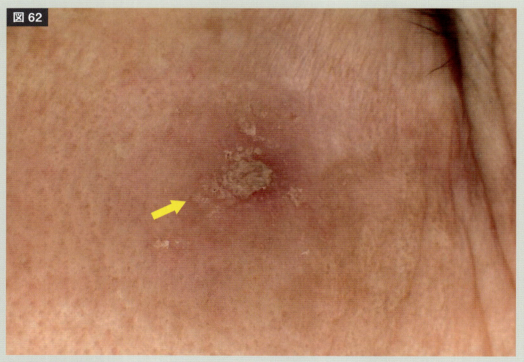

図 62

日光角化症の臨床写真。
紅暈を伴う角化の強い結節（黄色矢印）。

この顔のイボを取りたいんですけれど…

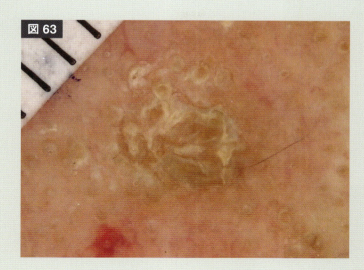

図63

日光角化症（図62）のダーモスコピー像。角化を表す白色構造のみ見られる。

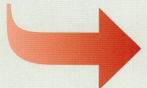

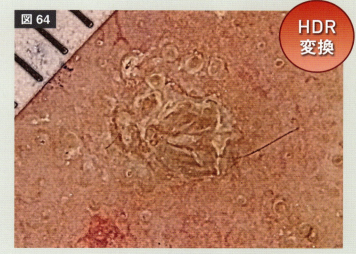

図64　HDR変換

日光角化症のダーモスコピー像（図63）のHDR変換画像。画像変換による特別な所見は得られない。

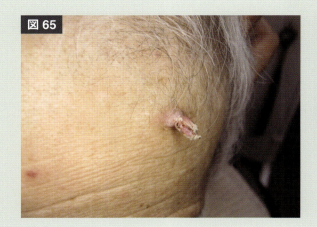

図65

日光角化症（皮角）の臨床写真。

177

## ここでTips！

### 掌蹠の色素斑の皮溝、皮丘？で迷ったら、ファローインクテストをトライ！

手のひら、足の裏の色素斑のダーモスコピー所見が、皮溝・皮丘どっちと迷ったら、ファローインクテストをしましょう！

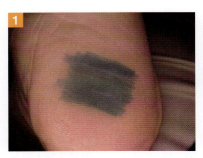

1 青色が最適。ラインマーカーでしっかり塗りつぶす。

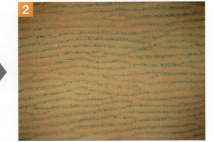

2 すぐに酒精綿でその塗りつぶしをしっかり拭き取る。

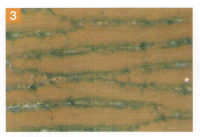

3 皮溝部にマーカーインクが残る。

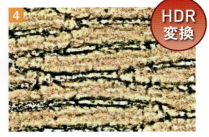

4 マーカーインクは皮溝の縁に残り、2本実線亜型様である。（HDR変換）

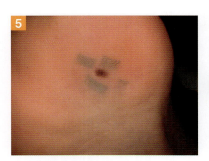

5 実臨床例：病変部は避けて塗る。

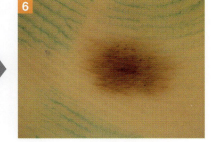

6 病変と皮溝との対比が明瞭化される。

Uhara H. The Whiteboard Marker as a Useful Tool for the Dermoscopic "Furrow Ink Test" Arch Dermatol. 2009;145(11):1331-32　より引用、著者改変

## 主訴 7  頭に何かできました。もしかして癌ですか?

　腫瘍性病変は、単独の疾患であれば比較的診断が容易であっても、その病変に他の病態が加わると途端に診断が困難になることがあります。教科書的知識としてはよく知られていることでも、案外、日常診療では経験してこなかったような疾患があります。

　今回は、疾患そのものは珍しくはないのですが、病状として珍しい病変です。

　70歳代女性。直径13mm大の、全体が粗造でやや隆起した淡褐色の局面で中央に黒灰色の直径5mm大の結節が見られます。以前よりザラザラした局面には気付いていましたが、最近になり黒い出っ張りが触れたので気になって受診したそうです。「もしかして癌ですか?」と心配なさっています。このような病変をどう考えていったらよいでしょうか?

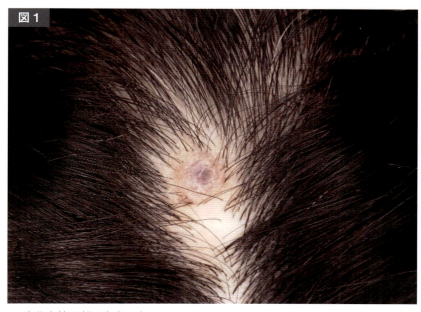

図1

70歳代女性頭部の臨床写真。
直径13mm大の全体が粗造でやや隆起した淡褐色の局面中央に黒灰色の直径5mm大の結節が見られる。

## 診 断  脂腺母斑に発症した基底細胞癌

　それではダーモスコピーで見てみましょう。毛髪は病変に一致して脱毛し、表面粗造で淡褐色の均一無構造を背景として、その中央の結節部では灰白色の領域と暗赤青色の小球様構造、線状血管が見られます（**図2**）。さらに拡大したダーモスコピー像（**図3**）では結節部と背景部との境界（黄色矢印）は不明瞭で灰白色の領域の表面を太い血管が蛇行し、樹枝状に枝分かれしています。暗赤青色の小球様構造には大きさの大小が見られます。

　さらに、偏光ダーモスコピー像（**図4**）で観察すると淡褐色均一無構造に見えた病変の背景部分が小さく区切られた敷石状構造（白色星印）をしていることが分かります。灰白色の領域も青白色の境界のハッキリした領域（黄色矢印）として明瞭化しています。

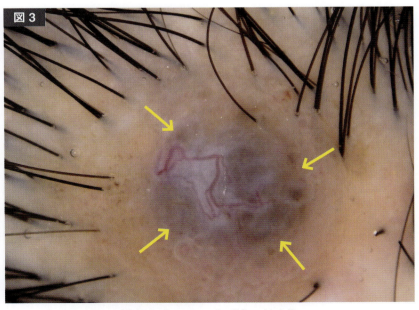

図2のダーモスコピー（非偏光ダーモスコピー像）の拡大像。
結節部と背景部との境界（黄色矢印）は不明瞭で灰白色の領域の表面を
太い樹枝状血管が走行している。

頭に何かできました。もしかして癌ですか？

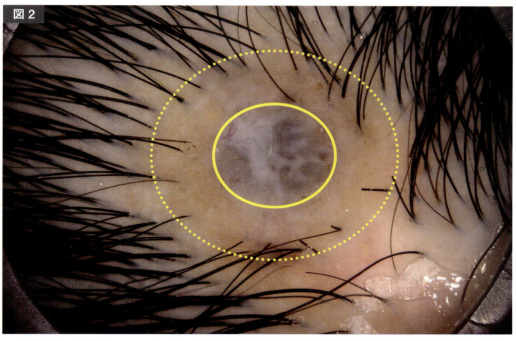

70歳代女性の頭部ダーモスコピー像。表面粗造で淡褐色の均一無構造を背景（黄色破線丸）として、その中央の結節部（黄色丸）では灰白色の領域と暗赤青色の小球様構造、線状血管が見られる。

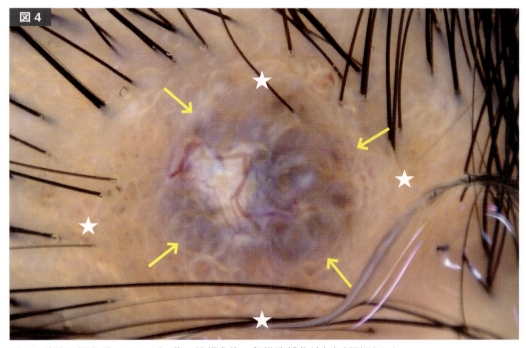

図2の病変の偏光ダーモスコピー像。淡褐色均一無構造部分が小さく区切られた敷石状構造（白色星印を呈し、灰白色の領域（黄色矢印）も明瞭化している。

さらに構造を明瞭化する目的で変換したHDR変換画像（**図5**）では、病変の背景部の敷石状構造（赤色星印）は一層明瞭化し、結節部における樹枝状血管（黄色矢印）の走行も際立っています。しかし、結節部の辺縁はやはり不明瞭です。

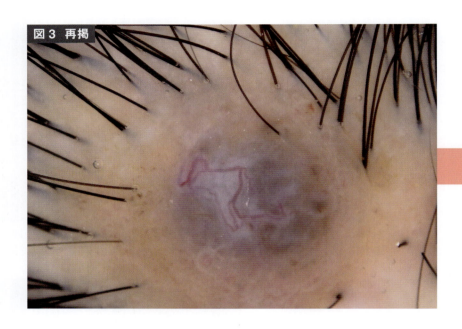

図3　再掲

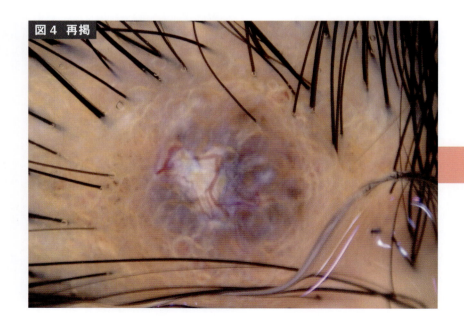

図4　再掲

頭に何かできました。もしかして癌ですか？

偏光ダーモスコピーのHDR変換画像（**図6**）では、非偏光画像よりもさらにダーモスコピーの構造が明瞭化して、背景の敷石状構造（赤色星印）の一つひとつの区画が確認できます。また、結節部も暗赤色の小球状構造（黄色矢印）が集簇しているのが分かります。

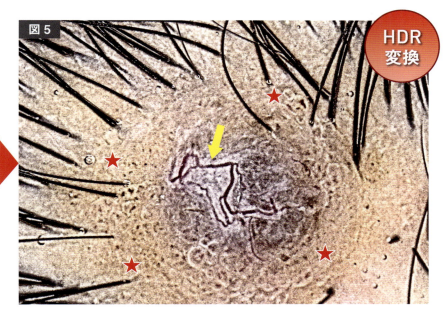

図3（非偏光ダーモスコピー像）のHDR変換画像。病変の背景部の敷石状構造（赤色星印）は一層明瞭化し、結節部における樹枝状血（黄色矢印）の走行も際立っている。

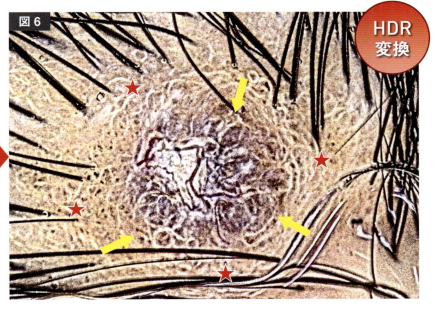

図4（偏光ダーモスコピー像）のHDR変換画像。背景の敷石状構造（赤色星印）の一つひとつの区画が確認でき、結節部では暗赤色の小球状構造（黄色矢印）が集簇しているのが分かる。

さらに血管の走行を明瞭化する目的で作成した血管強調変換画像（**図7**）では、樹枝状血管とそのほかの細い線状血管（黄色矢印）が多数走行しているのが分かります。これを緑色蛍光変換してみたものが**図8**です。結節部では血管が豊富（黄色矢印）ですが、病変の背景部では毛細血管はほとんど確認できません。

　臨床所見とこれらダーモスコピー所見、さらに画像変換で明瞭化した構造を比較して、この病変を脂腺母斑に発症した基底細胞癌と診断しました。切除標本による病理組織学的診断結果も「脂腺母斑に発症した基底細胞癌」でした。

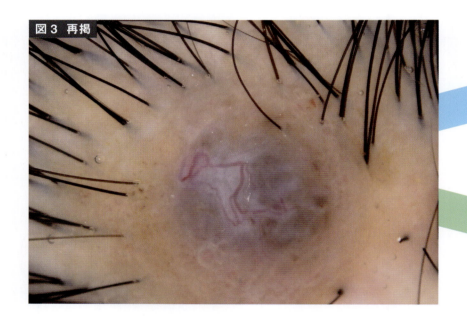

図3 再掲

頭に何かできました。もしかして癌ですか？

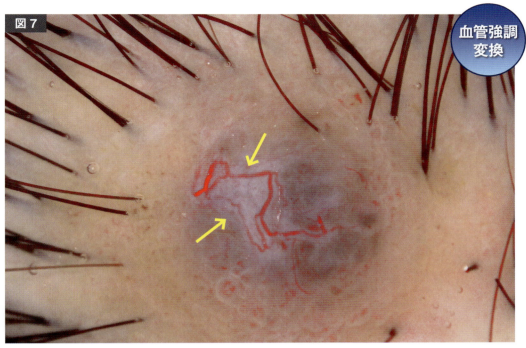

図3（非偏光ダーモスコピー像）の血管強調変換画像。
結節部には樹枝状血管と多数の線状血管（黄色矢印）が走行しているのが分かる。

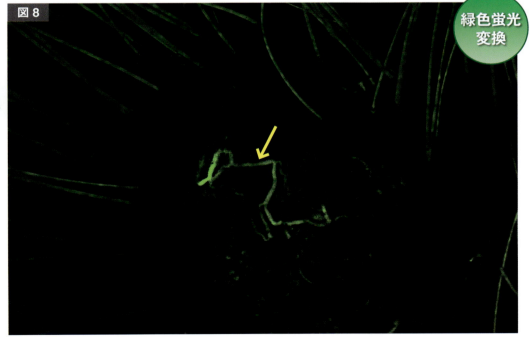

図3（非偏光ダーモスコピー像）の緑色蛍光変換画像。
結節部の周囲の病変部にはほとんど血管の走行は見られないのが分かる。

この症例の診断がどうして難しくなったのでしょうか。先に述べたように1つの病変に他の病態が合併・併存したことで病状が複雑になったためと考えられます。
　脂腺母斑は、生下時より脱毛局面として見られ成長に従い次第に扁平隆起して表面がザラザラしたいぼ状（疣贅状）になってきます。加齢とともにこの疾患には上皮性腫瘍、特に基底細胞癌が発症することがある病変として有名です。
　私は脂腺母斑も基底細胞癌も個々にはずいぶん多くの診断をしてきましたが、今回、脂腺母斑に発症した基底細胞癌を初めて診断しました。病理組織学的診断の結果を知った後でダーモスコピーを詳しく見て考えたことは、基底細胞癌の境界が不明瞭であることから、脂腺母斑部にあとから基底細胞癌が発症したと考えました。ところで、この病変の背景に相当する脂腺母斑部のダーモスコピーは乳頭状型を示す脂漏性角化症と鑑別が必要です。両方のダーモスコピー所見は似ているため、ダーモスコピー診断はやや困難です。本例では、触診で柔らかく感じたので臨床症状を加味して脂腺母斑と診断しました。一方、結節部は樹枝状血管と灰白色領域（光輝性白色領域）、暗赤色の小球状構造（大型青灰色卵円形胞巣）などの所見より基底細胞癌と診断しました。しかし今回、両者が一つの病変に見られただけで「この病変は何だろう？」と自信をもって診断ができなくなってしまいました。少し状況が変わっただけで迷ってしまったのです。脂腺母斑に発症した基底細胞癌を経験したことがなかったからです。結局、数多くの病変を経験することが重要と思われます。
　では、脂腺母斑単独と基底細胞癌単独の症例を各々見てみましょう。まず脂腺母斑単独のダーモスコピー像から見ていきます。**図9**は60歳代の女性の頭部の脂腺母斑です。病変部では脱毛して淡褐色で中央部がいぼ状に隆起し周囲には扁平な病変が取り囲んでいます。ダーモスコピー像（**図10**）では病変の中央部に多数のいぼ状の突起が観察され、それらを取り囲むように均一無構造な領域が見られます。また、病変内には出血を思わせる、暗赤色の小点構造が散在して見られます。HDR変換画像（**図11**）を見てみると、周囲の均一無構造に見えた部分も敷石状構造を形成していることが分かります。

# 頭に何かできました。もしかして癌ですか？

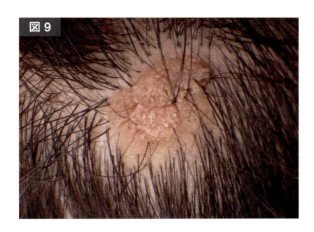

60歳代の女性の頭部の脂腺母斑の臨床写真。

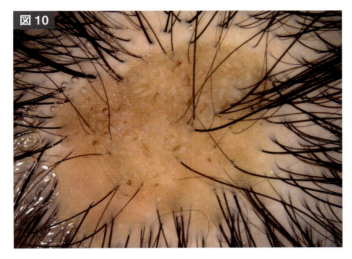

図9の60歳代女性頭部のダーモスコピー像。病変の中央部では多数のいぼ状の突起が観察されそれらを取り囲むように均一無構造な領域が見られる。

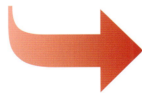
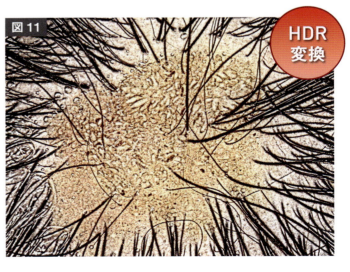

図10のHDR変換画像。周囲の均一無構造に見えた部分も敷石状構造を形成していることが分かる。

次に、基底細胞癌単独の症例（**図12**）を見てみましょう。60歳代女性の側頭部の基底細胞癌です。境界明瞭な灰黒色の結節で、周囲がやや赤みを帯びています。

　非偏光ダーモスコピー像（**図13**）では、病変の多くの部分が白い靄で覆われそれらを透かして、やや大型の大型青灰色卵円形胞巣、無数の点状の多発性青灰色小球、臨床所見で赤みを帯びたところには線状血管が観察できます。HDR変換画像（**図14**）では無数の点状の多発性青灰色小球構造が明瞭化されています。

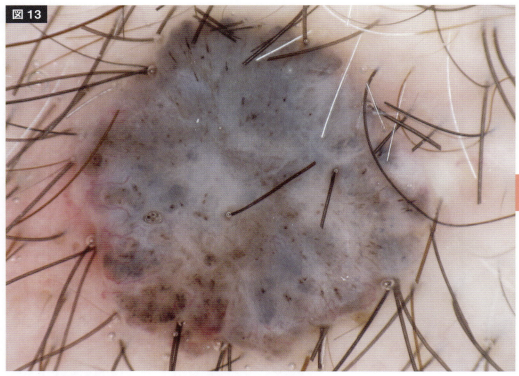

60歳代女性の側頭部に見られた基底細胞癌（図12）の非偏光ダーモスコピー像。
病変の多くの部分が白い靄で覆われ、それらを透かして、やや大型の大型青灰色卵円形胞巣、無数の点状の多発性青灰色小球、6時から10時方向に線状血管が観察できる。

頭に何かできました。もしかして癌ですか？

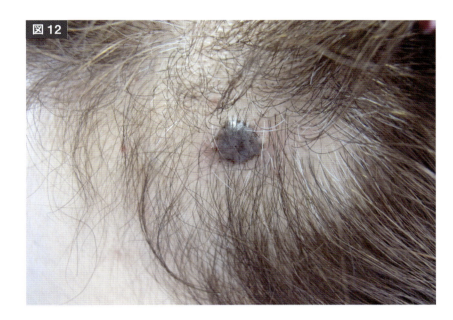

図12

60歳代女性の側頭部に見られた基底細胞癌の臨床写真。境界明瞭な灰黒色の結節で、周囲がやや赤みを帯びている。

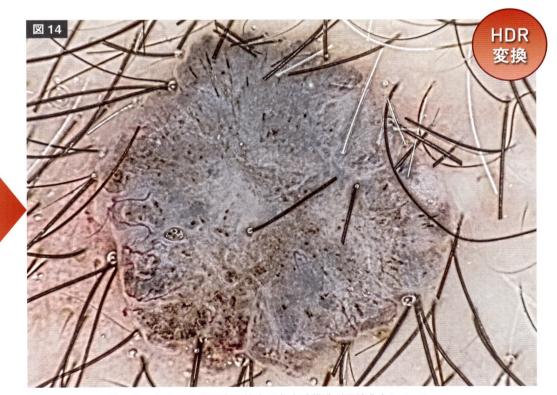

図14

HDR変換

図13のHDR変換画像。無数の点状の多発性青灰色小球構造が明瞭化されている。

偏光ダーモスコピー像（**図15**）では、光輝性白色領域（白色丸）として基底細胞癌の線維化が青白い炎のように輝いて見えます。この所見は偏光ダーモスコピーだけで見られる所見です。偏光ダーモスコピーのHDR変換画像（**図16**）では光輝性白色領域がさらに明瞭化され、また、7時から9時方向では点状血管が強調（黄色丸）されています。

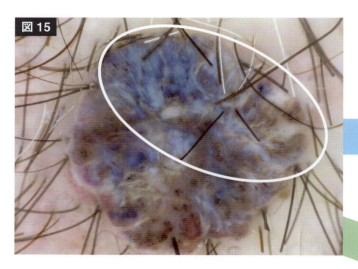

60歳代女性の側頭部に見られた基底細胞癌（図12）の偏光ダーモスコピー像。基底細胞癌の線維化が青白い炎のように輝いて見える（光輝性白色領域）（白色丸）。

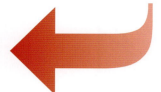

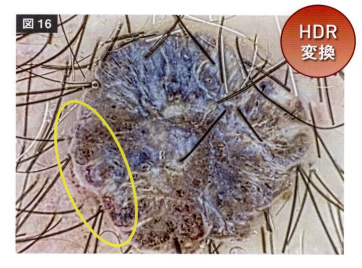

図15のHDR変換画像。光輝性白色領域がさらに明瞭化され、また、7時から9時方向では点状血管が強調されている（黄色丸）。

さらに、血管を明瞭に強調する血管強調変換画像（**図17**）では7時から9時方向では長い線状血管（黄色丸）が、そのほか病変全域で短い線状血管が観察されます。また血管を蛍光で強調するよう変換する緑色蛍光変換画像（**図18**）では7時から9時方向で血管の集簇（白色丸）が見られます。

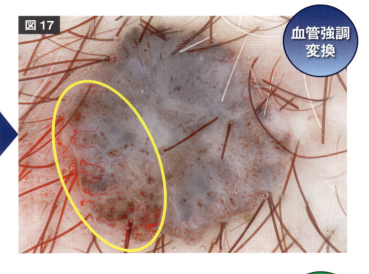

図15の血管強調変換画像。7時から9時方向では長い線状血管（黄色丸）が、そのほか病変全域で短い線状血管が観察される。

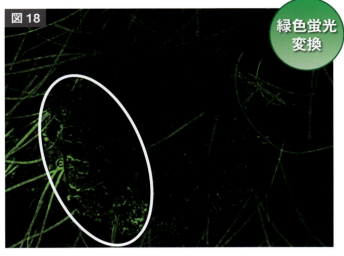

図15の緑色蛍光変換画像。7時から9時方向で血管の集簇（白色丸）が見られる。

以上のように頭部に単独で生じた脂腺母斑、基底細胞癌のそれぞれのダーモスコピーを理解した上で、本症例の「脂腺母斑に生じた基底細胞癌」で観察された所見を見てみると、単独で生じた病変のダーモスコピー所見が「脂腺母斑に生じた基底細胞癌」のダーモスコピー所見のあちらこちらに見られることが分かります。

　単独で発症した病変を知っておくことで外的刺激や感染、他の病変と併発したときにも因数分解の考え方（右ページ参照）を使えば、正しい診断に役立つかもしれません。

　病変を繰り返し経験していれば、その病変に他の病態が加わっていたとしても因数分解の法則でそれらの因数（ダーモスコピーの構造）を見つけることで正しい診断にたどり着けるかもしれません。それでも診断が困難なときは、稀な病変の可能性があります。必ず、放置せず生検や他の医師の意見を伺うなどの精査が必要です。

　以上、頭部に発症することが多いと思われる病変を知っておくことはとても大切です。194ページから、頭部でよく認められる病変を紹介していきます。

**ここでTips！**

# 難しい病変も因数分解で簡単に！

　ダーモスコピー所見を見ているととても複雑な病変に遭遇します。しかし、こうした複雑な病変も実は幾つかの病態や構造が重なって構成されています。病変を構成する要素を1つずつ丁寧に確認していけば単純化することができるのです。

　ダーモスコピーは、この病変を構成する要素を1つずつ確認していくためにとても有効です。これはどの科の病態にも当てはまる考え方と思います。

　例えば本症例のように複雑な病変であっても、脂腺母斑の構成要素（赤丸）と基底細胞癌の構成要素（青丸）を知っていれば、複雑な病変を因数分解して、赤丸要素と青丸要素が存在するかどうかを確認すれば、診断は易しくなります。

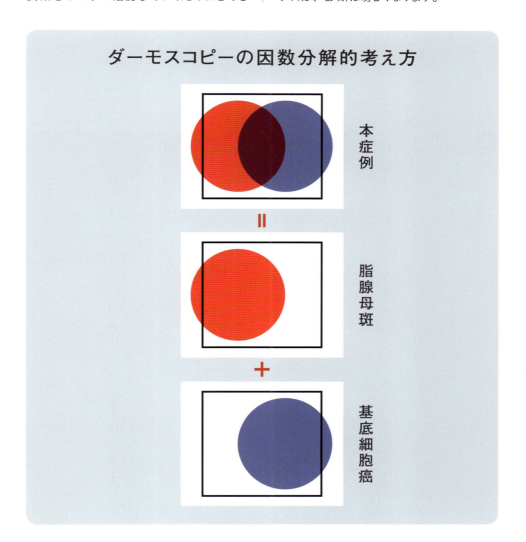

ダーモスコピーの因数分解的考え方

本症例 = 脂腺母斑 + 基底細胞癌

# 1 ケラトアカントーマ

単発で発症する淡紅色の結節（**図19**）です。直径10mm大までで、発症してから急速に増大します。中心部の角栓が特徴的です。数カ月以内に自然消退するといわれていますが、有棘細胞癌として扱い切除生検すべきです。ダーモスコピー像（**図20**）では角栓の周囲にヘアピン血管、点状血管が多数見られます。HDR変換画像（**図21**）では血管の分布・形状が明瞭になっています。さらに、血管強調変換画像（**図22**）では血管の形状が明瞭化されているのが分かります。

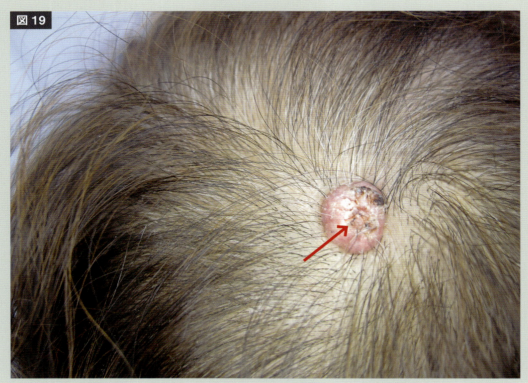

図19

ケラトアカントーマの臨床写真。
淡紅色の結節で中央に角栓（赤色矢印）が見られる。

頭に何かできました。もしかして癌ですか？

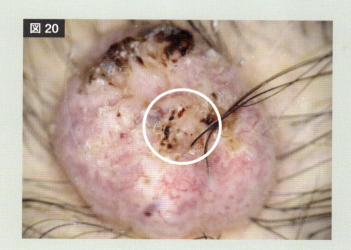

図20 ケラトアカントーマのダーモスコピー像。角栓（白色丸）の周囲にヘアピン血管、点状血管が多数見られる。

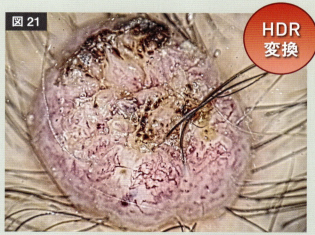

図21 図20のHDR変換画像。血管の分布・形状が明瞭になった。

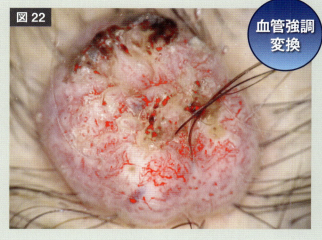

図22 図20の血管強調変換画像。ヘアピン血管・線状血管・点状血管などが確認でき多構築血管であることが分かる。

## 2　色素細胞母斑（Miescher型）

顔面・頭部などに見られる真皮内型母斑でドーム状に隆起します（**図23**）。色調は年齢による病変内の色素の量により様々ですが、高年齢では色素が薄くなる傾向があります。

ダーモスコピー像（**図24**）では硬毛が見られ、淡褐色の背景に毛孔の周囲に薄い色素沈着が見られます。HDR変換画像（**図25**）では毛孔周囲の色素沈着が明瞭になっています。

さらに、血管強調変換画像（**図26**）では病変の中央と辺縁にわずかに短い線状血管が明瞭化されているのが分かります。これらはコンマ状血管と言われ、形状はひらがなの「つ」「く」「し」に例えられています。

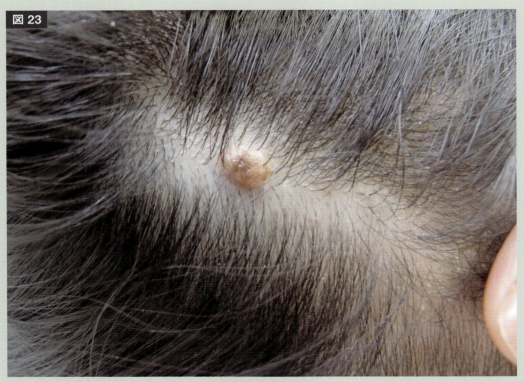

図23
頭部にできた色素細胞母斑（Miescher型）の臨床写真。
ドーム状に隆起して柔らかい。

## 頭に何かできました。もしかして癌ですか？

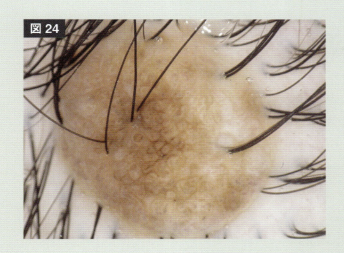

図24

色素細胞母斑のダーモスコピー像。硬毛が見られるほか、淡褐色の背景に毛孔の周囲に薄い色素沈着が見られる。

HDR変換

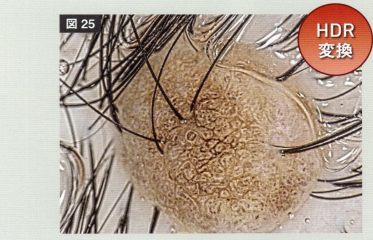

図25

図24のHDR変換画像。毛孔周囲の色素沈着が明瞭になっている。

血管強調変換

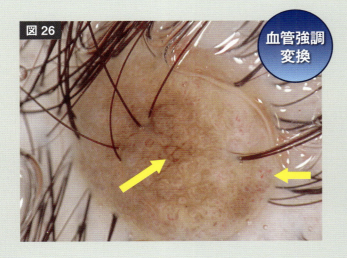

図26

図24の血管強調変換画像。わずかに短い線状血管（黄色矢印）が明瞭化されている。

## 3　脂漏性角化症

　老人の頭部における結節で最も多く見られる角化の強い良性の腫瘍です。病態は軽度隆起したものから、5mmほど隆起した結節状のものまで様々です。症例は乳頭状構造（図27）を示したものです。日常生活で櫛などがひっかかり不便という訴えでした。ダーモスコピー像（図28）では臨床所見より色調は薄く見え、乳頭腫状突起にヘアピン血管が透見され、ところどころ出血の痕の黒色から暗赤色の痂疲が見られます。HDR変換画像（図29）では病変周囲の扁平な部分では点状血管が観察されます。さらに、血管強調変換画像（図30）では乳頭腫状構造の中にヘアピン血管が明瞭となり、病変の辺縁に点状血管が明瞭化されているのが分かります。

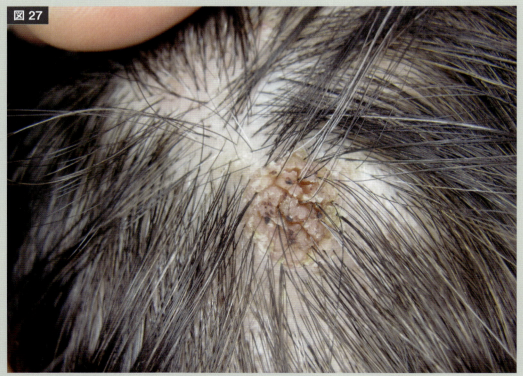

脂漏性角化症の臨床写真。
乳頭状構造からなる結節である。

頭に何かできました。もしかして癌ですか？

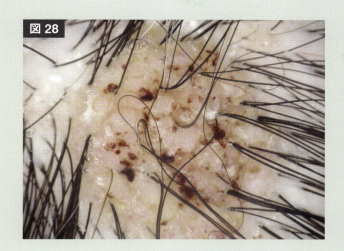

脂漏性角化症のダーモスコピー像。色調は臨床所見より薄く、乳頭腫状突起にヘアピン血管が透見される。出血の痕として黒色から暗赤色の痂疲が散在している。

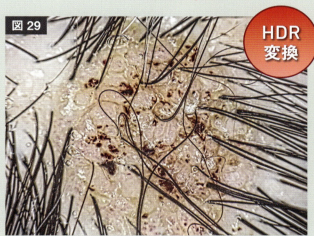

図28のHDR変換画像。病変周囲の扁平な部分では点状血管が観察される。

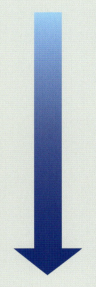

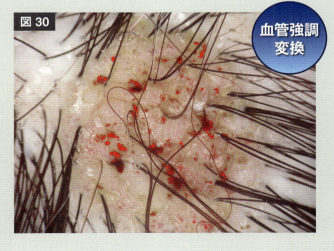

図28の血管強調変換画像。乳頭腫状構造の中にヘアピン血管が明瞭となり、病変の辺縁に点状血管が明瞭化されているのが分かる。

## 4　色素細胞母斑（先天性）

　10mm 未満の小型の先天性色素細胞母斑です。母親が気づいて皮膚癌を心配して受診することが多いです。扁平なものからドーム状を呈するものまで形は様々です。本例は褐色の扁平な斑（図31）を示しています。ダーモスコピー像（図32）では多数の硬毛が生えていてその部分では灰色となって色素脱失をしています。全体的には中央部分が茶灰色の無構造で病変周囲に淡褐色の色素ネットワークが見られます。HDR変換画像（図33）では病変周囲の色素ネットワークが明瞭化されてハッキリと確認できます。さらに、血管強調変換画像（図34）でもほとんど血管構造は見られません。わずかばかり病変の辺縁に線状血管が明瞭化されているのが分かります。

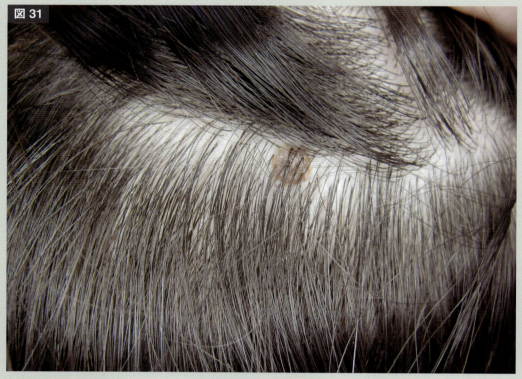

図31
色素細胞母斑の臨床写真。
褐色の扁平な斑を示している。

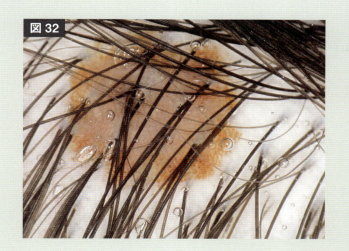

図32 色素細胞母斑のダーモスコピー像。多数の硬毛が生え、その部分では灰色の色素脱失をしている。全体的には中央部分が茶灰色の無構造でその周囲に淡褐色の色素ネットワークが見られる。

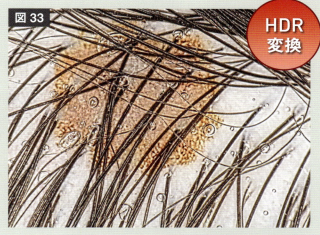

図33 図32のHDR変換画像。病変周囲の色素ネットワークが明瞭化されてハッキリと確認できる。

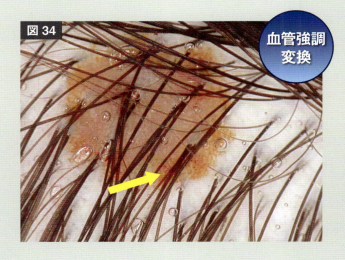

図34 図32の血管強調変換画像。ほとんど血管構造は見られないが、わずかばかり病変の辺縁に線状血管が明瞭化されている（黄色矢印）。

## 5　青色母斑

　青色から青黒色の扁平またはドーム状に隆起する硬い皮内結節。本例は 5mm 大の扁平な青灰色斑（**図 35**）。ダーモスコピー像（**図 36**）では境界不明瞭な青灰色の均一無構造な色素沈着。その他の色素ネットワークなどの構造は見られません。HDR 変換画像（**図 37**）では病変表面の青灰色が強調され構造がかえって不明瞭になっています。また、血管強調変換画像（**図 38**）でもほとんど血管構造は見られません。わずかばかり毛穴の辺縁に線状血管が明瞭化されているのが分かります。

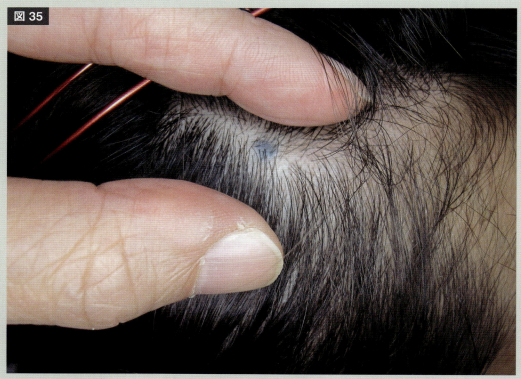

図 35
青色母斑の臨床写真。
5mm 大の扁平な青灰色斑。

頭に何かできました。もしかして癌ですか？

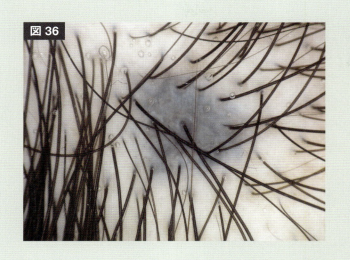

図36　青色母斑のダーモスコピー像。境界不明瞭な青灰色の均一無構造な色素沈着。その他の色素ネットワークなどの構造は見られない。

HDR変換

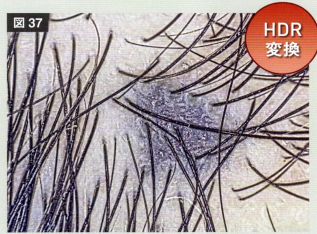

図36のHDR変換画像。病変表面の青灰色が強調され構造がかえって不明瞭化されてしまった。

血管強調変換

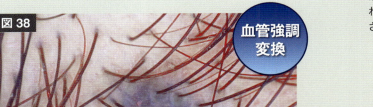

図36の血管強調変換画像。ほとんど血管構造は見られない。毛孔の辺縁にわずかに線状血管が明瞭化されているのが分かる。

203

## 6 粉瘤

　ドーム状に隆起する皮膚に開口する皮内または皮下腫瘍。通常正常皮膚色ですが内容が透けると青灰色、感染すると赤色〜暗赤色を示します。本例（**図39**）は暗赤色の結節で病変の中央部に開口部（黄色矢印）が確認できます。ダーモスコピー像（**図40**）では黄白色均一無構造の背景に橙色の小球状構造（黄色矢印）が見られます。これが開口部に一致します。HDR変換画像（**図41**）では開口部の輪郭が明瞭化されています。背景の無構造領域はかえって不明瞭になっています。また、血管強調変換画像（**図42**）では開口部周囲の血管構造が明瞭化され辺縁に線状血管が見られます。

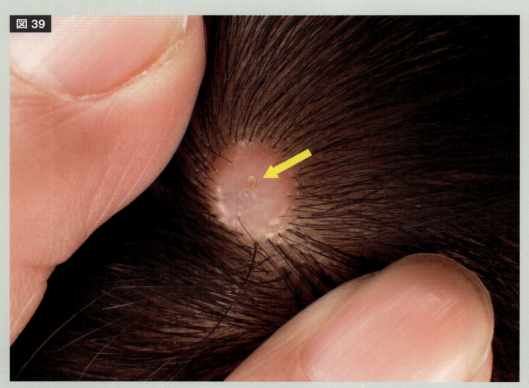

図39

粉瘤の臨床写真。
暗赤色の結節で病変の中央部に開口部（黄色矢印）が確認できる。

# 頭に何かできました。もしかして癌ですか？

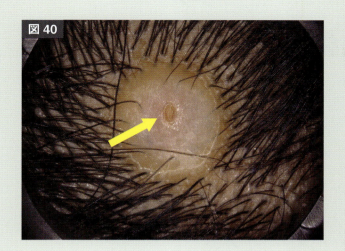

図40 粉瘤のダーモスコピー像。黄白色均一無構造の背景に橙色の小球状構造（黄色矢印）が見られる。

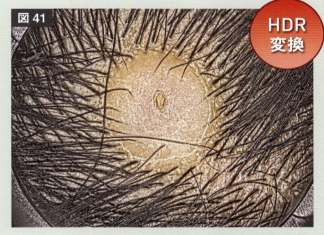

図41 図40のHDR変換画像。開口部の輪郭が明瞭化されているものの背景の無構造領域はかえって不明瞭になっている。

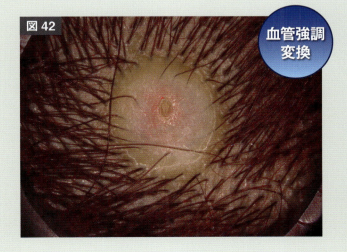

図42 図40の血管強調変換画像。開口部周囲の血管構造が明瞭化され辺縁に線状血管が見られる。

## 7　毛細血管拡張性肉芽腫

　毛細血管の増殖と内皮細胞の増殖により血管腔の拡張を主体とした血管腫です。易出血性でびらんや痂皮を伴うことがあります。本例（**図43**）は直径4mm大で有茎性の赤い結節です。ダーモスコピー像（**図44**）では太い白色のライン（黄色矢印）により赤色の領域が分画されています。表面に白色の鱗屑も見られます。HDR変換画像（**図45**）では赤色領域に白色小球状構造が見られ均一構造でないことが分かります。また、血管強調変換画像（**図46**）では赤色領域に多数の線状血管があるように見えます。

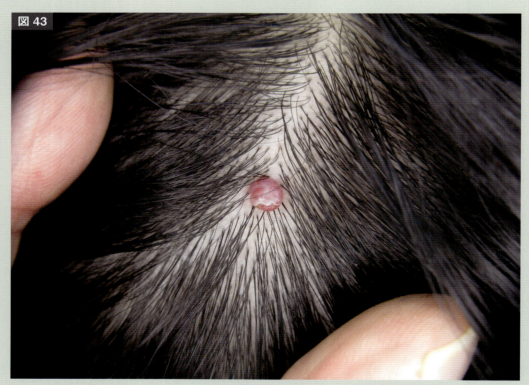

毛細血管拡張性肉芽腫の臨床写真。
直径4mm大の有茎性の赤い結節。

頭に何かできました。もしかして癌ですか？

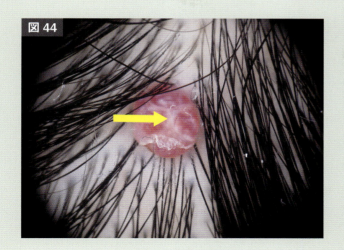

図44

毛細血管拡張性肉芽腫のダーモスコピー像。太い白色のライン（黄色矢印）により赤色の領域に分画されて、表面に白色の鱗屑も見られる。

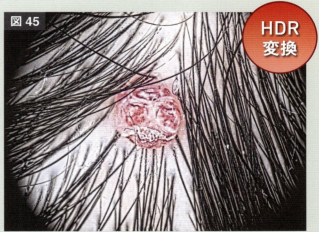

図45

図44のHDR変換画像。赤色領域は均一構造でなく白色小球状構造が見られる。

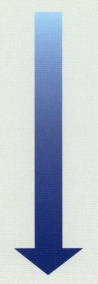

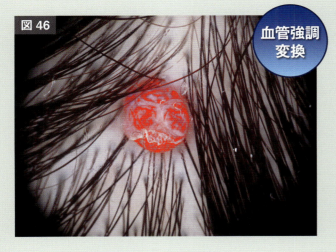

図46

図44の血管強調変換画像。赤色領域に多数の線状血管があるように見える。

## 主訴 8　まぶたと鼻が赤くなり、すぐ悪化するんです…

　夏から秋へ季節が変わる頃、皮膚科にはヘルペスや帯状疱疹の患者さんが数多く来院します。また、生活上のストレスに影響を受ける脂漏性皮膚炎も顔面の赤みや頭部のフケ症状の悪化を主訴に受診する患者さんが目立ちます。さらに寒くなってくると乾燥に起因する皮脂欠乏性皮膚炎やお湯を使った水仕事による手荒れ症状の患者さんも増えてきます。意外と思われる疾患にしもやけがあります。病名を知らせると患者さんから「気密性のしっかりした住宅に暮らしているのにしもやけになるのですか？」と「本当ですか？」と言わんばかりの声も聞かれます。

　このように皮膚科では季節の影響を受けると考えられるような疾患がたくさんあります。しかし、中にはこれらに似ているが異なる重要な疾患が紛れていることがあります。

　40歳代女性。2カ月ほど前から顔の赤みと手荒れの症状が良くならないという訴えで受診しました。顔面ではまぶたと鼻およびその周囲に赤みが見られ、また両手の指に角化の強い皮膚の肥厚が確認されました。まぶたと鼻の赤みと鼻の周囲の毛細血管の拡張に注目して、顔の症状は「脂漏性皮膚炎」、手は「主婦湿疹（＝手湿疹）」と診断してそれぞれステロイド軟膏と尿素クリームの外用にて治療しました。2週間後に再診したときは顔面の赤み、手の角化はともに軽快していましたが、さらに2カ月後には再び症状が悪化して受診されました（**図1**、**図2**、**図3**）。このような患者さんをどのように考えていったらよいでしょうか？

まぶたと鼻が赤くなり、すぐ悪化するんです…

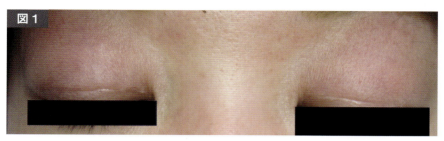

40歳代女性のまぶた周囲の臨床写真。両側のまぶたに紫紅色斑が見られる。痒みはない。

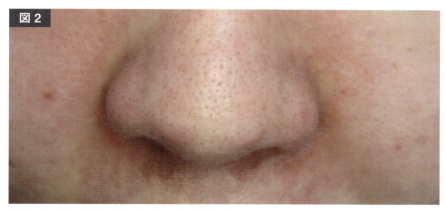

鼻翼およびその周囲に紫紅色斑と毛細血管の拡張が見られる。

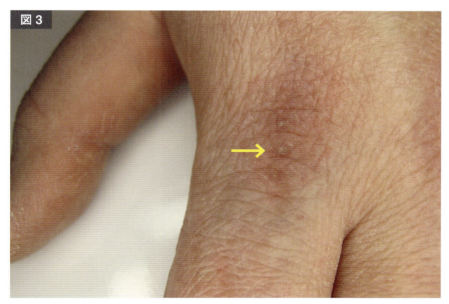

手背のMP関節部（中手指節間関節、第三関節）に皮膚の肥厚および角化が見られる（黄色矢印）。

## 診断　皮膚筋炎

　顔面の皮膚炎を繰り返す疾患として日常診療でよく見られるものにアトピー性皮膚炎や脂漏性皮膚炎があります。小児のアトピー性皮膚炎では顔面・躯幹・四肢など、全身に皮疹が見られることが多いのですが、成人のアトピー性皮膚炎では必ずしも全身に症状が見られず、顔面、特に口唇だけ、手にだけ、などと局所だけに皮膚炎が見られることを経験します。皮脂の多い鼻そのものは皮膚の炎症が起きにくい傾向があるように思われます。一方、脂漏性皮膚炎では鼻やその周囲の炎症が特徴的です。さらに、眉毛部を擦ることでまぶたに皮膚炎を見ることもあります。

　本例の再発時には眼瞼の赤みが眉毛と連続していないこと、また、その色調がやや青みがかっていることや皮膚炎としては粃糠（ひこう）が目立たないことに気付きました。発赤というよりは内出血の青みに近い色調です（浮腫性紫紅疹：ヘリオトロープ疹）（**図1 再掲**）。

　さらに、手の皮診に注目しました。手背の第二関節部の角化肥厚（ゴットロン徴候）（**図4** 黄色丸）と第2指（示指）の拇指側の島状に散在する結節（メカニックハンド：黄色矢印）が特徴的です（**図5**）。

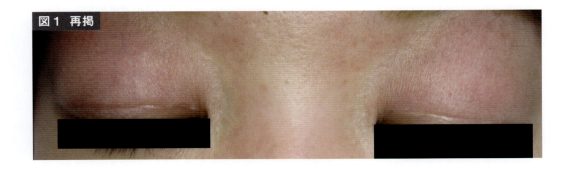

図1 再掲

まぶたと鼻が赤くなり、すぐ悪化するんです…

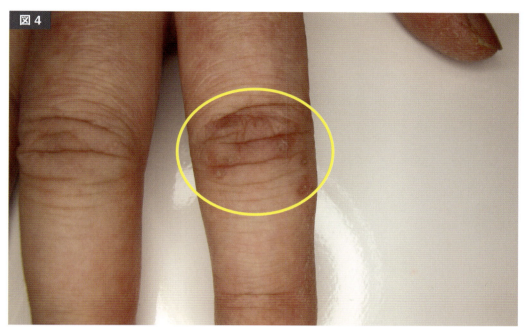

ゴットロン徴候。PIP関節（近位指節間関節、第二関節）背側部皮膚に肥厚・角化が見られる。

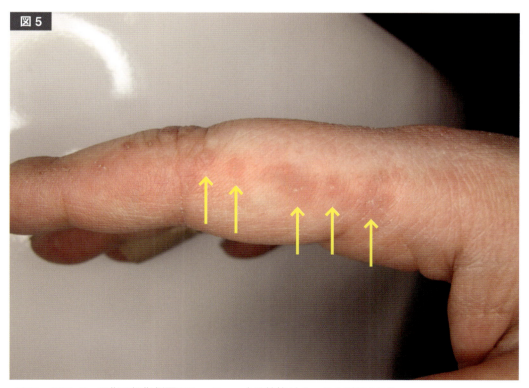

メカニックハンド。示指の拇指側面に3〜5mm大の結節が4〜5カ所見られる。

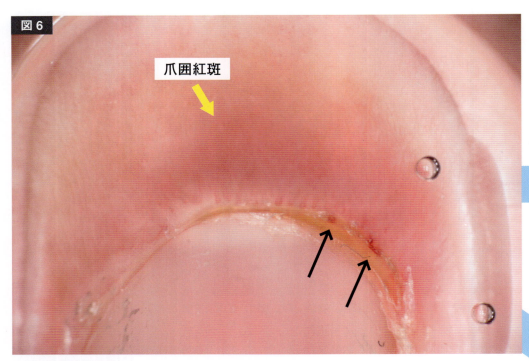

示指の後爪郭のダーモスコピー像
2カ所の爪上皮の点状出血点（黒色矢印）と毛細血管の拡張（黄色矢印）が見られる。

　これらを総合して、本症例の鑑別診断として皮膚筋炎を考えました。さらに、ダーモスコープで手指の後爪郭の観察により点状出血（爪囲紅斑：黄色矢印・爪上皮出血点：黒色矢印）や後爪郭の毛細血管の所見（著明な毛細血管の拡張・太さの大小不同、**図6**、**図7**、**図8**）が見られたことから、本症例は皮膚筋炎と臨床診断しました。その後、大学病院皮膚科に紹介し、皮膚筋炎と確定診断されています。

まぶたと鼻が赤くなり、すぐ悪化するんです…

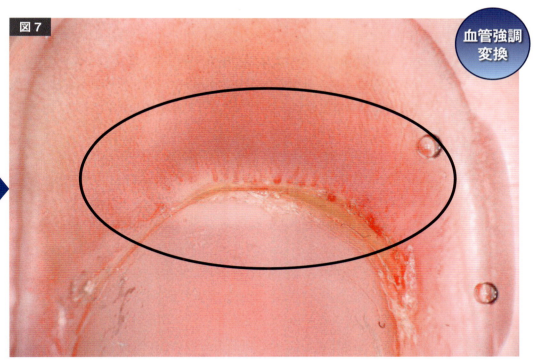

示指の後爪郭のダーモスコピー像の血管強調画像変換画像。
毛細血管の拡張・太さの不揃いが観察できる（黒色丸）。

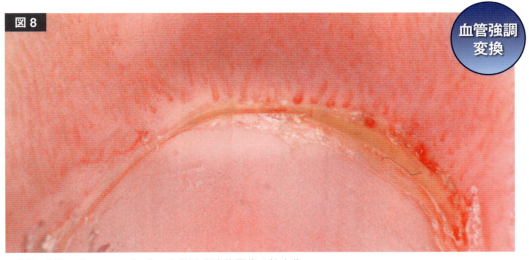

示指後爪郭のダーモスコピー像の血管強調変換画像の拡大像。
図の左側では血管のループが広がり、中央では血管が細く右側では太い。

皮膚筋炎は小児から成人に見られる、やや女性に多い膠原病の1つです。自己免疫性の炎症性筋疾患である多発性筋炎の中でも特徴的な皮膚症状がある場合に皮膚筋炎と呼んでいます。上眼瞼の赤みであるヘリオトロープ疹、手背の関節部の角化肥厚であるゴッドロン徴候が見られるのが特徴です。鼻翼にも紅斑が認められることから脂漏性皮膚炎と誤診しやすいので注意が必要とされています。治療はまずはステロイド外用薬です。

　皮膚症状とともに近位筋の筋力低下や筋痛が見られることがありますが、皮膚症状だけのこともあるようです。筋症状を軽度の状態に抑えるためにも早期診断が望まれています。患者さんはまず皮膚症状で最初に医療機関を受診することが多いようで、皮膚科の新患1000人に対して1人程度とも言われています。また、40歳以上の皮膚筋炎の患者さんでは40歳以下の患者さんに比べ高率に内臓悪性腫瘍を合併することが報告されています。さらに、間質性肺炎を併発することもあり予後に影響することがあります。

　こうしたことを考えると、私達開業医の果たす役割は重要です。鑑別診断として脂漏性皮膚炎が挙げられます。皮膚筋炎では皮疹の色が紫紅色と言われています。これはヘリオトロープ（キダチルリソウ、香水草）という花（図9）から付けられたようですが、臨床像ではもっと赤みが強く見えます。眼瞼の紫紅色斑のみでの診断は困難なことが多いので、手の皮疹と併せて複合的に診断することが大切です。

　中でも、爪上皮出血点や後爪郭の毛細血管の所見（著明な拡張・太さの大小不同）は皮膚筋炎・全身性強皮症・全身性エリテマトーデスに生じる所見で、重要と思われます。特に、毛細血管の所見は毛細血管顕微鏡を使用しなくてもダーモスコピーで容易に観察可能です。このダーモスコピー所見は皮膚筋炎の臨床診断をする上で重要で価値の高いものだと思います。

　ちなみに、これからの季節によく見られる爪囲紅斑を示す、しもやけ（凍瘡）の症例を供覧します。臨床像は紫紅色で皮膚筋炎とよく似ています。皮膚のカサカサはありますが、ゴットロン徴候は見られません（図10、図11）。

まぶたと鼻が赤くなり、すぐ悪化するんです…

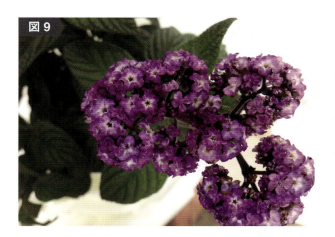

図9 ヘリオトロープ（キダチルリソウ）の花。香水草とも呼ばれる。実際のヘリオトロープの花は濃い鮮やかな赤みを含んだ紫色で、皮膚筋炎の紫紅色斑とは異なって見える。念のため白人症例を確認したが白人でももっと薄い色調だった。しもやけの色調が最も近いように思われる。

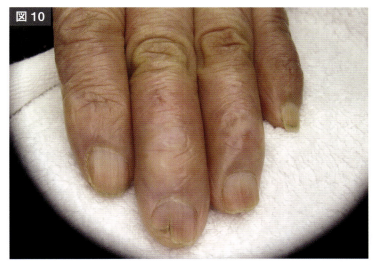

図10 凍瘡の紫紅色斑。

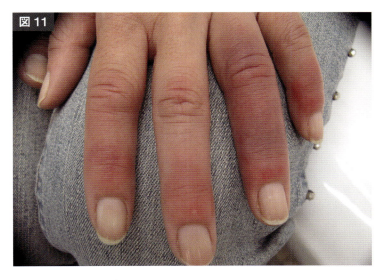

図11 凍瘡の紫紅色斑・爪囲紅斑。ゴットロン徴候は見られない。この色調が浮腫性紫紅色斑（ヘリオトロープ）に近いと思われる。

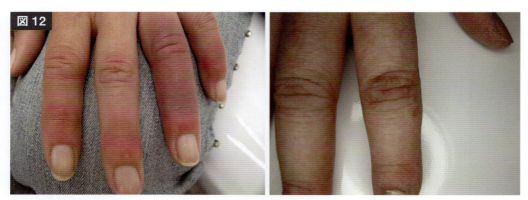

凍瘡と皮膚筋炎の手の比較。左が凍瘡、右が皮膚筋炎のゴッドロン徴候。
左の凍瘡には皮膚の肥厚・角化が見られない。

　凍瘡と皮膚筋炎の手の比較（**図12**）と凍瘡例の後爪郭のダーモスコピーによる血管所見も示します（**図13**）。健常人と同様で毛細血管の拡張はほとんど見られません。皮膚筋炎との大きな違いと思われます。

凍瘡症例の後爪郭部のダーモスコピー像。爪上皮出血点が見られるものの毛細血管の拡張像は見られない（白色丸）。

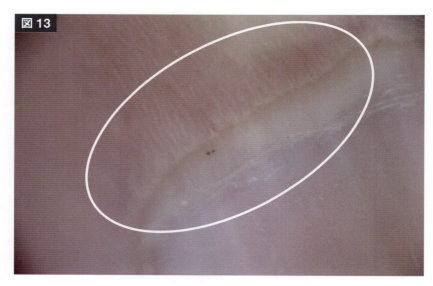

　脂漏性皮膚炎や主婦湿疹と診断しても、念のため患者さんの手を触ってください。さらに、ダーモスコープで爪の回りをさっと見てみてください。どちらも時間はかかりません。もしかしたら、皮膚筋炎が見つかるかもしれません。

| 主訴 9 | 大腿のホクロが濃く大きくなって…メラノーマ？ |

　ダーモスコピーに慣れてくると、教科書に書いてある各病変の特徴的な構造を見つけられた時、とても嬉しいものです。まるで絵合わせのようで、学習への意欲をさらにかき立ててくれますし、自信を持って診断できるようになってきます。

　中でも、特に珍しい病変の特徴的構造を見つけた時は「ダーモスコピーをやっていてよかった」と心底実感します。そのような疾患の1つとして今回のダーモスコピー所見があります。

　40歳代女性。大腿に5mm大の褐色の色素斑（**図1**）が見られます。最近色が濃くなり、大きくなってきたので「メラノーマが心配」という主訴で受診されました。自覚症状はなく、出血などの変化もありません。この半年ほどで大きくなってきたといいます。大腿部内側の色素斑のため、トイレ・入浴時などに目に留まりやすく、変化に気がついたのかもしれません。このような病変をどのように診断していったらよいでしょうか？

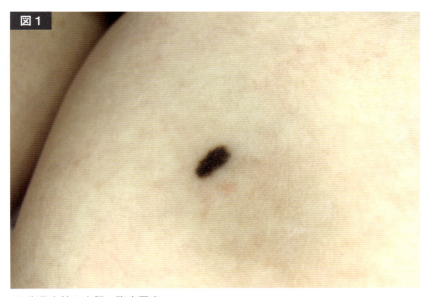

図1
40歳代女性の大腿の臨床写真。
大腿に5mm大の褐色の色素斑が見られる。

## 診断　色素性 Spitz 母斑

　それではダーモスコピーを見てみましょう。ダーモスコピー像で目に付くのは病変の周囲に見られる放射状の棘様の構造です（**図2**）。これは、1) 網目状、2) 小球状、3) 均一無構造、4) 線条、5) 皮溝平行パターン──という色素細胞病変を表すダーモスコピーの5パターンのうちの線条構造です。特に、病変の全周を囲むような規則的な線条の場合を「スターバーストパターン」（爆発的星生成パターン）と呼び、色素性 Spitz 母斑を決定付ける所見です。

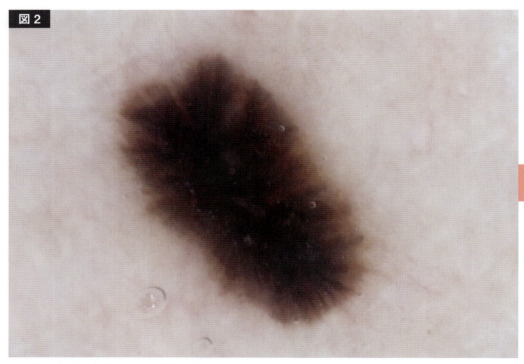

図2
40歳代女性大腿に見られた色素斑のダーモスコピー像。
病変の全周を囲むような規則的な線条である「スターバーストパターン」（爆発的星生成パターン）が見られる。

大腿のホクロが濃く大きくなって…メラノーマ？

　色素性 Spitz 母斑は、開業医では年に数例診るかどうかという比較的珍しい疾患です。しかし、このダーモスコピーの構造を知ってさえいれば確実に診断できます。著者はダーモスコピーを学習するまで色素性 Spitz 母斑を意識して診断したことがなく、単に色素細胞母斑と診断していたかもしれません。

　HDR 画像変換をしてみます（**図 3**）。病変中央部に白色に強調された軽度の鱗屑と、病変の全周性に中央部の無構造領域から発する比較的長い棘様の構造が規則的に放射状に並んでいることがよく分かります。棘の細い「紫ウニ」をイメージします。ちなみに、この線条構造が病変の全周ではなく一部分が欠けていたり局所にある場合は不規則線条といってメラノーマを疑う有力な手掛かりの 1 つになります。

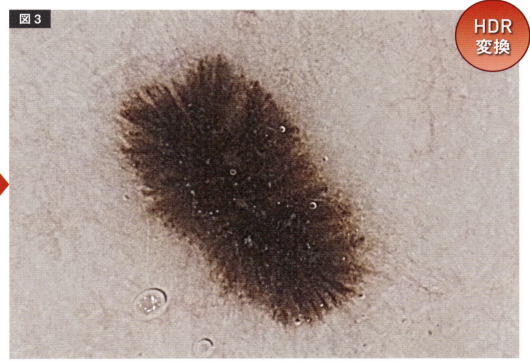

図 2 の HDR 変換像。病変中央部に白色に強調された軽度の鱗屑と
病変の中央部の無構造領域から発する比較的長い棘様の構造が全周性に規則的に放射状に並んでいる。

また、色素性 Spitz 母斑の中には線条が細いものばかりでなく、初期の病変として線条が短かかったり小球状構造（黄色矢印）のもの（**図 4**）、次第に線条が伸びる太いタイプ（**図 5**）や線条の尖端に玉状の構造（赤色矢印）が付いたタイプ（これは特に pseudopods といいます）（**図 6**）など様々なタイプがあります。

　これは、色素性 Spitz 母斑という疾患の特徴を反映しています。

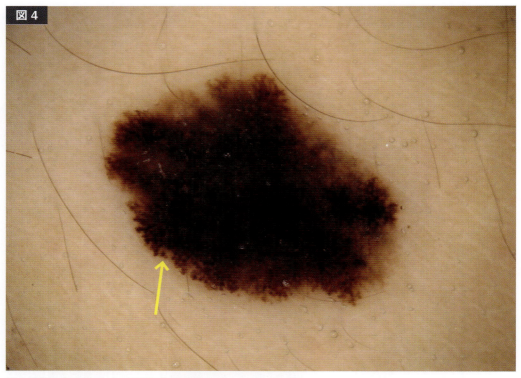

別の症例の色素性 Spitz 母斑の初期病変のダーモスコピー像。
線条が短く、小球状構造も見られる。

大腿のホクロが濃く大きくなって…メラノーマ?

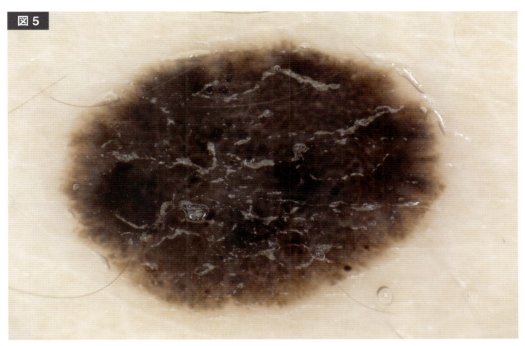
図5
別の症例の色素性Spitz母斑の病変のダーモスコピー像。線条が伸びる太いタイプである。

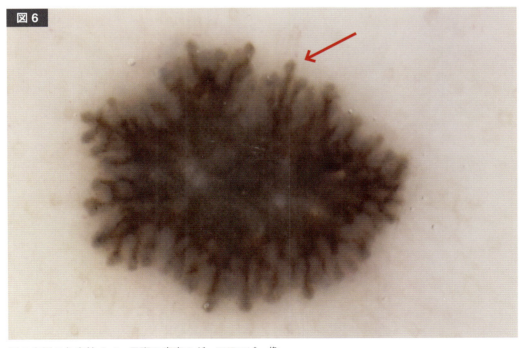
図6
別の症例の色素性Spitz母斑の病変のダーモスコピー像。
線条の尖端に玉状の構造が付いたタイプ（pseudopods）。

通常、色素性Spitz母斑は幼小児期に発症することが多い疾患です。半年ほどで急速に成長し、その後2〜3年かけて線条が次第に太く成長し、やがて、線条が次第に細くなり、ついには消失して無構造の色素細胞母斑となる特異的な経過をたどることが報告されています（**図7**）[1]。かつて若年性メラノーマと言われ、悪性黒色腫と考えられていた時期もあったようですが、現在は良性の疾患とされています。

　しかし近年の研究により、ダーモスコピー像では完全にスターバーストパターンの構造を示しているものの中に、病理組織学的検査によりatypical Spitz nevus、spitzoid melanomaと診断されるものがあることが明らかになってきました。そしてatypical Spitz nevusと診断（メラノーマと断定されない）されたものの中に年月の経過によりリンパ節転移を起こす病変があることが報告されるようになりました[2]。

　こんなことがあるならば、ダーモスコピーの検査は意味がない！　そう思われるかもしれませんが、決してそのようなことはありません。

図7

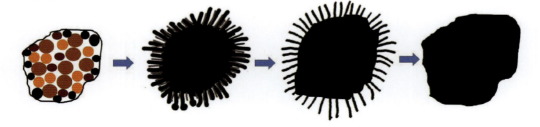

Spitz母斑の経過（文献1より改変）。
小球状構造として発症したのち、半年ほどで急速に成長し、その後2〜3年かけて
線条が次第に太く成長し、やがて線条が次第に細くなり、ついには消失して無構造の色素細胞母斑となる。

Spitz母斑は先述したように良性の病変です。ただし、極めてまれにメラノーマもスターバーストパターンを示すもの（spitzoid melanoma）があり、両者をダーモスコピーで区別するのは難しいのが実情です。

　では、実際の診療ではどのように対処すればよいでしょうか？　欧米では12歳以上に見られた色素性Spitz母斑は基本的に切除手術の適応になっているようです。日本では色素性Spitz母斑の明確な対処の基準は未だないようです。2002年における米国皮膚科学会における状況に近いと考えられます[3]。そこで、著者らは報告されている論文を根拠にして、20歳以上に見られたSpitz母斑に対しては基本的に切除手術・病理組織学的検査をすべきと報告しました[4]。

　以上、スターバーストパターンを示す色素性Spitz母斑の診断は容易です。しかし、極まれにspitzoid melanomaが紛れていたり、後日にatypical Spitz nevusも悪性化することがあるようです。ダーモスコピーの典型像だけで即断するのは危険です。しかし、ダーモスコピー像とともに患者さんの背景、つまり20歳以上かどうかという年齢や発症時期、病変の経過など総合的に判断していくことで、まれだけれど見逃してはいけない疾患の正確な診断にたどり着くことができると思います。

**文献**

1）　田中勝：皮膚疾患のchronology ― Spitz母斑の経過
Visual Dermatol, 2004;3(12):1322-1324

2）　Sepehr A et al: Long-term outcome of Spitz type melanocytic tumors.
Arch Dermatolo, 2011;147:1173-1179

3）　Gelbard SN et al: Management of Spitz nevi: a survey of dermatologists in the United States.
J Am Acad Dermatol,2002;47:224-30

4）　佐藤俊次，田中　勝：成人にみられたSpitz母斑への皮膚科医の対処について
日臨皮会誌, 2016;33:749-753

## 主訴 10 湿疹の痒みが引きません。内臓が悪いのですか？

　皮膚科を受診する患者さんの中で最も多い疾患は湿疹・皮膚炎で、中でも代表はアトピー性皮膚炎や接触皮膚炎です。アトピー性皮膚炎は慢性疾患であり、皮膚のバリアー機能が低下しているために様々な皮膚症状を呈します。接触皮膚炎は外界の刺激物が原因となり引き起こされる皮膚炎です。よって、丁寧な問診により原因が推測可能であることが多いと思います。接触皮膚炎はバリアー機能の低下したアトピー性皮膚炎に合併することもあります。治療はステロイド軟膏の外用が基本で多くの症状は軽快します。今回は湿疹・皮膚炎と診断した疾患の中に意外な原因が見つかった、そんな症例です。

　80歳代女性。2カ月前から体が痒くなり、内科のかかりつけ医を受診して「湿疹」と診断されジフルプレドナート軟膏（商品名マイザー他）とエピナスチン錠（商品名アレジオン他）が処方されました。

　当初は痒みも治まり順調な経過でした。治療後2週間を過ぎたころから再び痒みが出現しましたが、同じ処方にて経過を見るように指示されました。

　今度は、痒みは一向に治まらず、その上、体幹・上肢に赤いブツブツが出てきました。患者さんは、「自分がとっても神経質だからチョットの痒みでも気になってすぐに掻いてしまう」のが原因と思い、部屋の掃除、衣服の洗濯、寝具の天日干しなど考え付くあらゆることをしたと言います。それでも一向に痒み症状は良くならず、痒くて夜も眠れず「辛い」と言って当院を受診しました。「こんなに長い間治らないのでどこか内臓が悪いのじゃないかしら？」と言います。

　初診時の皮膚所見では、体幹・上肢の乾燥・掻把痕、2〜3mm大の紅色の丘疹が散在して見られます（**図1**、**図2**）。顔面には特に皮膚所見はありません。

## 湿疹の痒みが引きません。内臓が悪いのですか？

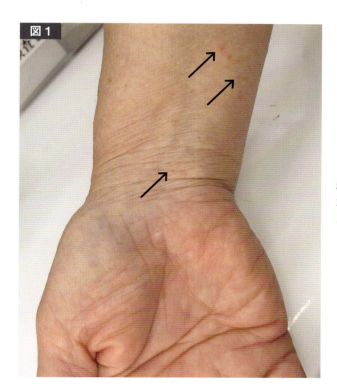

80歳代女性の上肢の乾燥・掻把痕。
2〜3mm大の紅色の丘疹が散在して見られる。

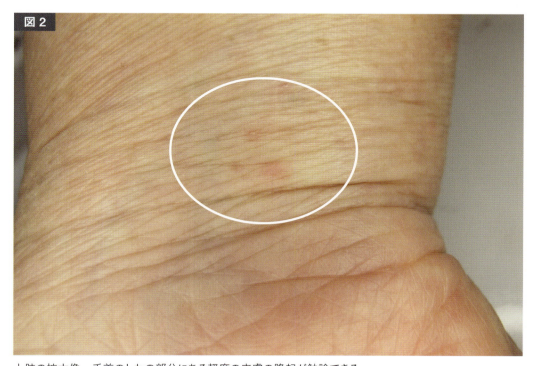

上肢の拡大像。手首のしわの部分にある軽度の皮膚の隆起が触診できる。

### 診 断　疥癬（かいせん）

　高齢者の強い痒みが長引く皮膚炎では皮脂欠乏性皮膚炎が最も多いと思います。この痒みを抑えるのはとても困難で、治療に難渋するケースが少なくありません。内科と連携して内臓悪性腫瘍に注意しつつ、患者さんと医師が粘り強く治療を継続していくことになると思います。前医もおそらくこの病態を念頭において治療を開始されたのでしょう。また、本症例のように皮疹が出てきたときは内服薬やサプリメントなどを注意深く問診し、中毒疹を鑑別することも大切だと思います。この患者さんの場合では新規の薬剤投与やサプリメントの摂取はありませんでした。また、内科医を受診していたので内臓悪性腫瘍はすでに考慮されていると考えました。

　このようなときに、次に考える疾患として疥癬があります。疥癬は稀ではありますが開業皮膚科では身近な疾患です。1年に数例は遭遇する、絶対に忘れてはいけない疾患です。

　疥癬はヒトヒゼンダニによる皮膚感染症です。疥癬の診断は「疥癬トンネル」を見つけることが大切とされています。疥癬トンネルは長さ3mmほどの皮膚の角質の隆起です。私が医師になった三十数年前には、見つけやすくするために皮膚にインクや墨汁を垂らすと教わりました。

　しかし、今はそのような面倒なことをする必要は全くありません。ダーモスコープを使えば疥癬トンネルどころか疥癬虫そのものまで確認できるからです。疥癬トンネルは手指の指間・母指丘・指基部・手首・肘窩などに見られます。まずは触診にて皮膚のわずかな隆起を感知してトンネルのある場所に目星をつけます。基本的に体幹などに見られる赤い丘疹のところに疥癬はいません（陰嚢・大陰唇の結節部にはいます）。

　次に、ダーモスコープで観察して疥癬虫を見つけます。トンネルの先端に赤褐色の潰れた二等辺三角形の帽子をかぶった「半透明な丸」として観察できます（**図3**）。これを見つけられれば診断確定です。

湿疹の痒みが引きません。内臓が悪いのですか？

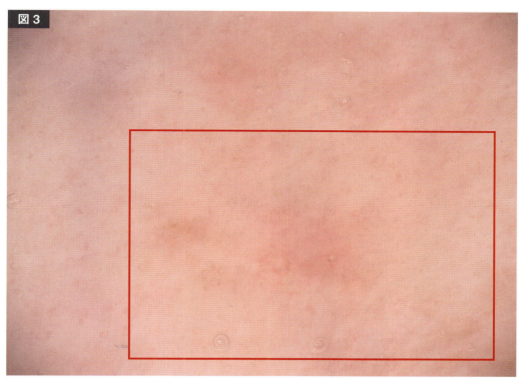

**図3**

上腕部丘疹のダーモスコピー像。
ダーモスコープで観察して疥癬虫を探します。どこにあるか見えますか？
（ヒントは赤枠の中です。答えは次のページをご覧ください）

疥癬虫はトンネルの先端に赤褐色の潰れた二等辺三角形の帽子をかぶった
「半透明な丸」として観察できます。
なお、本症例では、受診時に患者さんが軟膏を塗ってきたためか疥癬トンネルは見えませんでした。

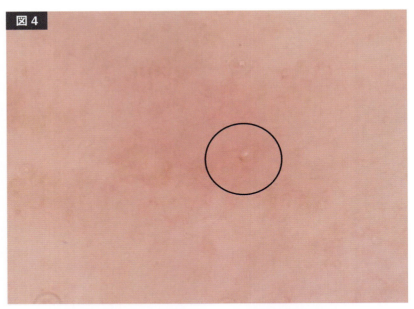

図3と同部位の拡大ダーモスコピー像。黒丸の中に疥癬虫が見られます。
疥癬虫が左斜め下方向に向いています。

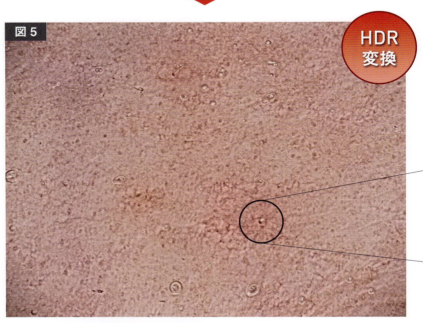

ダーモスコピーの撮影画像をHDR画像変換したもの。
疥癬虫が明瞭化している。

湿疹の痒みが引きません。内臓が悪いのですか？

　赤褐色の潰れた二等辺三角形の帽子をかぶった「半透明な丸」として観察できましたか？　確認しにくいときは、ダーモスコピー像をHDR画像変換することで疥癬トンネル・疥癬虫を明瞭化することができます（**図5**）。もっと拡大すると二等辺三角形の帽子がよく分かります（**図6**）。

　さらに、ダーモスコピー下で21Gの注射針の尖端にて疥癬虫を掘り出し顕微鏡にて観察・確認しました（**図7**）。

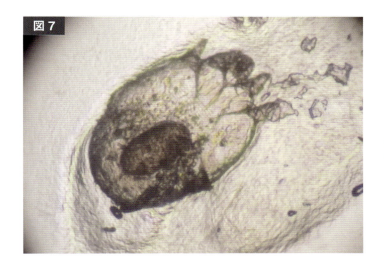

ダーモスコピー下で21Gの注射針の尖端にて疥癬虫を掘り出し顕微鏡で観察した画像。虫体内に虫卵（虫体内の楕円形のもの）を観察することもできる。

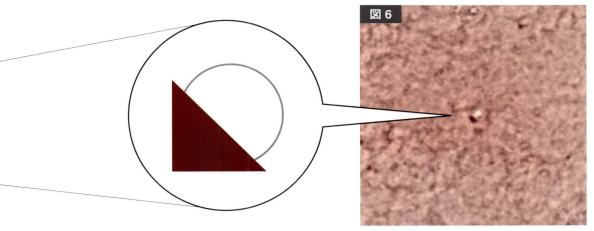

HDR変換後画像の拡大像。
疥癬虫の二等辺三角形が明瞭化されている。

治療は、クロタミトン軟膏（商品名オイラックス他）の頸部以下の全身塗布とイベルメクチン（商品名ストロメクトール）の内服です。1週間に1回のみの内服治療です。大抵の場合、1～2サイクルで完治できます。大抵と言ったのは、感染源が患者さん自身の場合です。ちなみに本症例では、後に分かったことですが、同居する息子さんが感染源でした。息子さんは痒いにも関わらず全く治療をしなかったために、母親である患者さんは5カ月後に再感染しました。

　なお、別の症例の疥癬のダーモスコピー像（**図8**）とHDR画像変換にて画像変換したもの（**図9**）を示します。疥癬虫の赤褐色の潰れた二等辺三角形とそれに続く、水尾兆候とかジェット飛行機雲と称される疥癬トンネルが明瞭化されています。

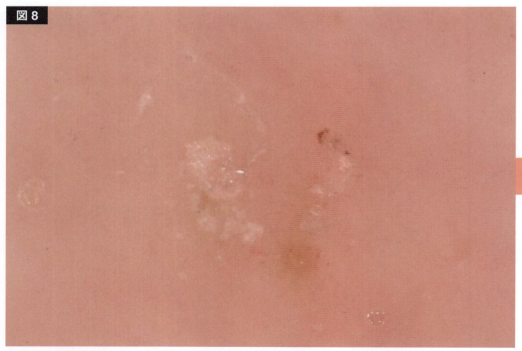

別の症例の疥癬のダーモスコピー像。

湿疹の痒みが引きません。内臓が悪いのですか？

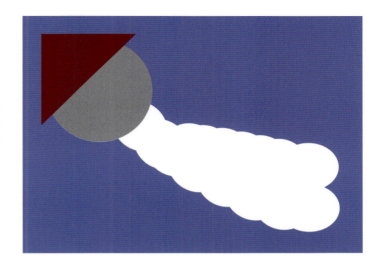

二等辺三角形の帽子とそれに続く水尾兆候（ジェット飛行機雲）と称される疥癬トンネルのイメージ。

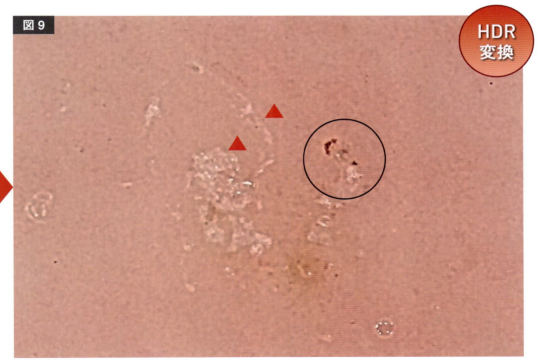

図8をHDR変換したダーモスコピー像。
疥癬虫の赤褐色の潰れた二等辺三角形（黒色丸）とそれに続く、水尾兆候（赤色三角）とかジェット飛行機雲と表される疥癬トンネルが明瞭化されている。

このようなパターンで似たものとしてケジラミ症があります。腋窩や陰毛部の痒みで受診します（**図10、11**）。腋窩や陰毛部は脂漏性皮膚炎の好発部位でもありますから、ステロイドのローション剤で治療することがあると思います。しばらく治療しても改善しないときはケジラミを疑ってみてください。腋毛や陰毛をめくって観察しても目立った発疹は見られません。ただ、毛髪にフケのような付着物が見られることがあります。これが見えたら必ずダーモスコープを覗いてみてください。フケ様に見えたものは実はケジラミの虫卵であることがすぐに分かります（**図12**）。ときには、ケジラミそのものも観察できます（**図13**）。

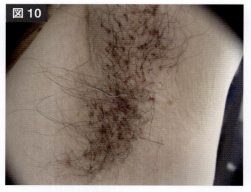

ケジラミ症の腋窩部臨床写真。腋窩の痒みにて受診した患者で、褐色の落屑の付着が観察される。

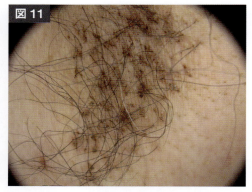

腋窩部写真の拡大像。皮膚表面に褐色の付着物が多数観察される。

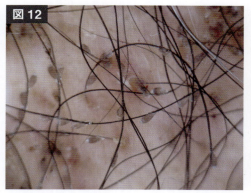

腋窩部のダーモスコピー像。フケ様に見えたものは実は毛に付着したケジラミの虫卵であることが分かる。

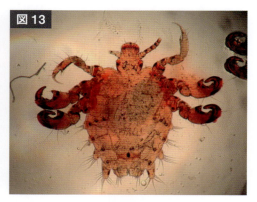

ケジラミ成虫の顕微鏡写真。採取時にケジラミの体内の血液（吸血した人の血液）が溶血し赤く見える。胴部がずんぐりして蟹を連想できる。

## ここでTips！

# 3ポイントチェックリスト実践編（その1）

### 症例1　背部の色素細胞母斑病変

　病変の辺縁に色素ネットワーク（黄色丸）が偏って見られ、また、中央部には色素小球・小点（赤色丸）が見られダーモスコピーの構造の非対称性と非定型色素ネットワークが「あり」で2点と判断できます。

　3ポイントチェックリストについては138ページを参照してください。

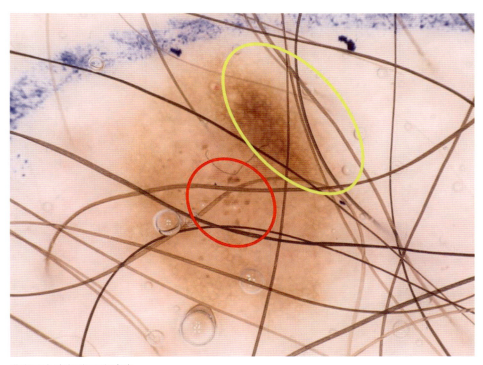

背部の色素細胞母斑病変。
病変の辺縁に非定型色素ネットワーク（黄色丸）が偏って見られ、
また中央部には色素小球・小点（赤色丸）が見られており、
ダーモスコピーの構造の非対称性がある。合計2点で経過観察ないし生検を要する。

## 主訴 11 イボがなかなか治りません…。大丈夫ですか?

　皮膚科では、病変を見た瞬間に診断を下すことがしばしばあります。頻度の高い疾患ほどその傾向は強いと思います。かつてある患者さんに「なんでそんなにすぐ分かるんだ!」と、これは褒められたのではなくお叱りを受けたことがあります。その時は「皮膚科医はそのように訓練してきているからです」と答えました。しかし、一見ありふれた疾患に見えるものの中に全く異なる疾患が混ざっていることがあります。ここが、皮膚病診療の本当に難しいところだと思います。ありふれた疾患と思ったときであっても、どこか少しでも疑問が残るときには、無駄と思わずにダーモスコープを覗いてみてください。ダーモスコピーがとても役立つことがあります。今回はそんな症例です。

　70歳代男性。以前から手関節部に大きな結節があり、他院にてイボと診断され、液体窒素の治療を続けてきました。「数カ月通ったがちっとも良くならないので」と当院を受診しました。

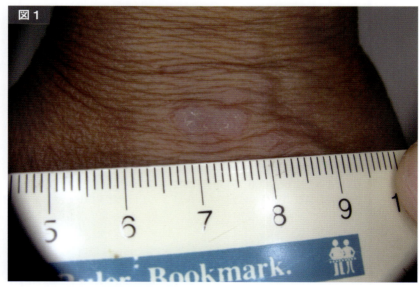

図1
70歳代男性の右手関節部背側の臨床写真。
直径10mm大の角化の強い暗赤色で扁平に隆起した結節が見られる。

右手関節部背側に直径10mm大の角化の強い暗赤色で扁平に隆起した結節が見られます（**図1**）。痒み・痛みなどの自覚症状はありません。皮疹は中央がややくびれて2個の皮疹が癒合したように見えます。また、メインの皮疹（黄色丸）の周囲には3mmから4mm大の小結節（白丸）が3から4個見られます（**図2**）。触診では扁平に隆起してザラザラとした硬い感触です。

患者さんは、自覚症状がないもののザラザラしたものが気になり根気よく治療を受けましたが、一向に良くならないので、"もしかしてイボではなくガン？"と次第に心配になってきたといいます。この患者さんの病状をどのように考えていったらよいでしょうか？

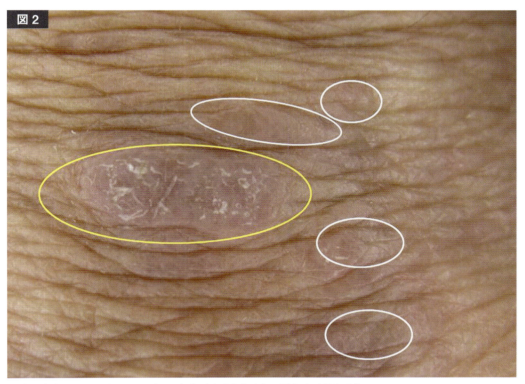

皮疹は中央がややくびれて、2個の皮疹が癒合したように見える（黄色丸）。
また、メインの皮疹の周囲には3〜4mm大の小結節（白色丸）が3〜4個見られる。

## 診断　扁平苔癬（へんぺいたいせん）

　それでは、ダーモスコピー像を見てみましょう（**図3**）。ダーモスコピー像では暗赤色の無構造領域を背景として白色の珊瑚状、雪の結晶状を連想させる多数の突起からなる構造が見られます。臨床像で中央がくびれた瓢箪型に見られたようにダーモスコピーでも雪の結晶様構造が左右に2個あるように見えます。その他には目立った所見はありません。

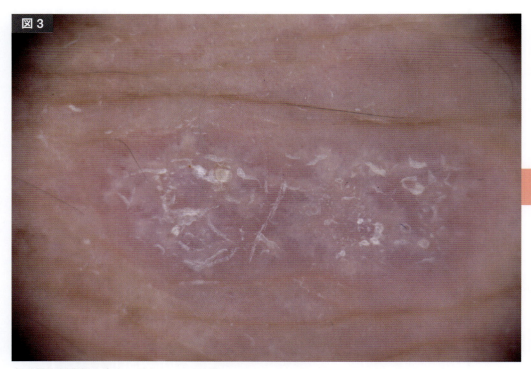

右手関節部背側の病変のダーモスコピー像。
暗赤色の無構造領域を背景として白色の珊瑚状、
雪の結晶状を連想させる多数の突起からなる構造が見られる。

このダーモスコピー像を、構造が明瞭化するようにHDR画像変換しました（**図4**）。HDR画像変換では、雪の結晶様の構造が明瞭化され2個の構造が中央部で接近はしているものの、一体にはなっていないことが分かります（図4黄色矢印部）。

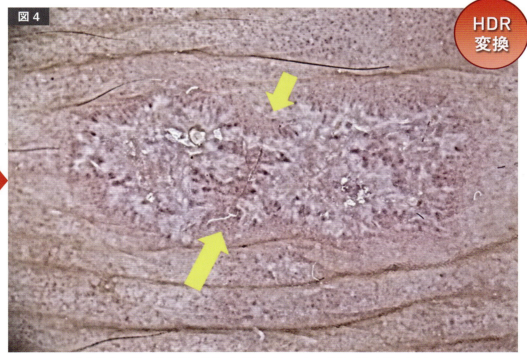

図3のHDR変換画像。雪の結晶様の構造が明瞭化され2個の構造が中央部で接近はしているものの、一体にはなっていないことが分かる（黄色矢印）。

さらにこのダーモスコピー像を、構造が明瞭化するように血管強調画像変換しました（**図5**）。血管強調変換画像では、臨床像やオリジナルのダーモスコピーではハッキリしなかった拡張した多数の毛細血管が白色の雪の結晶様構造を取り囲むように並んでいるのが分かります（**図5**）。すなわち、この病変では隣接した2個の病変があたかも1個の病変のように見えているのです。

　このような、雪の結晶様構造（**図6**）のダーモスコピー所見を示す病変は扁平苔癬です。

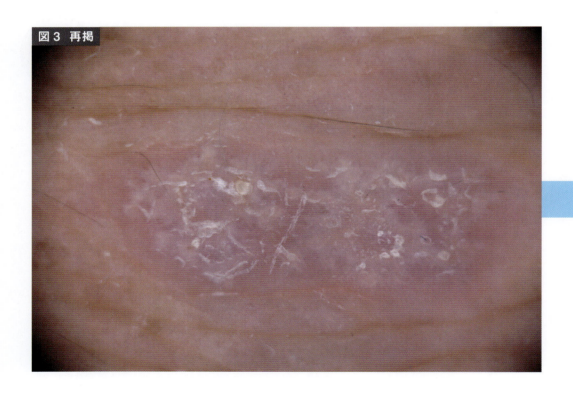

図3　再掲

イボがなかなか治りません…。大丈夫ですか？

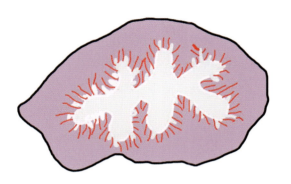

図6

扁平苔癬のイメージ。
白色の雪の結晶様構造を取り囲むように
多数の毛細血管が並ぶ。

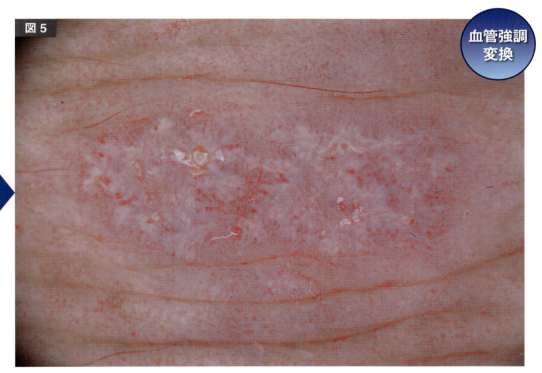

図3の血管強調変換画像。
臨床像やオリジナルのダーモスコピーではハッキリしなかった、
拡張した多数の毛細血管が白色の雪の結晶様構造を取り囲むように並んでいるのが分かる。

扁平苔癬は、四肢や口腔に発症する扁平に隆起した角化性病変です。原因は不明ですが、降圧薬などの薬剤や歯科金属アレルギーなどが原因として同定されることがあります。Köebner（ケブネル）現象という、皮膚を擦るなどの刺激をすることでその場所に扁平苔癬が出現することもあります。

　本症例においても、主病変の周囲に見られた小型の病変は、手関節部という擦れやすい場所のためにKöebner現象により生じたものと推測されます。また、扁平苔癬の特徴として、Wickham（ウィッカム）線条があります。かつて臨床診断のために実施された方法ですが、皮疹にオリーブ油を垂らして拡大鏡で観察すると灰白色の線条が観察され、大きな病変では網目模様として観察されます。

　私はダーモスコピー検査を用いるようになってからはオリーブ油を滴下する検査はしていません。ダーモスコピー所見としてWickham線条に相当する雪の結晶様構造が観察できるからです。

　ところで、扁平苔癬の治療は液体窒素療法ではありません。扁平苔癬は角化を強く生じる炎症性病変なのでステロイド軟膏の外用療法が主体となります。実際、本症例もベリーストロングクラス（商品名アンテベート）のステロイド軟膏の外用にて軽快しました。

　また、この扁平苔癬に似た病変に尋常性疣贅（いぼ）があります。尋常性疣贅は、皮膚科ではごくありふれた疾患で、ヒト乳頭腫ウイルスの感染による皮膚の腫瘍性変化により生じる病変です。尋常性疣贅は感染する病変なので、通常は単発で生じますが、ときに多発することがあります。さらに病変同士が癒合して局面を形成することもあります。尋常性疣贅は、角層が過角化のために肥厚するので、臨床像は表面が粗造で扁平に隆起します。このように臨床像が単発から多発へと増殖する経過が扁平苔癬ととても似ていることがあります（図7）。

イボがなかなか治りません…。大丈夫ですか？

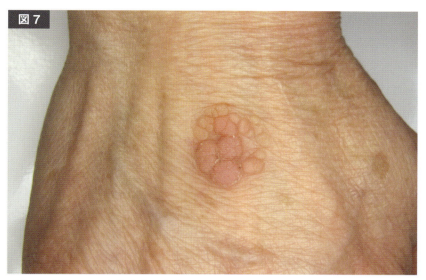

図7 手背部に集簇した尋常性疣贅の臨床写真。

　多忙な診察中に瞬時に診断が求められるような皮膚科診療では扁平苔癬を尋常性疣贅と誤って診断することは起こり得ることと推測されます。
　しかし、両病変をダーモスコープで観察すればその違いは一目瞭然です。まず尋常性疣贅のダーモスコピー像をご覧ください（**図8**）。

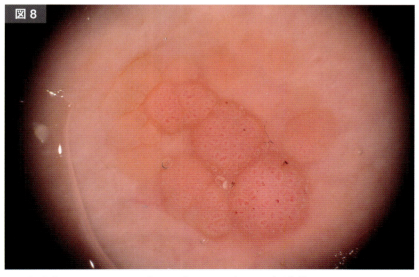

図8 尋常性疣贅のダーモスコピー像。14個から15個のいぼが集簇している。

両病変のダーモスコピー所見の特徴を知ってさえいれば極めて容易に鑑別可能です。尋常性疣贅のダーモスコピー所見は、ヘアピン血管（髪を固定するヘアピンのように曲がった毛細血管）や点状血管の周囲を白色無構造物が取り囲み、その構造が1つの単位となって多数集まり癒合して蜂の巣様構造を形成しています（**図9**）。

　ダーモスコピーをHDR変換してみるとさらに構造が明瞭化して確認できます（**図10**）。

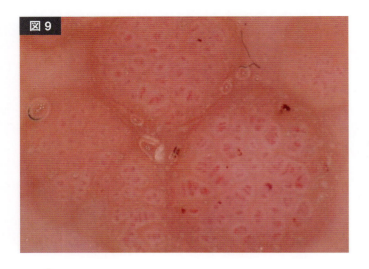

尋常性疣贅のダーモスコピー像の拡大像。拡大してみると蜂の巣様構造をしている。白色無構造物に囲まれたヘアピン状・点状の毛細血管が見られる。

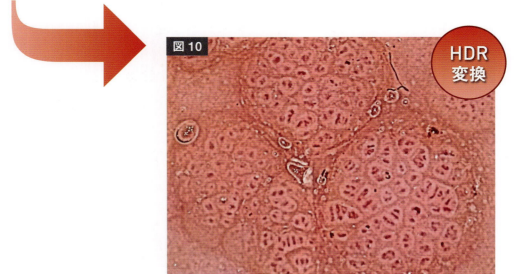

図9のHDR変換後画像。構造が明瞭化する。

イボがなかなか治りません…。大丈夫ですか？

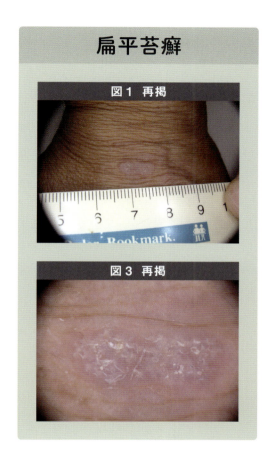

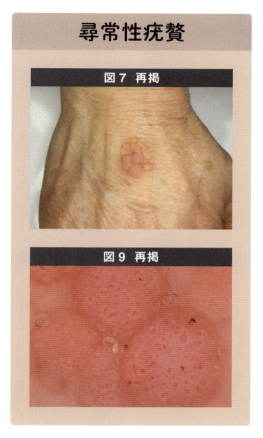

　以上、尋常性疣贅の蜂の巣様構造と扁平苔癬の雪の結晶様構造との違いは明瞭です。自覚症状のない、経過が数カ月間継続していて、一見、尋常性疣贅に見えるような病変が見られたら、扁平苔癬も疑ってみてください。そして、ダーモスコープを使って「雪の結晶様構造」を探してみてください。

## 主訴 12　この手がすごく痒いんですけど、水虫ですか？

　皮膚関連疾患の日常診療において、簡単に診断ができて、投薬治療してこれで一件落着！と思っていたのに、予想に反して治療が難渋する症例はありませんか。

　そんな時、ダーモスコピーがとても役に立ちます。ダーモスコープを使って病変を見てみると、簡単だと思って付けた診断が違っていることに気が付くことがあります。

　ダーモスコピーは、主としてメラノーマ（悪性黒色腫）やその他の皮膚癌の診断に効果を発揮する検査法である、と理解されていないでしょうか。しかし、癌のような重篤な疾患以外でも日常診療で色々と役に立つことがあります。

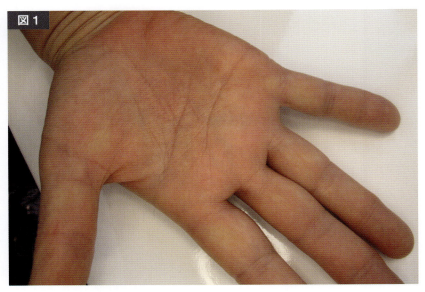

図1
70歳代女性の手掌の臨床写真。

この手がすごく痒いんですけど、水虫ですか？

　70歳代女性。毎年4〜5月ごろになると手が痒くなるという主訴で来院されました。両側の手背・手掌に痒みがありますが、中でも、手掌や掌側の指先が痒いと訴えています。手背では点状の丘疹が散在しますが、掌側では目立った皮膚所見は見られません（**図1、図2、図3**）。

　患者さんは、他院でステロイド軟膏を処方されたが、一向に良くならないので手の水虫が心配だと言っています。この患者さんの診断をどう鑑別していったらよいでしょうか？

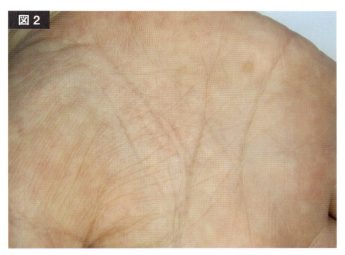

図1の拡大写真。

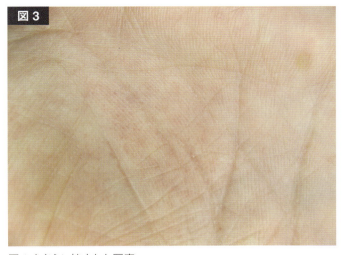

図1をさらに拡大した写真。

| 診 断 | # 汗疱状湿疹（かんぽうじょうしっしん）
（汗疱、異汗性湿疹など名称は色々使われています）

　では、ダーモスコピー像を見てみましょう（**図4**）。ダーモスコピー像を見ると、手掌・指腹に暗赤色の dots/ globules（小点・小球）が多数観察できます。その他には目立った所見はありません。このダーモスコピー像を、構造が明瞭化するように HDR 画像変換したのが**図5**です。この画像を見ると、白色点に見える汗孔に一致して暗赤色の水疱がよく分かります。白色点を囲むように存在する暗赤色点が汗孔に一致して存在する水疱です。

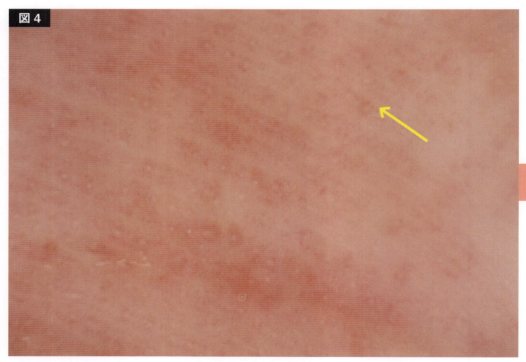

図4
手掌のダーモスコピー像。
皮丘部にみえる白色点は汗孔（黄色矢印）、それらを取り囲むように暗赤色点が見える。

この手がすごく痒いんですけど、水虫ですか？

　前医では、ステロイド軟膏を処方していることから、手湿疹と診断していると考えられます。ただし、患者さんに対して病状の説明があまりされていなかったこと、また、すっきりと治らなかったことから、患者さんは「もしかして水虫？」と診断そのものに疑問を抱いてしまったようです。

　汗疱状湿疹は、汗が皮膚から排出されずに水疱を形成してしまう疾患です。臨床的には手指の側面、手掌、指腹に点状の紅斑が散在するだけのものから、皮膚色の小さな丘疹、点状のごく小さな水疱から大豆大、ときには10〜20mmの大きな水疱を形成するものまでさまざまです。痒みもほとんど無いものから、物に手を擦りつけて掻かずにはいられない劇掻まで多様な症状を示します。

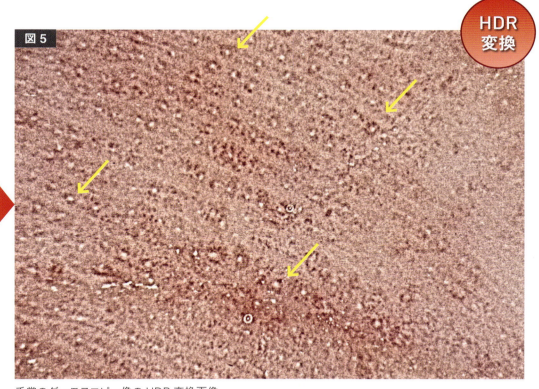

図5

手掌のダーモスコピー像のHDR変換画像。
汗孔（白色点）を囲むように存在する暗赤色部分が汗孔に一致して存在する水疱を示すものである。

私の経験では、4月になってやや暖かい日が多くなった時期から汗疱状湿疹の患者さんが来院しはじめ、6月から7月の梅雨時に一挙に増える傾向があるように思います。この頃には水疱が大きくなった症例が目立ち、足底に30mmほどの巨大な水疱をつくって歩行に支障をきたすような場合もあります。アトピー素因、金属カブレ、自律神経失調、外気温の上昇など色々な原因が報告されていますが未だ統一されたものはないようです。水疱の内容物は汗ではないとする報告もあるようです。また、水虫のある患者さんでは、白癬疹というアレルギー反応の結果としての水疱形成であることもあります。足では白癬菌のチェックは必須です。

　患者さんに聞くとアトピー素因のある人が多いようです。この湿疹のきっかけは、洗剤かぶれなどの外から直接の影響（外因性）が主ではなく、アトピー素因などによって体の中から起こること（内因性）、気温の日内変動が大きいとき、室内外の温度差、自律神経反応がゆっくりである場合など、原因が複雑に絡んでいるようです。

　水虫とは関係ないので他人にはうつらないこと、また、症状が繰り返すことが多いので完治を目指すのではなく、手荒れ症状が目立たないよう生活できるようにするため継続的な治療をしましょうとお話しています。私は、金属かぶれの検査や原因金属を含む食物の除去といった患者指導までは行っていません。原因が、アレルギー素因があったり生活環境だったりと推測されるので、根治療法は現実的ではないと考えています。そのため、「特定の時期を、悪化させずにうまくコントロールして乗り切っていきましょう」と励まし、ステロイド軟膏の外用と、皮膚からの水分の蒸散を防いで潤いを保つ目的で尿素クリームを処方しています。

　もちろん、足に水疱ができてきたときは、汗疱状白癬という病名の、汗疱状湿疹と途中まで病名が同じだけれど水虫の場合がありますので真菌顕微鏡検査が必要です。

　なお、診断は水疱が大きな病変まで進行していれば裸眼で容易です（図6、図7）。しかし、初期の病変やステロイド軟膏で既に治療が開始されているときには診断が困難なことがあります。そんな時でもダーモスコピーでは、裸眼では確認が難しいような小さな水疱がハッキリと見えるため、大変有効です。

この手がすごく痒いんですけど、水虫ですか？

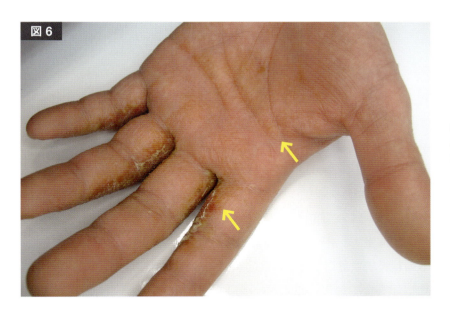

症状の強い汗疱状湿疹。大小の水疱形成が著明に見られる（黄色矢印）。

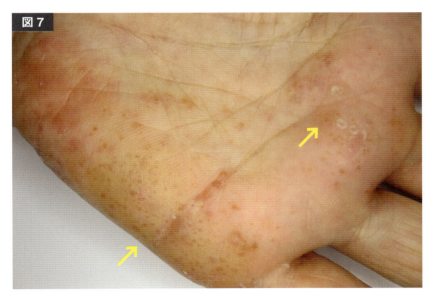

症状の強い汗疱状湿疹。大小の水疱形成が著明に見られる（黄色矢印）。

　さらに、診察時にダーモスコピーの画像撮影ができれば、患者さんに病変の水疱を一緒に見ていただくことにより診断を納得してもらう効果があり、治療の意欲も向上することが期待できます。

## 主訴 13　手のガサガサが良くなりません。どうすれば？

　ありふれた皮膚疾患でも、不適切な処置や治療がなされたために病態が変化し、正しい診断が困難になることがあります。

　かつて、ほくろをカミソリで削ってしまった後に、メラノーマのダーモスコピー検査のために来院した患者さんがいました。これでは病変の表面が欠如しているので正確な診断ができません。そのようなときには、表面の皮膚が再生する1～2カ月後に再度診察します。また、皮膚科外来では、本当は単純な足白癬なのに自己判断でステロイド薬の外用により悪化させてしまった症例や、逆に足の湿疹なのに抗白癬治療薬を外用してカブレて悪化させてしまった症例を経験することがあります。隠れてしまった元の病変が出てくるまで絡んだ糸をほぐすように処置や治療をしますが、なかなか困難なこともあります。

　今回は、元の病変に炎症が加わったために全く別の疾患のように見えてしまった症例です。

（本症例は日本臨床皮膚科医会雑誌にて報告済みの同一症例です。佐藤俊次, 坪井良治、湿疹病変にマスクされた尋常性疣贅. 日臨皮会誌, 2016;33:520-1.）

# 手のガサガサが良くなりません。どうすれば?

　症例は80歳代男性。半年前に気が付いた、手の指に生じた12mm大の赤い角化性の病変です。湿疹を考えvery strongクラスのステロイド軟膏で治療しましたが改善しませんでした（**図1**）。このような病変をどのように考えていけばよいでしょうか?

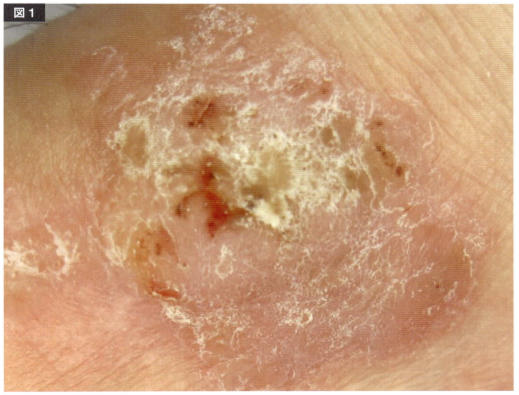

80歳代男性の指の臨床写真。
手の指に生じた12mm大の赤い角化性の病変。ステロイド軟膏で2週間外用治療したが著変なし。

## 診断　皮膚炎症状を伴った尋常性疣贅

　ダーモスコピー像（**図2**）を見てみましょう。ダーモスコピーでは褐色のびらん・痂疲（黒色矢印）、白色の鱗屑が見られ、多数の点状血管（白色丸）と一部では太い白色のネットワーク（黄色丸）が観察できます。これらの臨床像とダーモスコピーとの結果からこの病変をBowen病と診断しました。しかしながら、病理組織検査の結果は皮膚炎症状を伴った尋常性疣贅でした。

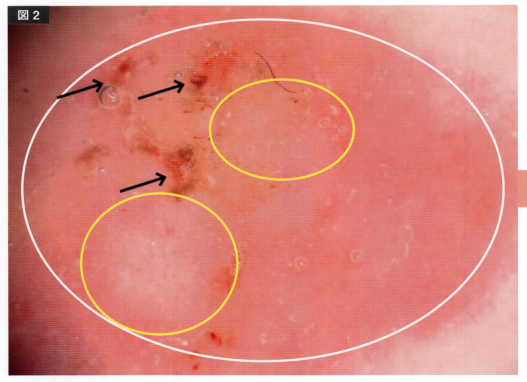

本症例の指病変のダーモスコピー像。
褐色のびらん・痂疲（黒色矢印）、白色の鱗屑、多数の点状血管（白色丸）、太い白色のネットワーク（黄色丸）が観察できる。

手のガサガサが良くなりません。どうすれば?

　このダーモスコピー像の HDR 変換画像（**図3**）を見てみましょう。白色の鱗屑や褐色の痂疲（黒色矢印）が明瞭化され、白色のネットワーク（黄色丸）が局面を形成しているのが観察されます。また、病変の全域に点状血管が散在して見えます。

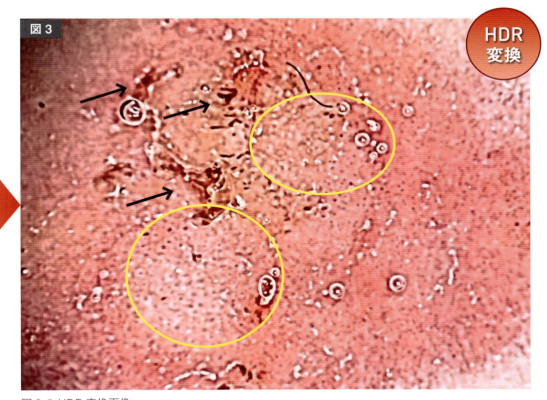

図2の HDR 変換画像。
白色の鱗屑や褐色の痂疲が明瞭化され（黒色矢印）、白色のネットワーク（黄色丸）が局面を形成しているのが観察できる。病変の全域には点状血管が散在している。

血管強調画像変換をしてみると白色のネットワークを形成する周囲の一部に線状の血管が見られます（**図4**中の黒色矢印）。白色構造の中に見られる線状血管はヘアピン血管かもしれません。白色構造は、過角化や表皮の腫瘍性増殖と考えられます。

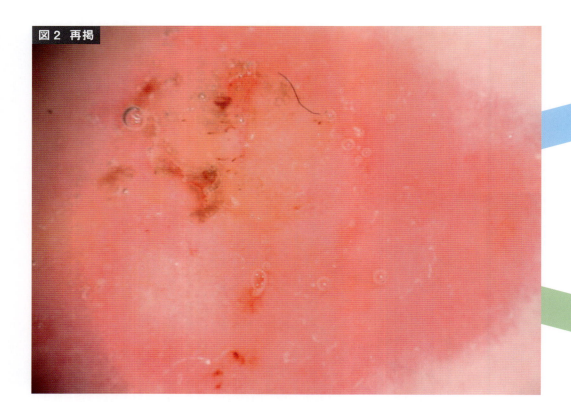

図2　再掲

手のガサガサが良くなりません。どうすれば?

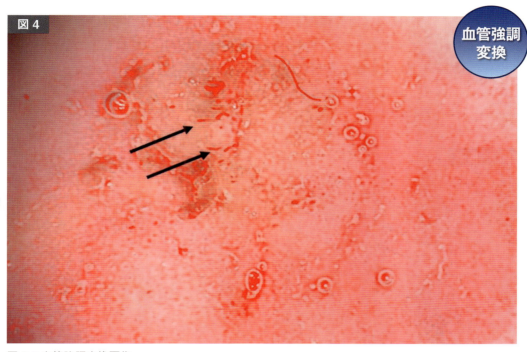

図2の血管強調変換画像。
白色のネットワークを形成する周囲の一部に線状の血管が見られる(黒色矢印)。

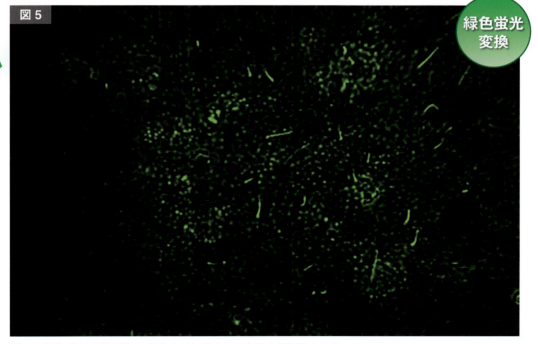

図2の緑色蛍光変換画像。病変全域に散在して点状血管が見られる。

図4（血管強調画像変換）の背景をグレーにしてみました（**図6**）。白色のネットワークが観察できた領域（白色丸）を線状様の血管が密に取り囲み病変全域に均一の点状血管が明瞭化されています。大きな丸い塊は気泡です（黄色矢印）。

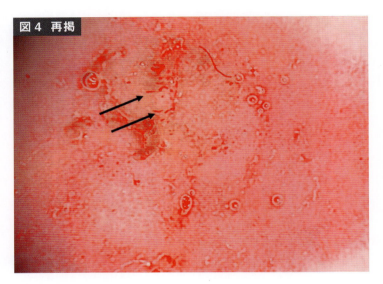

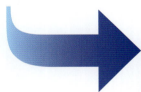

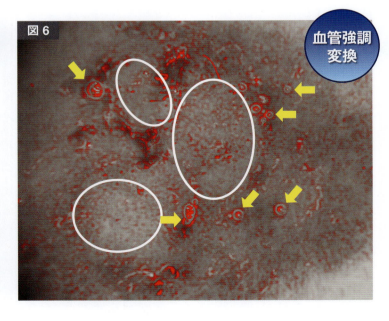

図4の背景をグレーにした血管強調変換画像。白色のネットワークが観察できた領域（白色丸）を線状様の血管が密に取り囲み病変全域に均一に点状血管が明瞭化されている。

生検後2週間ほどして来院したときの病変の臨床写真を**図7**に示します。初診時に見られた厚い鱗屑は消え、紅斑局面の上に3つの結節（黄色矢印）があり、それぞれが亀裂で分かれているように見えます。病理組織診断の「皮膚炎症状を伴う」はこの紅斑局面に、「尋常性疣贅」はこの3カ所の結節に相当しました。その後、液体窒素療法を実施し、この病変は消失、治癒しました。

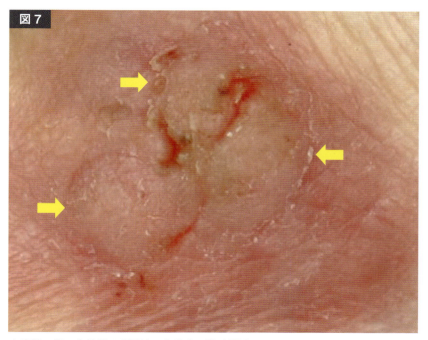

本症例の指の生検後2週間たった病変の臨床写真。
紅斑局面の上に3カ所の尋常性疣贅（黄色矢印）が見える。

　なぜ尋常性疣贅（イボ）に炎症が起きたのか？　この疑問は患者さんへの問診で解決しました。患者さんは、病変を人に見られるのが嫌で、四六時中、患部に絆創膏を貼っていたそうです。初期のステロイドの外用についても、絆創膏による密封閉鎖療法（ODT療法）で効果が出てもよさそうでしたが、それ以上に蒸れてしまって、湿潤によって皮膚炎を起こしたものと推測しました。これは全く予想もしなかったことでした。どのようにこの病変を考えていけば正しい診断にたどり着いたのでしょうか（単に問診不足と言われれば反論できませんが）。

まず手に単独で発症した1）Bowen病、2）尋常性疣贅、3）湿疹、のそれぞれの病変を詳しく見た上で、本症例と比較検討してみたいと思います。

　最初に病理組織学的に診断が確定した手指のBowen病の症例をご覧ください。

## 1）80歳代男性。臨床診断：Bowen病

　手指に見られた鱗屑を伴う紅斑局面です。境界は不明瞭で橙色・赤色・淡紅色と多彩な色調を示しています（図8）。

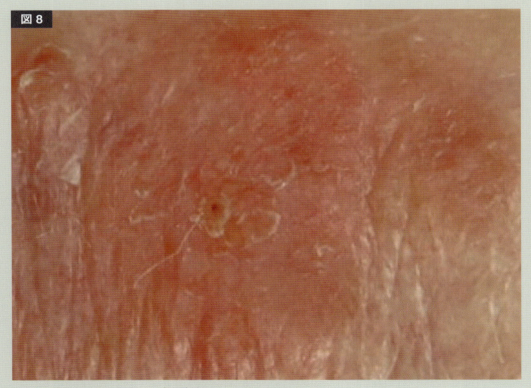

80歳代男性の手指のBowen病の臨床写真。

手のガサガサが良くなりません。どうすれば?

　ダーモスコピー像（**図9**）では橙色のびらん・白色の鱗屑（黒色矢印）が散在して赤色の点状血管が集簇した領域（黄色丸）と点状血管が散在している淡紅色の領域とが混在して全体として不規則でまだらな印象です。HDR変換画像（**図10**）では白色の鱗屑が強調され、赤色の点状血管が集簇した領域（白色丸）と点状血管が散在している淡紅色の領域とが明瞭化されているのがよく分かります。

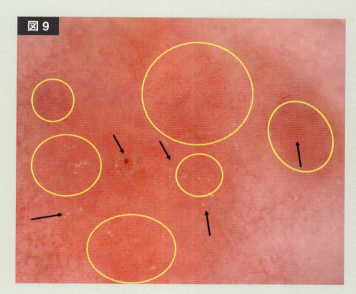

80歳代男性、手指のBowen病のダーモスコピー像。橙色のびらん・白色の鱗屑が散在して、赤色部（黄色丸）をよく観察すると点状血管が集簇しているのが分かる。

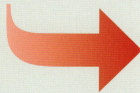

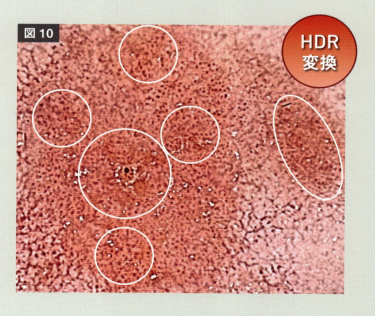

図9のHDR変換画像。白色の鱗屑が強調され、赤色の点状血管が集簇した領域（白色丸）と点状血管が散在している淡紅色の領域とが明瞭化されている。

血管強調変換画像（**図11**）を見てみると、病変の周囲の網目模様の血管（図の左上や左下、青色丸）は老人の手なので皮膚が菲薄化したためと考えています。病変内では、点状血管が集簇した領域と点状血管が散在している淡紅色の領域とが明瞭化されています。

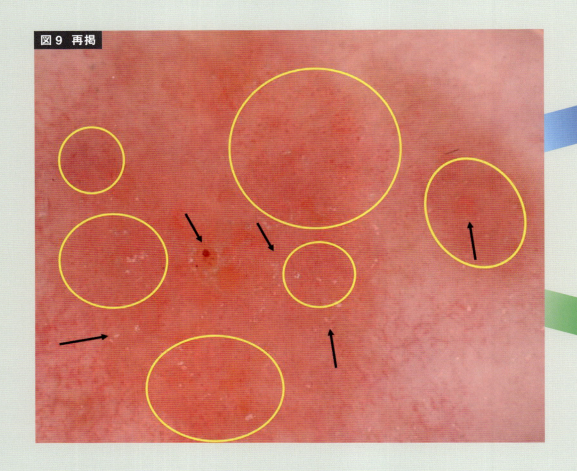

図9 再掲

また、緑色蛍光変換画像（**図12**）では、血管強調変換画像で淡紅色に見えた領域は暗く見えます。その他の領域では緑色の点が集簇して見えます。

手のガサガサが良くなりません。どうすれば?

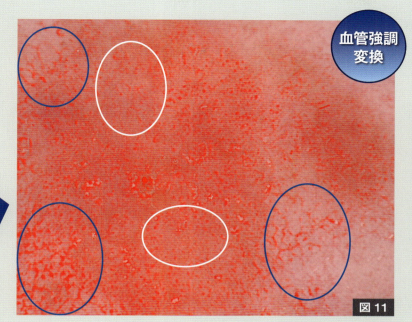

図9の血管強調変換画像。点状血管が集簇した領域と点状血管が散在している淡紅色の領域(白色丸)とが明瞭化されている。病変の周囲の網目模様の血管(青色丸)は高齢者であるため皮膚が菲薄化した領域。

図11

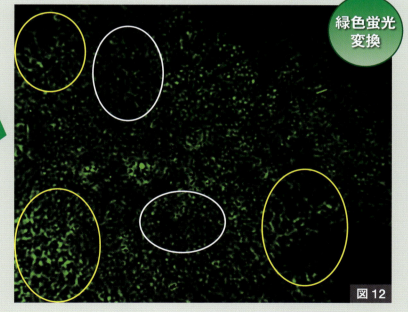

図9の緑色蛍光変換画像。暗く見える領域(白色丸)と緑色の点が集簇して明るく見える領域が分かる。病変の周囲の網目模様の血管(黄色丸)はよく見える。

図12

背景をグレーにした血管強調画像に変換すると病変内に血管の密な領域と疎な領域（白色丸）とがあるのが明瞭化されます（**図13**）。

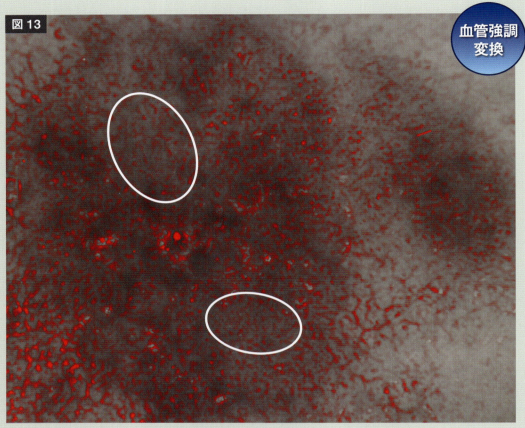

図11の背景をグレーにした血管強調変換画像。
病変内に血管の密な領域と疎な領域（白色丸）とがあるのが分かる。

　Bowen病のダーモスコピー像を整理すると、白色の鱗屑が散在し、点状血管（dotted vessels、あるいはglomerular vessels）が集簇した領域と、点状血管が散在している淡紅色の領域（低色素性無構造帯）、特に淡紅色の部分では淡紅白色の太い網目模様が見られるようです。

次に手指に生じた尋常性疣贅の病変を見てみましょう。

## 2）30歳代男性。臨床診断：尋常性疣贅

　発症して数年経過した病変です。病変の周囲が縁取りされ、その内部には丸く区画された結節が集簇しています（**図14**）。一部に点状出血が見られます。

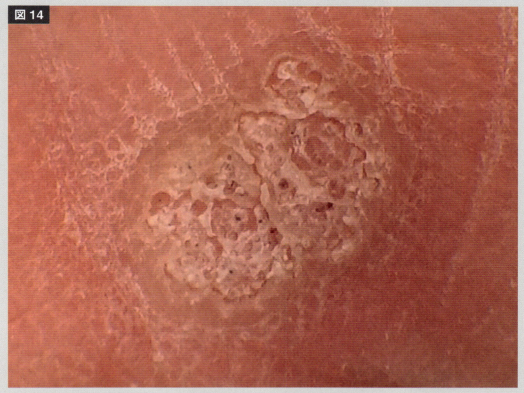

図14
30歳代男性の手指の尋常性疣贅の臨床写真。
病変の周囲が縁取りされ、その内部には丸く区画された結節が集簇し、一部に点状出血が見られる。

この病変のダーモスコピー像（**図15**）では臨床写真よりも点状出血・点状血管が多く観察できます。これらの出血・血管は病変内の区画された部分の中に見られます。HDR変換画像（**図16**）では、白色の角化・鱗屑が明瞭化されて、出血・点状血管が区画内にハッキリと見えます。

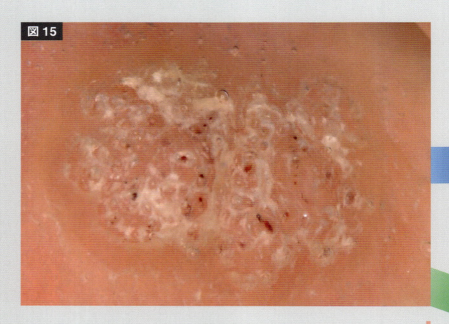

30歳代男性の尋常性疣贅のダーモスコピー像。点状出血・点状血管が多く観察できる。

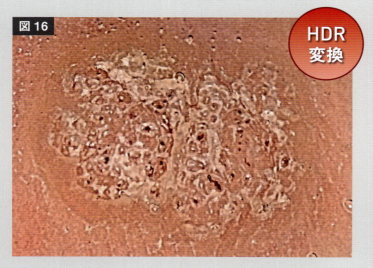

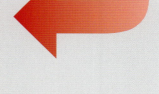

図15のHDR変換画像。白色の角化・鱗屑が、また、出血・点状血管が区画内に明瞭化されている。

手のガサガサが良くなりません。どうすれば？

　血管強調変換画像（**図17**）を見てみると病変内の区画の中には、点状血管の他に線状血管、ヘアピン血管に見えるものがあります。緑色蛍光変換画像（**図18**）を見ると、病変の中央部には縦方向に無血管の場所（黄色矢印）が見られます。1つのようなイボの病変ですが、2つのイボが融合しているように見えました。

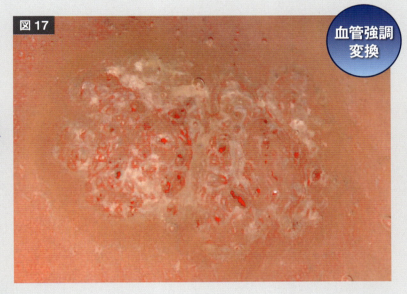

図15の血管強調変換画像。病変内の区画の中には、点状血管の他に、線状血管やヘアピン血管に見えるものがある。

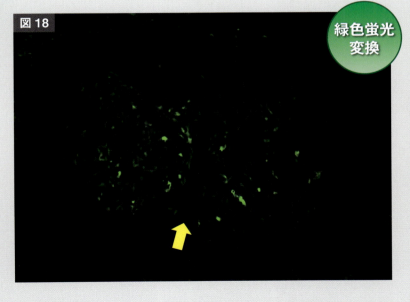

図15の緑色蛍光変換画像。病変の中央部には縦方向に無血管の場所が見られる（黄色矢印）。2つのイボが融合しているように見える。

背景をグレーにした血管強調変換画像では、左右に病変が2個あるように見えます。また、血管を網孔と見ると周囲は白色の太いネットワークのようにも見えます（**図19**）。

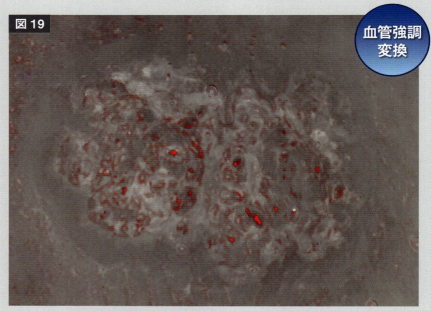

図19　図17の背景をグレーにした血管強調変換画像。
血管を網孔と見ると周囲は白色の太いネットワークのようにも見える。

　尋常性疣贅のダーモスコピーを整理してみると、白色の角化が強く（過角化を伴う隆起性乳頭状構造）、出血（点状出血塊）・点状血管およびヘアピン血管（dotted vessels/hairpin vessels）が区画内（白色の角化性区画）に見え、白色の角化を網紐、血管部分を網孔とした白色状の網状パターンが観察されます。

次に、手指の湿疹のダーモスコピーを見てみましょう。

### 3）20歳代女性。臨床診断：汗疱状湿疹

　この患者さんは、冒頭の症例と同じように、病変部分を人に見られるのが嫌でずっと絆創膏をして生活していました。約20mmの大きさで境界は比較的明瞭で発赤・角化肥厚が見られます（図20）。

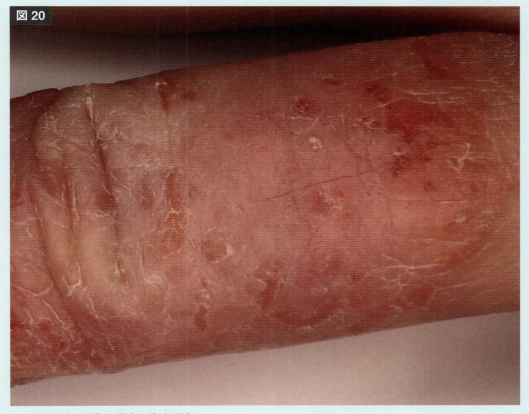

図20
20歳代女性の手指の湿疹の臨床写真。
病変は約20mmで、境界は比較的明瞭で発赤・角化肥厚が見られる。

ダーモスコピー像（**図21**）では、淡紅色の背景に白色の鱗屑、橙黄色の痂疲、黄色の点状・小球状の構造（膿疱に相当）（黄色矢印）が見られます。HDR変換画像（**図22**）を見てみると、白色の鱗屑が明瞭化し、黄色の小球は散在して見られ、淡紅色の背景には点状血管がびまん性に見られます。特に、うぶ毛の生えた毛穴周囲では点状血管の集簇が目立ちます。血管強調変換画像（**図23**）を見てみると、病変全域に点状血管が散在し毛孔周囲の血管の集簇が明瞭に観察できます。

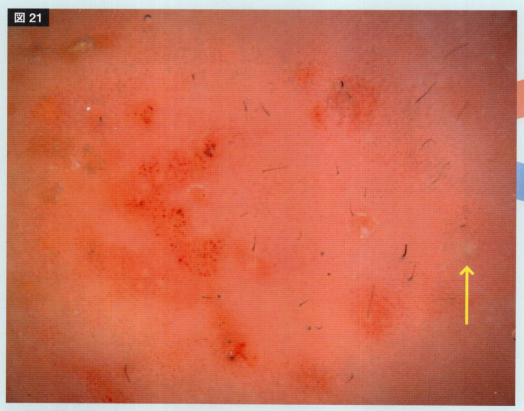

**図21**
20歳代女性の手指の湿疹のダーモスコピー像。
淡紅色の背景に白色の鱗屑、橙黄色の痂疲、黄色の点状・小球状構造（黄色矢印）が見られる。

手のガサガサが良くなりません。どうすれば?

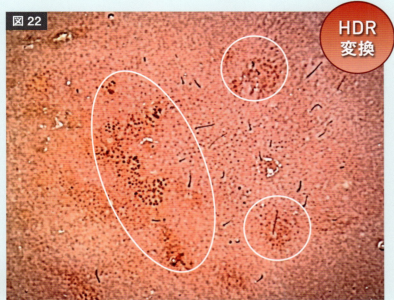

図22 HDR変換

図21のHDR画像変換。白色の鱗屑が明瞭化し、黄色の小球は散在して見られ、淡紅色の背景には点状血管がびまん性に見られる。特に、うぶ毛の生えた毛穴周囲では点状血管が集簇している（白色丸）。

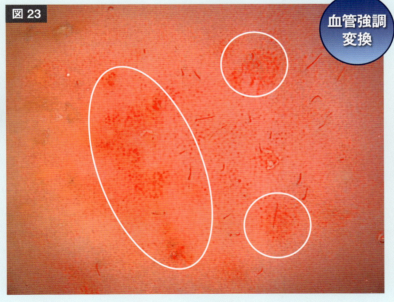

図23 血管強調変換

図21の血管強調変換画像。病変全域に点状血管が散在し毛孔周囲の血管の集簇が明瞭に観察できる（白色丸）。

緑色蛍光変換画像（**図24**）を見てみると、さらに点状血管の集簇している場所が明瞭化され点在して見られます。線状に見えるのはうぶ毛なので、オリジナルのダーモスコピーと比較しながら観察することが大切です。背景をグレーにした血管強調画像変換（**図25**）してみると、点状血管の集簇しているところ以外にも点状血管が病変全域に見られます。左下の良性皮膚部と比べ毛細血管の密度の違いが明瞭です。

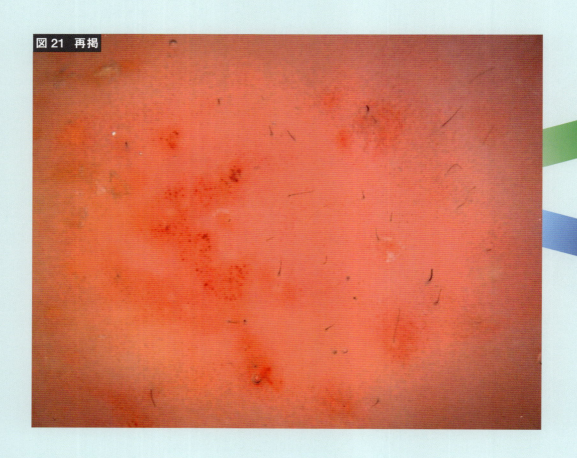

図21　再掲

手のガサガサが良くなりません。どうすれば?

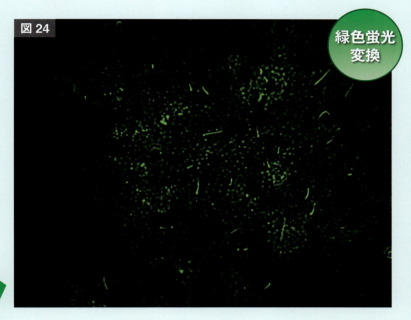

図24

緑色蛍光変換

図21の緑色蛍光変換画像。点状血管の集簇している場所が点在して見られる。線状に見えるのはうぶ毛である。

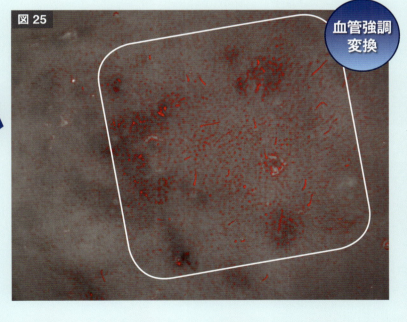

図25

血管強調変換

図24の背景をグレーにした血管強調変換画像。点状血管の集簇している所以外にも点状血管が病変全域に見られる。左下の良性皮膚部との毛細血管の密度の違いが明瞭である。病変全域に点状血管が見られる(白色四角)。

　湿疹病変のダーモスコピーを整理してみると、橙黄色および白色の鱗屑、びまん性の点状血管、毛孔周囲の点状血管の集簇、膿疱による黄色小球などの構造が見られます。

271

以上のように、手に単独に発症した1）Bowen病、2）尋常性疣贅、3）湿疹のそれぞれの病変を詳しく見たところで本症例と比較検討してみたいと思います。
　まず本症例とBowen病とを比較してみます。本症例の白色のネットワークが見られた部分の周囲の赤色部分は均一な淡紅色を示しています（**図2**）。一方、Bowen病では赤色の領域と淡紅色の領域とが混在して不規則な領域を示します（**図9**）。

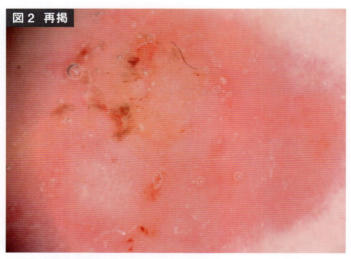

尋常性疣贅＋皮膚炎。

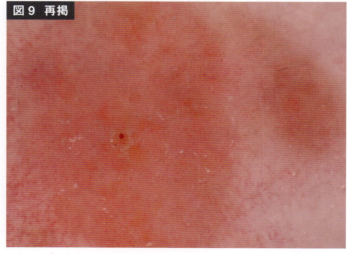

Bowen病。

# 手のガサガサが良くなりません。どうすれば?

　均一な淡紅色領域では、点状血管がびまん性に散在し、この所見は湿疹・皮膚炎や乾癬（**図26、図27、図28**）においても見られるダーモスコピー所見です。赤色の領域は、なかなか区別は難しいですが糸球体状血管という点状血管より大きく見える血管です。Bowen病では糸球体状血管が集簇するため、その部分は赤く見え、点状血管が散在しているところでは淡紅色に見えます。手の湿疹でも赤く血管が集簇しているところが見えますが、これらは毛孔周囲に一致していたので区別できます。基本的に湿疹や乾癬では、点状血管が紅斑局面に一致して均等に散在しています。ここがBowen病のダーモスコピー所見と最も異なるところと思われます。

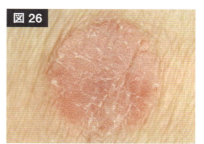

尋常性乾癬の臨床像。白色の鱗屑が病変の全域に見られる、やや扁平に隆起した紅斑局面。

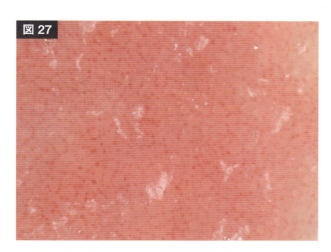

乾癬のダーモスコピー像。白色の鱗屑と病変の全域に点状血管が散在している。線状血管に見えるが、よく見ると点状血管により構成されているのが分かる。

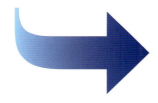

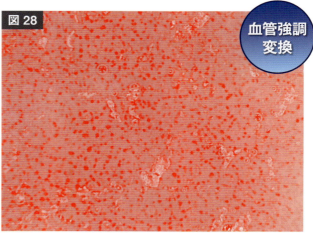

図27の血管強調変換画像。病変全域に点状血管が均一に散在するのが明瞭に観察できる。

それでは、白色のネットワークの部分はどのように考えていけばよいでしょうか？

　Bowen病でも6時から7時にかけて淡紅色部分において点状血管の密度が少ないために淡紅色部分がネットワークとして観察できます（**図9**）。しかし、あまり病変の隆起は見られません。本症例の白色ネットワークの周囲では線状血管が観察できます（**図4**）（黒色矢印）。Bowen病ではあまり観察できない所見です。

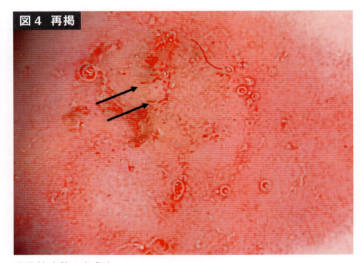

尋常性疣贅＋皮膚炎。

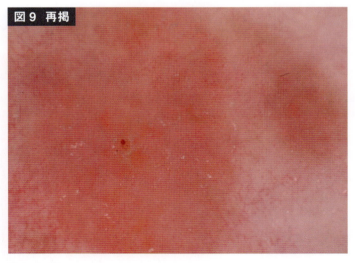

Bowen病。

白色ネットワーク周囲の線状血管では角質肥厚や腫瘍病変の肥厚に伴う真皮乳頭の毛細血管の延長が観察されます。尋常性疣贅や脂漏性角化症（**図29**）のように角質増殖が強い病変ではダーモスコピー像（**図30**）を見てみると、点状血管のほか線状血管・ヘアピン血管として観察されます。HDR 変換画像（**図31**）では白色無構造に取り囲まれた線状血管・ヘアピン血管が明瞭に観察されます。この線状血管は隆起した病変で見えます。また、この白色無構造がネットワークにも見えます。本症例では、線状血管が白色ネットワークの周囲に観察されたので尋常性疣贅などの角化病変を疑うヒントであったかもしれません。

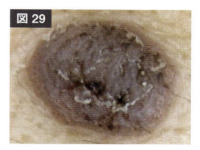

脂漏性角化症の臨床像。角化が強く多数の面皰様開孔が見られる。

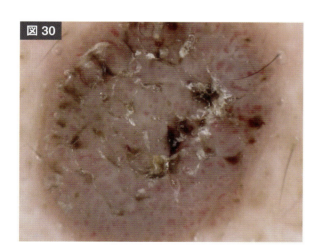

脂漏性角化症のダーモスコピー像　病変の中央部では点状血管、周囲では線状血管・ヘアピン血管が観察される。

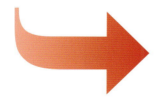

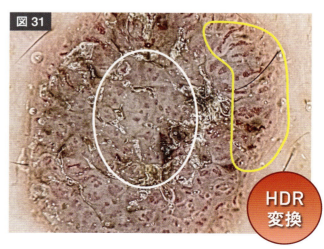

図30のHDR変換画像。病変の中央部では白色無構造に取り囲まれた点状血管（白色丸）、病変の周囲では線状血管・ヘアピン血管が明瞭に観察される（黄色囲み）。

以上、本症例では病変内に尋常性疣贅と皮膚炎の両方の症状が見られたため、あたかも、Bowen 病のダーモスコピー所見と混同してしまいました。しかし、点状血管の分布の仕方や線状血管が白色構造の周囲に見られたことから、Bowen 病を生検前に鑑別できたかもしれません。

　では、その他の手病変も見てみましょう。真皮が厚い結節状に隆起した病変ではありませんが、表皮が内容物により圧排挙上されたガングリオン（指趾粘膜嚢腫）です（**図 32**）。

　内容物に圧排されて表皮が菲薄化しています。ダーモスコピー像（**図 33**）では、多数の線状血管が観察されます。表皮は伸び切り、真皮も薄くなって血管が表皮と平行に走行するような状況になっています。もちろん、血管はつながっているわけですから、このような状況では細切れの血管として見えるのではありません。また、血管強調変換画像（**図 34**）で見てみると線状血管が樹枝状に病変の表面を走行する様子が明瞭に観察できます。

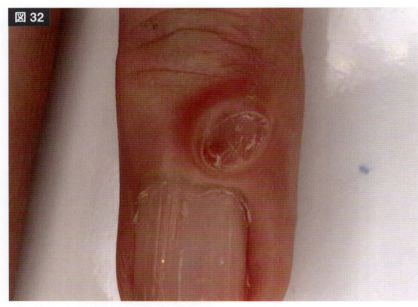

図 32

ガングリオンの臨床像。
内容物に圧排されて表皮が菲薄化しているのが分かる。

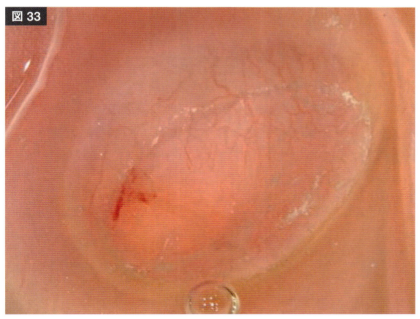

図32を拡大したダーモスコピー像。
多数の線状血管が観察される。表皮は伸び切り、
真皮も薄くなって血管が表皮と平行に走行するような状況になっている。

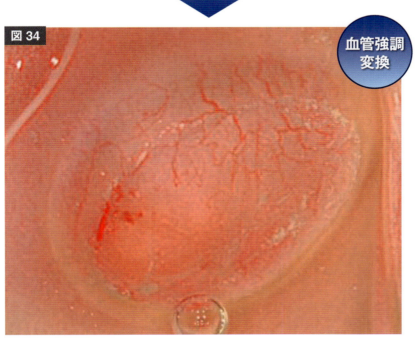

図33の血管強調変換画像。
線状血管が樹枝状に病変の表面を走行する様子が明瞭に観察できる。

次に扁平苔癬（**図35**）です。これは、視診だけでは診断を尋常性疣贅と間違えることがあります。しかしダーモスコピー像が特徴的なので、一度ダーモスコピーを見ておけば正確な診断ができるようになると思います。ダーモスコピー像（**図36**）では、雪の結晶状とか珊瑚状とか表現される白色の構造が見られ、その凹凸の周囲に線状の血管が取り巻いています。HDR変換画像（**図37**）では珊瑚状の白色構造が明瞭化されます。さらに、血管強調変換画像（**図38**）では珊瑚状構造の周囲を取り囲むように線状血管が多数確認できます。

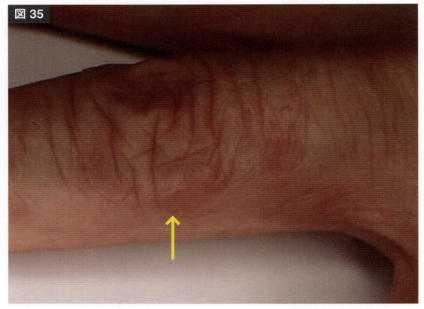

扁平苔癬の臨床像。
やや扁平に隆起した紅斑が散在して見られる（黄色矢印）。

## 手のガサガサが良くなりません。どうすれば?

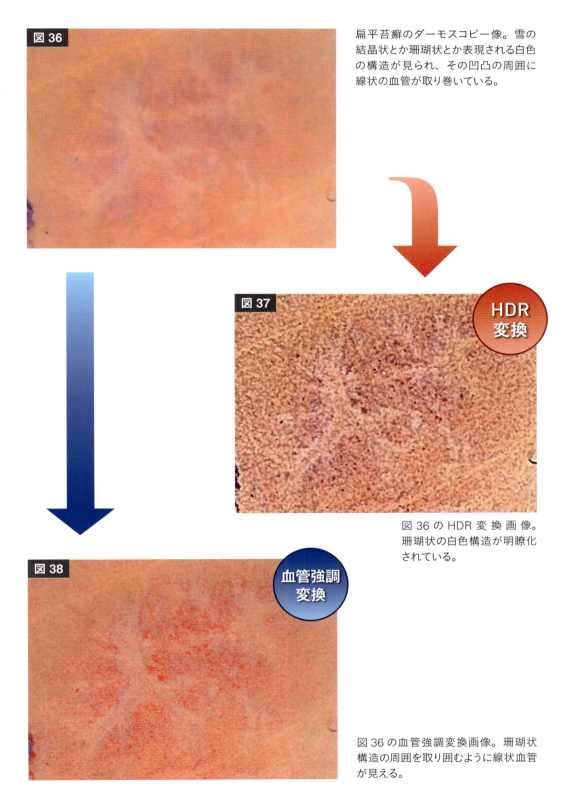

図36 扁平苔癬のダーモスコピー像。雪の結晶状とか珊瑚状とか表現される白色の構造が見られ、その凹凸の周囲に線状の血管が取り巻いている。

図37 図36のHDR変換画像。珊瑚状の白色構造が明瞭化されている。

図38 図36の血管強調変換画像。珊瑚状構造の周囲を取り囲むように線状血管が見える。

以上、手は毎日使い刺激を受けやすい部位です。手に生じやすい病変を知っておくことで複雑になった病態を単純な病状に因数分解できるかもしれません。手は露出部なので、ダーモスコープで見るのは最も容易な場所の1つです。手に生じた複雑な病態も、ダーモスコープを覗くことで診断ができるかもしれません。手の病変で受診した患者さんにもぜひダーモスコピーを応用してみてください。

**ここでTips！**

## 病変の形態と血管構造の関係

　病変の形状が「平坦」、「隆起」、「結節状に隆起」の3パターンの場合に、ダーモスコピーで血管の構造がどのように観察されるかイラストでまとめてみます。ダーモスコピーで観察できる血管は真皮の上層部、表皮の直下の毛細血管で、鮮明に焦点も合って見えます。よって、病変の厚さによってダーモスコピーで見える形態が変わってきます。

1) 平坦な病変：表皮突起の延長や表皮の肥厚が生じた病変では真皮乳頭に入り込んだ血管の先端付近を観察することになり点状血管として見られます（図39）。
2) 隆起した病変：病変の隆起に伴い表皮の肥厚・延長、真皮乳頭の陥入の程度も大きくなり、その結果、真皮乳頭の血管も延長・湾曲の度合いも強くなります。これをダーモスコピーで観察すると湾曲した線状血管やヘアピン血管などとして観察されます。尋常性疣贅・脂漏性角化症などが想定できます（図40）。
3) 結節状に隆起した病変：真皮部分の病変がさらに厚くなるために表皮に平行に走行するような血管をダーモスコピーで観察することになるため線状血管が主として観察されます。粉瘤や伝染性軟属腫の表面の皮膚で観察できます（図41）。

### 図39 平坦な病変

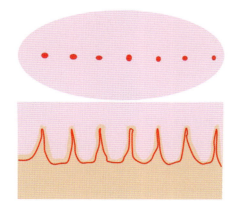

上はダーモスコピーで観察される表皮から見た血管構造、下は病変の断面を模式的に示したもの。表皮突起の延長や表皮の肥厚が生じた病変では真皮乳頭に入り込んだ血管の先端付近を観察することになり点状血管として見られる。尋常性乾癬や湿疹などを想定している。

### 図40 隆起した病変

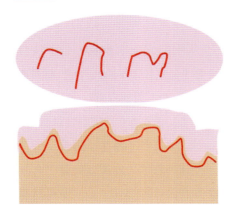

病変の隆起に伴い表皮の肥厚・延長、真皮乳頭の陥入の程度も大きくなり、真皮乳頭の血管も延長・湾曲の度合いも強くなる。これをダーモスコピーで観察すると線状血管やヘアピン血管などとして観察される。尋常性疣贅・脂漏性角化症などが想定できる。

### 図41 結節状に隆起した病変

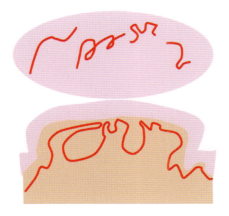

真皮部分の病変がさらに厚くなるために表皮に平行に走行するような血管をダーモスコピーで観察することになるため線状血管が主として観察される。粉瘤や伝染性軟属腫などが想定できる。

(Zalaudek I, et al. Dermatoscopy of non-pigmented skin tumors: pink-think-blink. 2016;41-42, CRC Press, FL. より引用・著者改変)

## 主訴 14 指先が痛いんですが、棘が刺さっていませんか？

　皮膚科の外来は痒みを主訴として受診する患者さんが大勢を占めますが、痛みを主訴として受診する患者さんも少なくありません。中でも診断が困難な症例の1つに初期の帯状疱疹があります。皮膚の痛み以外に所見が何もないからです。ただし帯状疱疹であれば、痛みの出現から1週間ほど様子を見れば、ほとんどの症例で皮疹が確認できます。このことを知っていれば自信をもって経過観察ができます。

　帯状疱疹初期のように症状が患部の痛みだけで、皮膚症状がはっきりしない皮膚疾患が他にもあります。しかし、患部を詳しく観察することにより診断にたどり着けることがあります。

　この症例は50歳代女性。「この2～3日、左手第3指がズキズキ痛い」という主訴で来院しました。「自分で指を見ても分からないけど、棘が刺さってるんじゃないかと思う」と言います。日常生活で打撲したり、ささくれをむいたりなど、特別なことは何もしていないそうです。視診では、左手第3指の皮膚にわずかな発赤・腫脹が見られます（**図1**、**図2**）。

　外傷のような痛みに関連する所見は見られず、皮膚は綺麗です。指を動かしたときに指の伸展・屈曲の稼働制限はありませんし、運動時痛もありません。この患者さんを、どのように考えていったらよいでしょうか？

## 指先が痛いんですが、棘が刺さっていませんか？

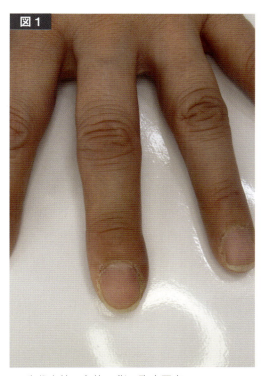

図1 50歳代女性の左第3指の臨床写真。

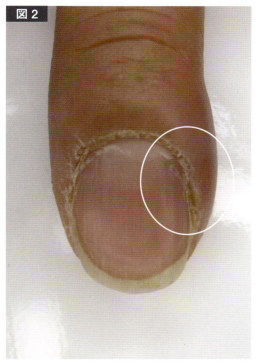

図2 50歳代女性の左第3指の臨床写真の拡大図。わずかな発赤・腫脹が見られる。

## 診断 ひょう疽(瘭疽)
(細菌性爪囲炎ともいいます)

　では、ダーモスコピー像を見てみましょう。ダーモスコープで拡大して観察すると側爪郭に周囲と異なるやや黄色の領域が見られます(**図3**黄色矢印)。さらにこのダーモスコピーをHDR画像変換してみるとこの領域が一層明瞭化され膿の貯留が確認できます(**図4**黄色矢印)。

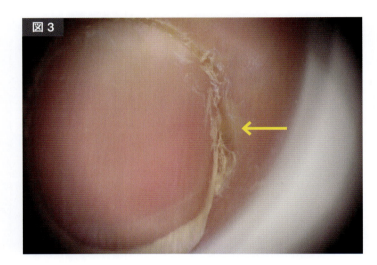

第3指側爪郭の
ダーモスコピー像。

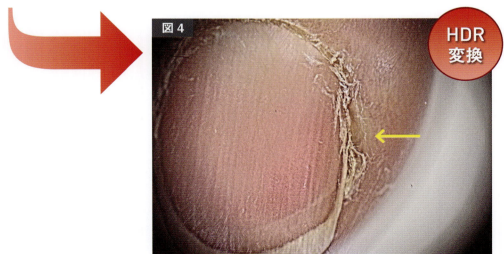

第3指側爪郭のダーモスコピー像のHDR変換画像。

ダーモスコピー像を拡大してみます。側爪郭に周囲と異なるやや黄色の領域が見られます（**図5** 黄色丸）。HDR画像変換してみると膿の貯留が確認できます（**図6** 黄色丸）。

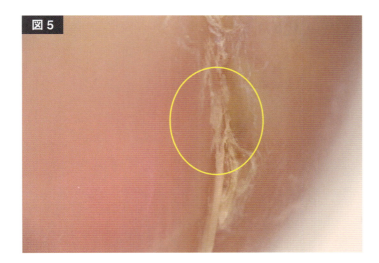

第3指側爪郭の
ダーモスコピー像の拡大像。

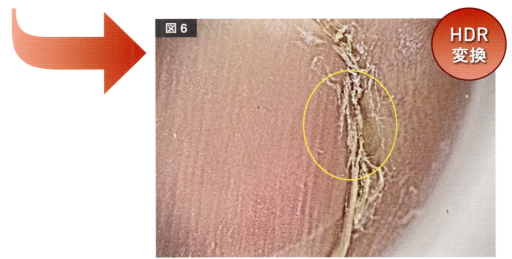

第3指側爪郭のダーモスコピー像の拡大像のHDR変換画像。

ひょう疽の診断は、病状が進行したもの（**図7**、**図8**）であれば簡単にできます。多くは、指のささくれをむくなどした小さな傷や手荒れなどのびらんなどをきっかけとした化膿性炎症で細菌性爪囲炎ともいいます。爪囲の発赤・腫脹と脈打つような拍動性疼痛が特徴です。病状の進行とともに爪周囲に著明な膿の貯留が観察されます。治療は切開排膿と抗生剤の投与です。

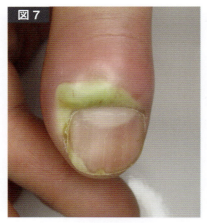

ひょう疽の病状が進行した症例。

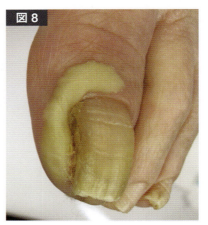

ひょう疽の病状が進行した別の症例。病状の進行とともに爪周囲に著明な膿の貯留が観察される。

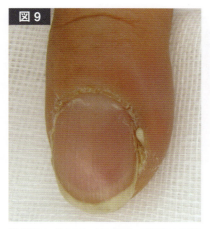

治療はまず21Gの注射針で病変を切開する（本症例）。

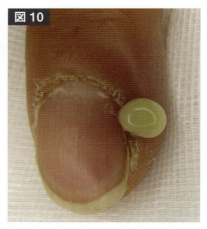

その後、ガーゼにて十分な圧力を加えて排膿する。この処置は「とても痛いですよ」と必ず断ってから行うことが大切である。

ひょう疽の外来治療は、21Gの注射針で病変部位を切開しガーゼにて十分な圧力を加えて排膿します（**図9、図10**）。

　この処置は「すごく痛いですよ」と必ず断ってからします。大人でも中には涙が出る人がいるからです。膿が排出され、そのあとの出血を確認することをポイントとしています。

　内服の抗生物質4日分と外用抗生物質を処方します。排膿が十分であれば、ほとんどの症例が4日間で完治します。

　皮膚科診療所では、このような「手足の痛み」を主訴として受診する患者さんが少なくありません。それらの診断にもダーモスコピーが役に立つ症例があります。

　最も多いのが「棘刺傷」、つまりトゲです。中でもナス・キュウリ、バラのトゲが刺さるケースは多く、古い家具や障子の桟の雑巾がけをしたことにより、木くずのトゲが刺さることもあります。しかし、これら色の付いているトゲは診断や摘出が簡単です。

　一方、診断・治療が困難なものとしては料理時の魚のトゲ、海水浴後のウニのトゲです。魚のトゲは、指の腫脹・疼痛が強いのですが、肝心のトゲが透明で見えません。麻酔をして、患部を一塊にして切除する手術が必要なこともあります。ウニのトゲは、色がついているので診断は容易ですが多数刺さっていることが多く摘出に苦労します。しかも、ウニのトゲは固いのに脆く、ピンセットでつまんでもすぐ崩れてしまいます。トゲを含む皮膚ごと切除します。深く刺さっているものはやはり麻酔下の手術となります。鉛筆・シャープペンシルの芯もウニのトゲと同様で固いのに脆く、しかも患者は大抵は子供で、診断はできても治療が困難なことが多いです。

意外な例としては、毛の埋入があります（**図11**）。患者さんは痛みで受診しますが、診察すると、靴下の繊維が付いているぐらいで何もないように見えることがあります。しかし、ダーモスコープで観察すると診断は簡単にできます（**図12**）。

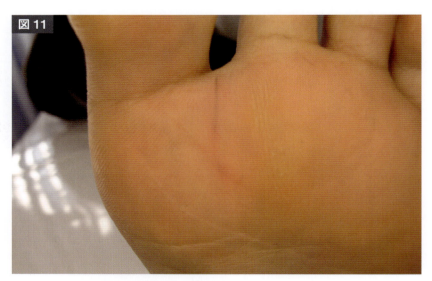

足底の毛の埋入の様子の臨床写真。痛みで受診。

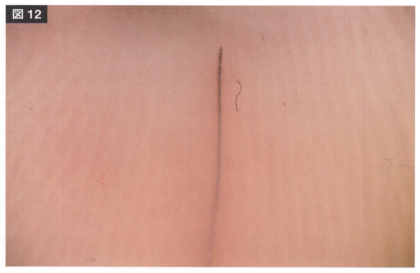

足底の毛の埋入のダーモスコピー像。
ダーモスコープで観察すると診断はとても簡単である。

また、ダーモスコピーが有力な効果を発揮するのが、グロームス腫瘍です（**図13**）。圧痛・自発痛が特徴ですが、進行例で爪の変形がなければ、他にほとんど臨床所見がありません。ダーモスコピーでは、爪半月の一部欠如（**図14**）や、ときに爪床部の赤い線条が見られます。これらの特徴的な所見は診断に有効です。（本例は紹介手術を受けるも病理診断の返書は頂けていません。臨床診断のみです）

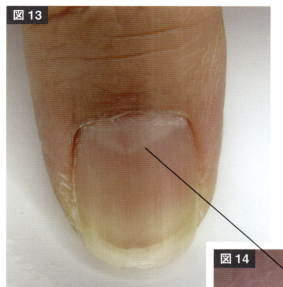

グロームス腫瘍の臨床写真。

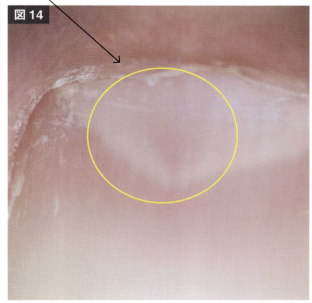

グロームス腫瘍のダーモスコピー像。
爪半月の一部欠如（黄色丸）が確認できる。

また、稀ですが痛い病変として指静脈血栓症があります。指の圧痛を主訴に受診されるケースが多いと思います。視診では所見は特にありませんが（**図15**）、触診にて患部の圧痛と皮下にやや固いものを触知できます。確定診断はダーモスコピーが有効です。ダーモスコピーで観察すると、青灰色の小球を圧痛部位に観察できます（**図16**）。

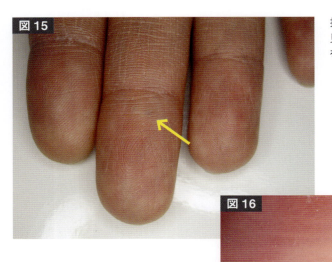

指静脈血栓症の臨床写真。視診では所見は特に何もないように見えるが、よく目をこらしてみると…。

第3指第一関節付近のダーモスコピー像。青灰色の小球を圧痛部位に観察できる（黄色矢印）。

　頻度の多いものとしては、指趾末節背面にできる指趾粘膜嚢腫／ガングリオンがあります（**図17**）。外観・病理組織により、教科書的には指趾粘膜嚢腫とガングリオンを区別していますが、内容物が透明な粘液なので開業医の私は全てガングリオンとして統一して診断しています。初めは違和感程度の状態だったのが、粘液の貯留が多くなると次第に痛みが出てきます。長期に放置されると爪甲にボウリングのガターのように窪みができます（**図18**）。

指先が痛いんですが、棘が刺さっていませんか？

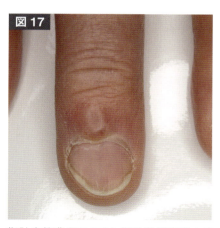

図17 指趾末節背面にできた指趾粘膜嚢腫/ガングリオン。

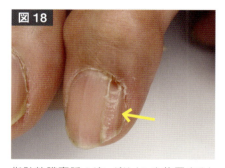

図18 指趾粘膜嚢腫/ガングリオンを放置すると爪甲にボウリングのガターのように窪みができることがある。

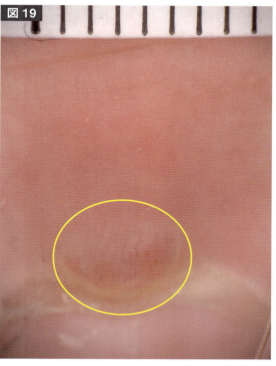

図19 図17のように指趾末節背面にできた指趾粘膜嚢腫/ガングリオンをダーモスコピーで見てみると、白色な無構造の領域に拡張した毛細血管が観察できる。

　ダーモスコピーでは、白色な無構造の領域に拡張した毛細血管が観察できます（**図19**）。治療は、21Gの針で穴をあけガーゼで圧迫して粘液を押し出します。再発はほぼ必至ですが、一番簡単な治療法と考えています。

　冒頭の症例のように、手の痛みを主訴とするケースでは、患者さんが話す通り、トゲを一番に疑います。しかし、皮膚に傷が見られないような状況では「ひょう疽」をぜひ考えてみてください。初期の病変では膿の貯留が不十分なため、肉眼の視診のみでは診断が難しいことがありますが、ダーモスコピーは側爪郭の厚い角層が邪魔をして裸眼では見えにくくても、黄白色の所見が明瞭になります。

## ここでTips！

## 3ポイントチェックリスト実践編（その2）

### 症例2　下肢の色素細胞病変

　病変全体のダーモスコピー所見は色素ネットワークです。12時の方向では、ネットワークの網紐が他の部位より太く、また、網目の大きさも不揃いのように見えます（黄色矢印）。非定型的色素ネットワークが「あり」と判断できます。構造の非対称性も見られ、合計2点と判定できます。

　3ポイントチェックリストについては138ページを参照してください。

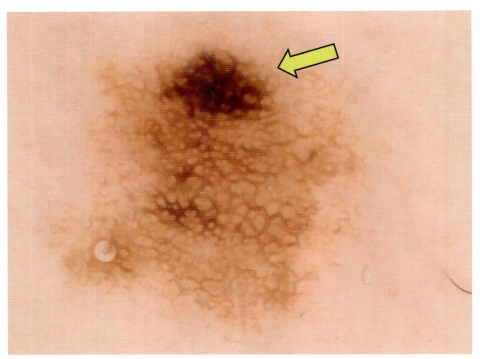

12時の方向には、ネットワークの網紐が他の部位より太く（黄色矢印）、また網目の大きさも不揃いの構造が見える。非定型的色素ネットワークが「あり」と判断できる。また、構造の非対称性も認められ、合計2点と判定できることから、精査を要すると考えられる。

| 主訴 15 | 唇のプツプツがずっととれません。大丈夫ですか？ |

　どなたも朝の洗面時に、鏡に映った自分の顔を見て、瞼の腫れや顔色を気にしたり、鼻毛などのエチケットチェック、男性ならばひげ剃りをしていると思います。しかし、毎日見ているはずなのに、何らかの症状が出ていても見落していることがあります。

　本例は、自覚症状は全くなかったけれど、ある朝、鏡を見ていたところ、ふと症状に気づきました。2週間たっても変化がないため心配になって受診しましたが、本当は数年前からその症状はそこにあったと思われる、そんな症例です。

　40歳代男性、2週間前に洗面をしていたときに口角の赤唇部に多数のプツプツとしたできものがあることに気が付きました（黄色矢印）。全く自覚症状がないため、いつからあったのかは分かりません。擦ってもとれません。そのまま放置していましたが、2週間たっても消えないので心配になり受診しました（**図1**）。このような症状をどのように考えていけばよいでしょうか？

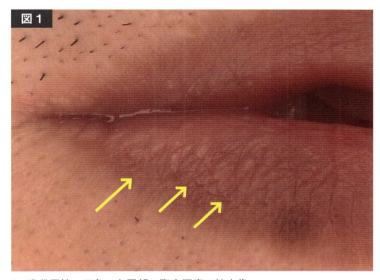

**図1**
40歳代男性、口角の赤唇部の臨床写真の拡大像。
多数のプツプツとしたできものがあることに気がついた（黄色矢印）。
自覚症状はないが、直径1mm大の黄白色斑が散在している。

## 診断　フォアダイス状態

　それではダーモスコピーを見てみましょう。黄白色の小球状構造が数個集簇して塊を形成しています（**図2**）。この集塊には凹凸が見られ、窪みのところには線状血管が見られます（黄色矢印）。

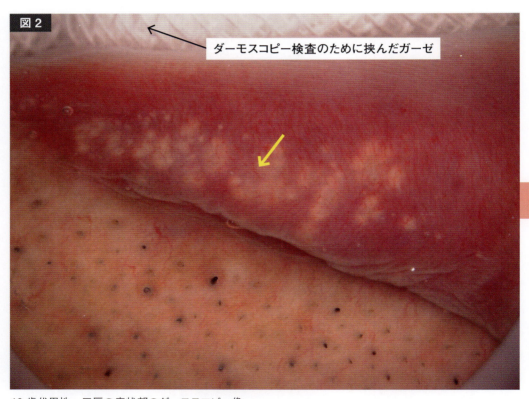

40歳代男性、口唇の症状部のダーモスコピー像。
黄白色の小球状構造が数個集簇して塊を形成している。
集塊には凹凸が見られ、窪みのところには線状血管が見える（黄色矢印）。

唇のプツプツがずっととれません。大丈夫ですか？

　HDR変換画像（**図3**）を見てみると全体的に線状血管が明瞭となり（黄色矢印）、また、黄白色の小球状構造の輪郭がハッキリして見えます。

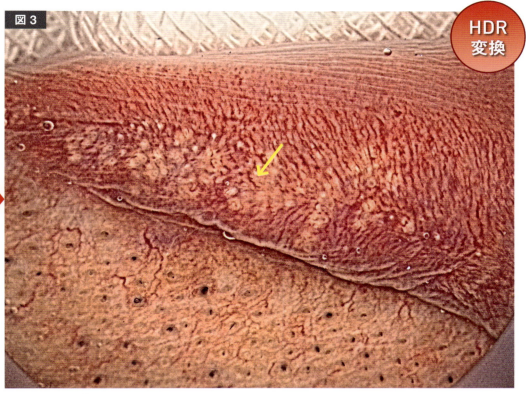

図2のHDR変換画像。
全体の線状血管が明瞭となり、黄白色の小球状構造の輪郭がハッキリして見える（黄色矢印）。

ダーモスコピー像（**図4**）を拡大してみると、正常な赤唇部では線状血管が多数並列して走行しています。しかし、黄白色塊の部分では線状血管の密度が減り、塊の窪みを走行するように見えます（黄色矢印）。

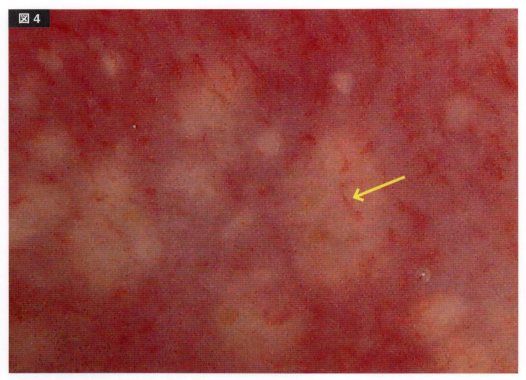

口唇部のダーモスコピー像の拡大像。
黄白色塊の部分では線状血管の密度が減り、線状血管が塊の窪みを走行するように見える（黄色矢印）。
詳しく見ると、黄白色の塊の中に一部黄褐色の小球状構造が観察できる。

このダーモスコピー画像のコントラストを強調した画像（**図5**）を見てみると、黄白色の塊の中に一部黄褐色の小球状構造がはっきりと観察できます（黄色矢印）。これは、独立脂腺の開孔部に相当します。

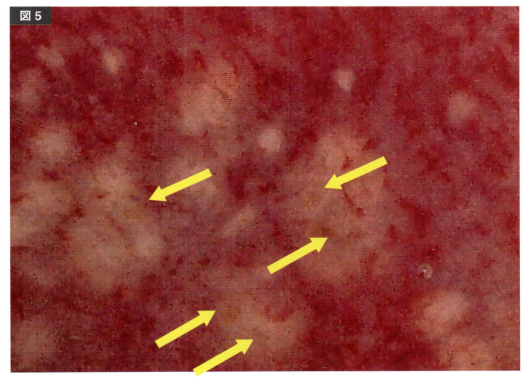

図4のコントラスト強調画像。
黄白色構造とその内部に見られる黄褐色小球状構造が明瞭化して見える（黄色矢印）。

このようなダーモスコピー所見を示すものは皮膚のどこかで見たことがあります。そうです。脂腺増殖症で見られた所見と似ています。40歳代女性の前額に見られた脂腺増殖症の臨床像（**図6**）を見てみると、直径4mm大、乳白色で扁平隆起しています。

　この病変のダーモスコピー像（**図7**）を見てみると黄白色の凹凸のある集塊で、中央部がやや窪んでいるように見えます。集塊の窪みを這うように線状血管が見られます（黄色矢印）。HDR変換画像（**図8**）を見てみると、黄白色の小球状構造の輪郭が明瞭になって観察できます。さらに、中央部に褐色の小球状構造が見られます（黄色矢印）。

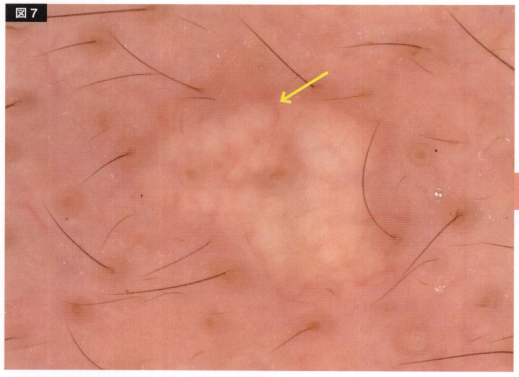

40歳代女性前額の脂腺増殖症のダーモスコピー像。
黄白色で凹凸のある集塊が見られ、中央部がやや窪んでいるように見える。
集塊の窪みを這うように線状血管が走行している。

唇のプツプツがずっととれません。大丈夫ですか？

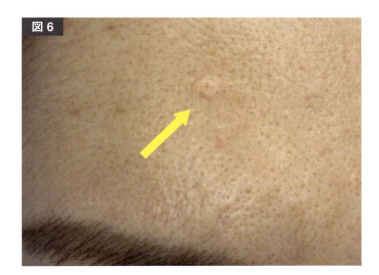

図6

40歳代女性前額に見られた脂腺増殖症の臨床写真。

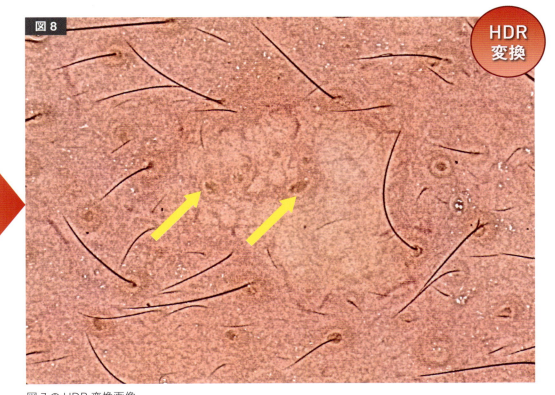

図8

HDR変換

図7のHDR変換画像。
黄白色構造とその内部に見られる黄褐色小球状構造が明瞭化して見える（黄色矢印）。

さらに、ダーモスコピー像（**図7**）のコントラストを強調した画像（**図9**）を見てみると、黄白色の集塊が小球状構造から形成され、小球状構造の接合部の窪みに線状血管が走行しているのが観察できます。また、集塊の中央部には褐色の小球状構造が見えます。色調は周囲の毛孔部と同等に見えます。
　以上より、本症例（フォアダイス状態）と脂腺増殖症のダーモスコピー像はほぼ同じ所見が観察できることが分かります。

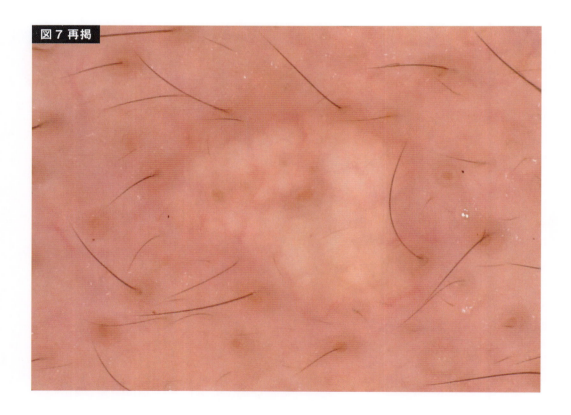

図7 再掲

フォアダイス状態は、成書によると脂腺系腫瘍の項目に記載されています。すなわち、フォアダイスは、脂腺増殖症と同じ項目の欄外に、口唇・頬粘膜・包皮・大陰唇に、1～2mm大の黄色小丘疹が集簇している独立した脂腺であり、フォアダイス状態とは独立脂腺の増殖、と書かれています。

通常、脂腺は毛孔に開孔していますが、上記の部位はいずれも毛のない部位です。独立脂腺とは、毛孔ではなく直接粘膜部に開孔するという意味です。中年以降の口腔粘膜の約80%に見られると記載されていますが、実際の診療ではこれほど高頻度には観察できていません。（清水宏：あたらしい皮膚科学．脂腺系腫瘍, 361. 2005. 中山書店）

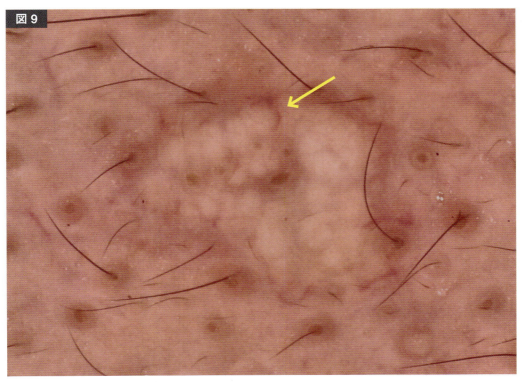

図7をコントラスト強調した画像。
小球状構造の接合部の窪みに線状血管が走行しているのが観察できる（黄色矢印）。
また、集塊の中央部には褐色の小球状構造が見える。

**図10**は別症例のフォアダイス状態です。口角部口唇粘膜に多数の黄白色小丘疹が観察されます。口唇のみならず口腔粘膜にも見られます。

　**図11**に主として見られる領域をイラストにて示しました。また、**図12**は脂腺増殖症の病理組織像です。脂腺増殖症では脂腺の開孔部が毛孔に開孔しているのが見られます。一方、フォアダイス状態では、独立脂腺ですから直接粘膜に開孔します。その開孔する場所が**図5**のダーモスコピーで観察された黄褐色の小球状構造と考えられます。

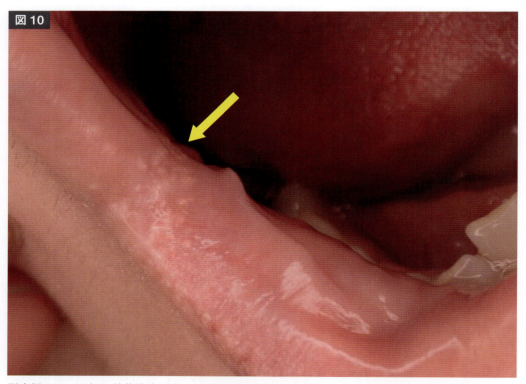

別症例のフォアダイス状態臨床写真。口角部口唇だけではなく口唇粘膜にも症状が見られる（黄色矢印）。

唇のプツプツがずっととれません。大丈夫ですか？

　フォアダイス状態は、生理的に存在する（病気ではない）症状です。ときに、陰部の亀頭部などに見つけた患者さんが性病を気にして受診することがあります。担当医はこの症状を知っているとともに、ダーモスコピーの構造を一度見ていれば容易に診断できると思います。次のページから、日常診療で口唇部によく見られる病変のうち12症例を供覧します。

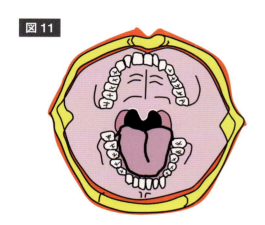

図11　フォアダイス状態の口唇・口腔粘膜の主な発症部（黄色）のイラスト（黄色帯状の領域に分布が観察できる）。原図（米元康蔵ほか　：フォアダイス状態：皮膚科診断治療大系，別巻A, 1997年, 129, 講談社, 東京）を著者が改変。

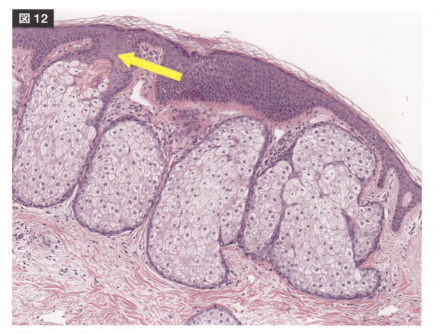

図12
脂腺増殖症の病理組織像。
脂腺増殖症では皮脂腺は毛孔に開口する（黄色矢印）。フォアダイス状態では、脂腺は独立脂腺といって直接粘膜に開孔するためこの毛孔構造は見られない。

## 1　静脈湖

軽度に隆起した濃青色の小結節（**図 13**）。ダーモスコピー像（**図 14**）では、暗赤色の小球構造が灰白色の隔壁（黄色矢印）で区画されています。日常生活で出血の原因になることはまずないので放置していても良いと思います。

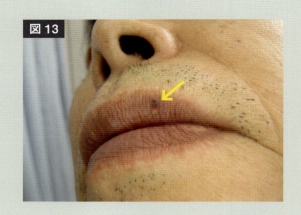

口唇部の静脈湖の臨床写真。直径 3mm 大の軽度に隆起した濃青色の小結節。

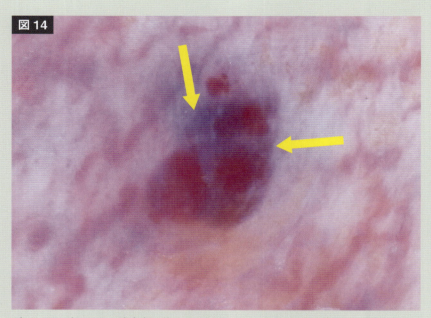

ダーモスコピーでは、暗赤色の均一の小球構造が灰白色の隔壁（黄色矢印）で区画されているのが分かる。

## 2 毛細血管拡張性肉芽腫

　外傷などの小さな傷が誘因となってできる赤色の結節で、毛細血管の増殖と血管腔の拡張による血管腫です。易出血性の結節で全身のどこにでもできます（**図15**）。ダーモスコピー像（**図16**）では、痂皮（黄色矢印）のところは別として、表面に鱗屑が付着した赤色の均一構造が観察できます。

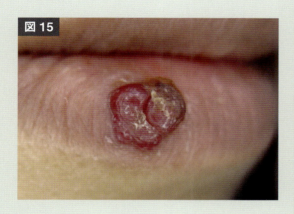

毛細血管拡張性肉芽腫の臨床写真。痂皮と鱗屑が付着した赤色の結節が見える。

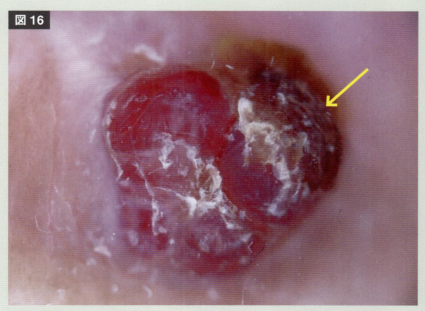

毛細血管拡張性肉芽腫のダーモスコピー像。
表面に鱗屑が付着した赤色の均一構造が観察できる。

## 3　口唇皮膚炎

　いわゆる唇荒れです。カサカサした鱗屑だけであれば診断に迷うことはないと思いますが、**図17**のように一部にびらん症状が見られたときは口唇の単純ヘルペスを考慮する必要があります。上口唇はカサカサとした角層の剥離が見られ、下口唇の中央部にびらんがあります。ヘルペスの主訴で受診した患者さんです。ダーモスコピー像（**図18**）では、白色の鱗屑とともに有毛部の皮膚で見られる湿疹と同じようにびらん面では不整形な橙黄色構造が観察できます。

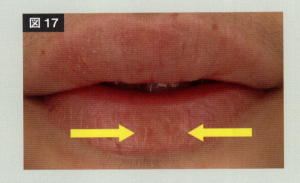

口唇皮膚炎の臨床写真。上口唇にはカサカサとした皮膚の剥離が見られる。また、下口唇ではびらん面が観察される（黄色矢印）。

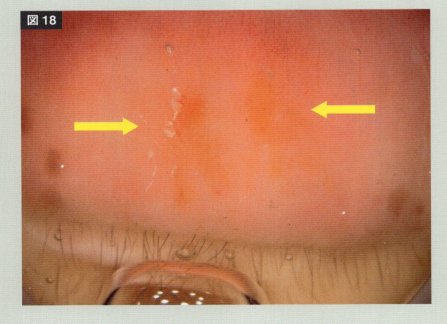

口唇皮膚炎のダーモスコピー像。白色の鱗屑とともに、不整形な橙黄色の均一無構造が観察される（黄色矢印）。

唇のプツプツがずっととれません。大丈夫ですか？

## 4　下口唇粘液嚢腫

　下口唇にみられる半球状の腫瘤で、粘膜色よりやや青みがかって見えます。自覚症状はありませんが、咬傷による唾液腺の管の損傷による肉芽腫と考えられています（**図19**）。病理組織像（**図20**）では粘膜内に巨大な管腔形成が見られます。

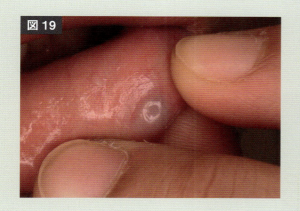

図19　下口唇粘液嚢腫の臨床写真。下口唇に粘膜色よりやや青みがかって見える半球状の腫瘤。

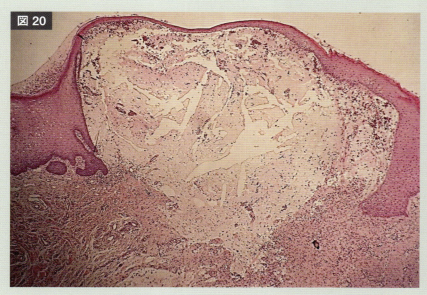

図20　下口唇粘液嚢腫の病理組織像。
粘膜内に巨大な管腔形成が見られる。

## 5　下口唇線維腫

　線維芽細胞の増殖からなる、非上皮性の良性腫瘍です。修復性あるいは反応性の過形成と考えられています。表面光沢のある正常粘膜色でドーム状、弾性硬から軟のものがあります。本症例は、粘液嚢腫に比べてやや白く硬い印象がありました（**図21**）。病理組織は、上皮下の結合組織に密な線維造成が見られます。粘液嚢腫のような管腔形成は見られません。この線維造成がやや白く見えた理由かもしれません。また、軽度の炎症細胞浸潤が見られ、反応性を示しているのかもしれません（**図22**）。

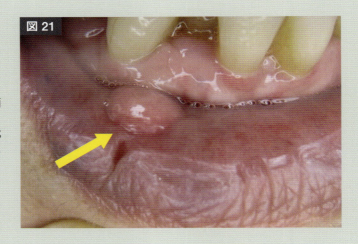

下口唇線維腫の臨床写真。表面光沢のある正常粘膜色でドーム状、弾性硬。本症例は、粘液嚢腫に比べてやや白く硬い印象（黄色矢印）。

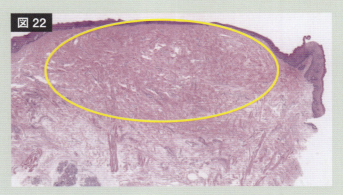

下口唇線維腫の病理組織像。上皮下の結合組織に密な線維造成が見られる（黄色丸）。粘液嚢腫のような管腔形成は見られない。また、軽度の炎症細胞浸潤が見られる。

唇のプツプツがずっととれません。大丈夫ですか？

## 6 口内炎（再発性アフタ性口内炎）

　口腔粘膜のアフタ性潰瘍が反復性に生じる疾患です。通常口内炎と呼ばれていると思います。原因としては、遺伝素因、月経、精神ストレス、ウイルス性、ベーチェット病などがあります。アフタとは、粘膜に生じた浅い潰瘍のことで粘膜疹の一種です。周囲が紅色に縁どられた紅暈を伴います（**図23**）。単純ヘルペス・ベーチェット病などとの鑑別には問診が大切です。

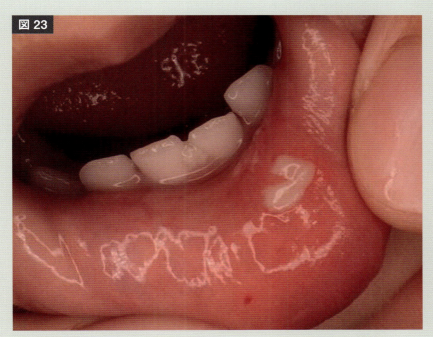

**図23**

再発性アフタ性口内炎の臨床写真。
粘膜が黄色に変性し、痛みを伴っている。

## 7　口唇部毛嚢炎

　臨床像（**図24**）では毛孔に一致した膿疱の周囲に紅暈（紅斑）が見られます。本例は、ヘルペスができたとの主訴で受診しました。しかし、ダーモスコピー像（**図25**）で紅色均一無構造を背景として黄色の小球状構造が見られました。毛孔一致の膿疱であり、黄色の小球状構造がほぼ正円であることが特徴です。一方、単純ヘルペスでは、この中央の小球状構造が正円よりは多少凹凸が見られる印象があり両病変の鑑別の着眼点と考えます。毛嚢炎では多発したときは全てが正円形を示しますので鑑別は可能です。

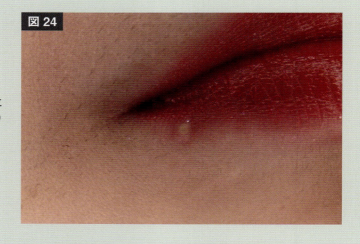

口唇部毛嚢炎の臨床写真。毛孔に一致した膿疱の周囲に紅暈（紅斑）が見られる。

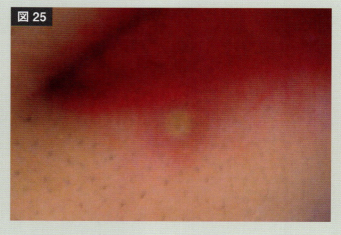

口唇部毛嚢炎（図24）のダーモスコピー像。紅色均一無構造を背景として黄色の正円形の小球状構造が見られる。

## 8 扁平苔癬

　粘膜の角化異常を伴う上皮層の肥厚または萎縮した線状・網状・白斑の症状を示す慢性炎症性病変です（**図26**）。歯科金属アレルギーなどが原因のこともありますが、原因を確定できないこともあります。前癌病変の白板との鑑別が重要で、生検が必要となることがあります。

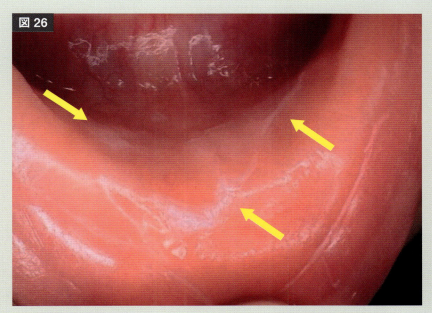

図26

扁平苔癬の臨床像。
約1カ月前に気が付いた白色線状症状で、自覚症状はなかった（黄色矢印）。

## 9 手足口病

　口腔粘膜の疼痛を伴うアフタ（**図27**）です。手掌（**図28**）・足底・足背（**図29**）に多数の紅暈と圧痛を伴う小水疱が見られます。乳幼児に見られることが多いですが、その両親に発症することも稀ではありません。臨床写真は成人例です。

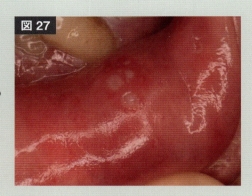

手足口病の臨床写真。口腔粘膜の疼痛を伴うアフタ。

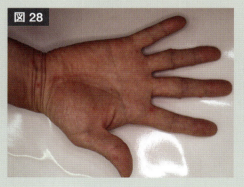

手足口病の臨床写真。手掌に紅暈と圧痛を伴う小水疱が見られる。

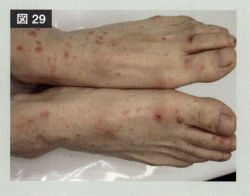

手足口病の臨床写真。足背に多数の大小の紅暈と圧痛を伴う小水疱が見られる。

## 10　日光角化症

　高齢者の日光暴露部位に生じる紅斑や角化性病変（図30）。赤いシミが治らないとの主訴で受診することが多いです。皮膚有棘細胞癌の早期病変と考えられています。角化の強いものは、皮角を形成します。

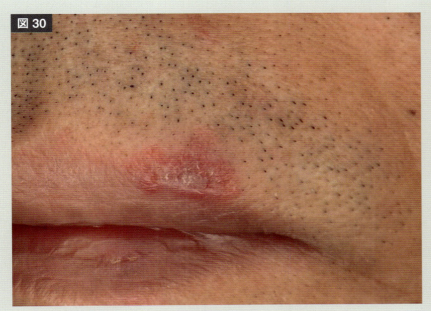

図30

上口唇の紅斑局面に見られた日光角化症の臨床写真。
鱗屑が付着してやや隆起している。

ダーモスコピー像（**図31**）では、淡紅色の背景に毛孔に角栓が詰まった様子が観察され、あたかも苺の表面のように見えることからストロベリーパターンと表現され、この特徴的所見が診断に役立ちます。HDR変換画像（**図32**）を見るとストロベリーパターンがよく分かります。

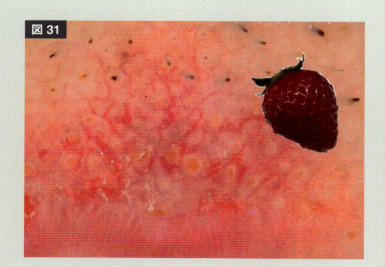

口唇の日光角化症のダーモスコピー拡大像。淡紅色の背景に毛孔に角栓が詰まった様子が観察され、あたかも苺のように見える。ストロベリーパターンと表現される特徴的所見。背景が淡紅色に見えるのは毛細血管の拡張であり、橙色の角栓が詰まった毛孔は苺の種を連想させる。

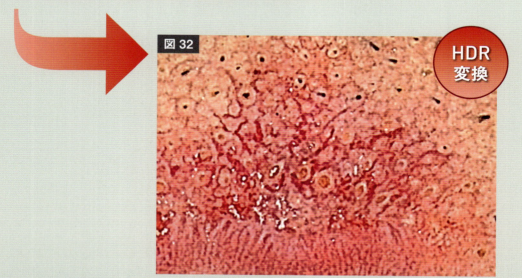

図31のHDR変換画像。
毛細血管と毛孔との関係が明瞭化されているのが分かる。

病理組織像では、毛孔は障害されずにその周囲の表皮の有棘細胞に異型性が見られます（**図33**）。HE染色（ヘマトキシリン・エオジン）では正常部位が青色、腫瘍細胞部位が赤色に染まるためにあたかもパラソル（パラソルサイン、**図34**）を広げたような特徴的な所見を示します。

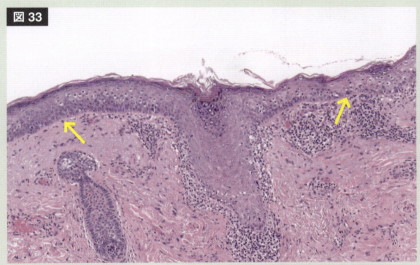

日光角化症の病理組織像。HE染色では毛孔部は障害されずにその周囲の表皮の有棘細胞に異型性が見られる（黄色矢印）。

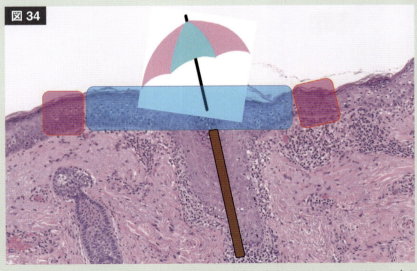

HE染色では正常部位が青色、腫瘍細胞部位が赤色に染まるため、あたかもパラソル（パラソルサイン）を広げたような特徴的な所見が見られる。

## 11　口唇メラノーシス

　皮膚粘膜移行部・粘膜部に見られる色素斑です。アトピー性皮膚炎で繰り返し口唇皮膚炎を生じたときや機械的刺激、接触皮膚炎、Peutz-Jeghers 症候群、Laugier-Hunziker-Baran 症候群、などで色素沈着が見られます[1]。

　しかし、それら口唇メラノーシスの多くはアトピー性皮膚炎や外的刺激が原因です。口唇部では色素細胞母斑はほとんど見られないため悪性黒色腫との鑑別が重要です。この症例の臨床写真を見ると（**図35**）、下口唇に均一な褐色の色素沈着が見られます。

　ダーモスコピー像（**図36**）では、病変の大部分に線状構造が見られ（白色丸）、また、右側部分では網状構造（黄色丸）のように見えます。

　また、褐色斑部（黒色四角）の血管のない網孔部分では、均一の褐色色素沈着が見られます。

　よって、このダーモスコピー所見は血管構造の上に被さった褐色の均一色素沈着構造（黒色四角）と褐色の線状構造（白色丸）、網状構造（黄色丸）との、3構造から構成されていることが分かります。

**文献**

1)　石川優子ほか：口唇メラノーシスについて：日皮会誌：1997, 107, 1085-1094

唇のプツプツがずっととれません。大丈夫ですか？

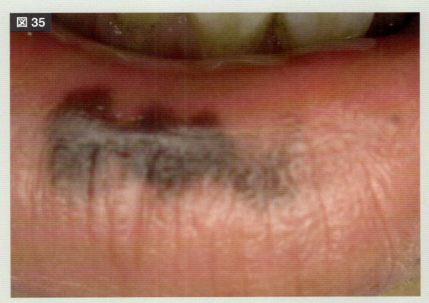

図35
口唇メラノーシスの臨床写真。
下口唇に均一な褐色の色素沈着が見られる。

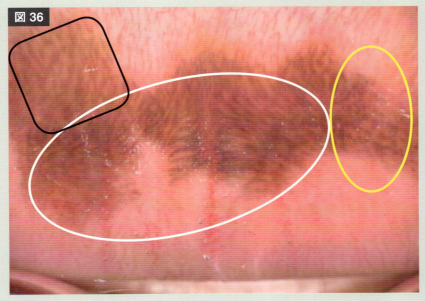

図36
口唇メラノーシス（図35）のダーモスコピー像。
血管構造の上に被さった褐色の線状構造（白色丸）と網状構造（黄色丸）といった構造から構成されている。また、褐色斑部（黒色四角）の血管のない網孔部分では、均一の褐色色素沈着が見られる。

317

ここで背景の血管構造の影響を少なくする一つの工夫を試してみました。血管構造の色調（RGB：パソコンのペイントなどで、スポイト機能を使います）を計測して、その色調の半透明のシートを被せて、血管の色調の影響をなるべくなくす工夫です（**図 37**）。すると、シートを通して、血管構造の影響が少なくなり本来の褐色の線状構造が透見できます（**図 37 の左側**）。

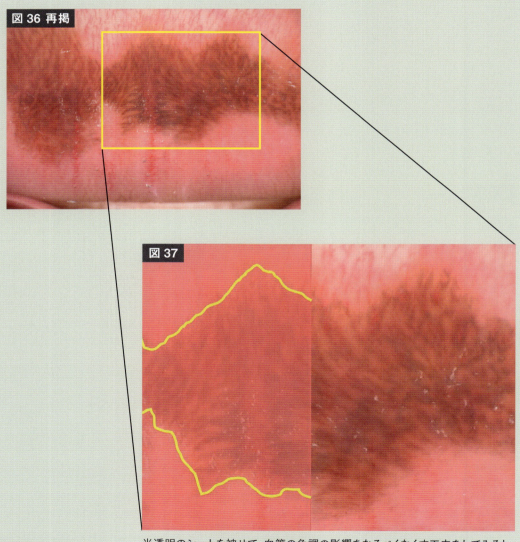

半透明のシートを被せて、血管の色調の影響をなるべくなくす工夫をしてみると、シートを通して、左側部分に血管構造の影響が少なくなり本来の褐色の線状構造が透見できる。

また、口唇メラノーシスの病理組織像では表皮の基底層に色素沈着が見られます（黒色矢印）。赤唇部は表皮の直下まで血管が豊富なため（黄色矢印）、褐色のダーモスコピー構造の把握が困難な部位です（図38）。背景の血管構造をよく考慮して検討することが重要です。

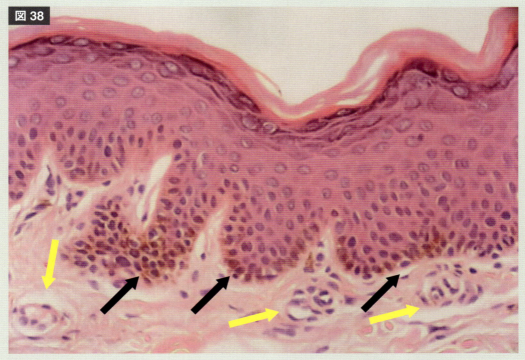

図38
口唇メラノーシスの病理組織像。
表皮の基底層に色素沈着（黒矢印）が見られ、表皮の直下まで血管が豊富である（黄色矢印）。

# 12 口唇ヘルペス

　口唇ヘルペスは、瘙痒や違和感などの前駆症状があり、1〜2日後に浮腫性紅斑、小水疱が集簇して、その後、水疱は膿疱・びらんとなり1〜2週間で痂皮を形成します。本例は発症後5日目に受診しました（**図39**）。

　通常は、患者さんが発症を複数回経験しているため診断に迷うことはありませんが、過去の発症の記憶がないときや、発症の初期、膿疱時期などに、先述の口唇皮膚炎や毛嚢炎・膿痂疹（細菌感染症）との鑑別で迷うことがあります。

　本例のダーモスコピーでは、紅暈を伴う不整な円形の水疱・びらんが約3個癒合した境界明瞭な小球状構造として観察できます（**図40**）。また、別症例の口唇ヘルペスの初期病変では、水疱がやや不整な円形の小球状構造として観察でき、診断に役立ちます（**図41**）。

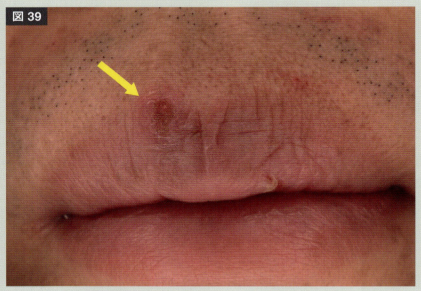

口唇ヘルペスの臨床写真。
瘙痒や違和感などの前駆症状の後、小水疱が発症した。

唇のプツプツがずっととれません。大丈夫ですか？

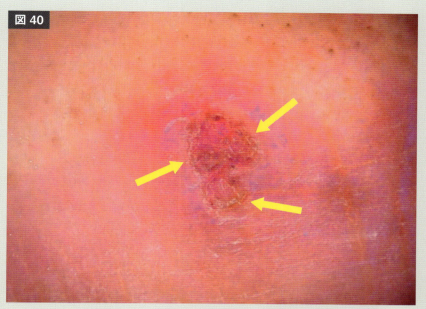

口唇ヘルペス（図39）のダーモスコピー像。紅暈を伴う不整な円形の水疱・びらんが約3個（黄色矢印）癒合した境界明瞭な小球状構造として観察できる。

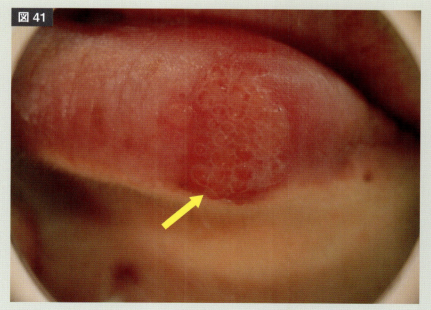

別症例の初期の赤色部口唇ヘルペスのダーモスコピー像。水疱・びらんがやや不整な円形の小球状構造として観察できる（黄色矢印）。

次に、口唇ヘルペスが変化する過程（クロノロジー）を示します。

全て別の症例ですが、**図42**は発疹の初期の臨床写真で、紅暈の中に透明感のある水疱が観察できます。発症から数日経過すると水疱がやや黄色に濁って見えます。紅暈はまだあります（**図43**）。さらに経過すると、水疱が吸収され発疹は扁平化し、表皮は痂疲化して黄色に見えます（**図44**）。この時期は毛嚢炎と間違えやすいですが、痂疲は正円形ではなく凹凸が見られ不整形です。さらに時間が経過すると、紅暈は消失して不整形な橙黄色の厚い痂疲を形成します（**図45**）。そして、橙黄色の痂疲は黒色化し、やがて、脱落して治癒します（**図46**）。

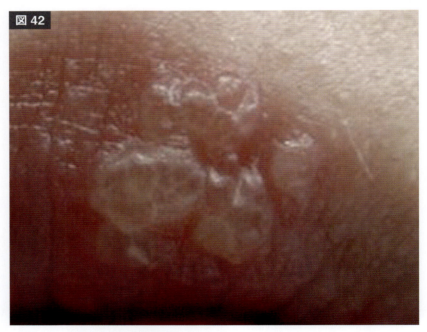

口唇ヘルペス発疹の初期の臨床写真。
紅暈の中に透明感のある水疱が観察できる。

唇のプツプツがずっととれません。大丈夫ですか？

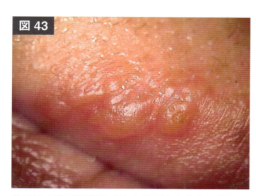

発症から数日経過すると水疱がやや黄色に濁って見える。紅暈はまだある（ダーモスコピー像）。

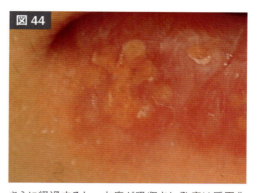

さらに経過すると、水疱が吸収され発疹は扁平化し、表皮は痂疲化して黄色に見える。この時期が毛嚢炎と間違えやすいが痂疲には凹凸が見られる（ダーモスコピー像）。

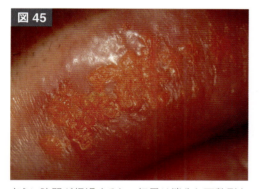

さらに時間が経過すると、紅暈は消失し不整形な橙黄色の厚い痂疲を形成する（ダーモスコピー像）。

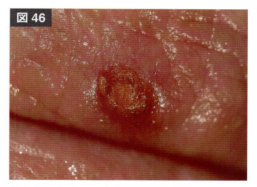

橙黄色の痂疲は黒色化し、その後、脱落して治癒する（ダーモスコピー像）。

　以上、口唇は、体の中で占める面積の割合としては非常に小さな領域ですが、多彩な症状・病態があります。著者は経験がないため提示することができませんが、メラノーマや有棘細胞癌といった重篤な疾患もあります。論文・教科書ではそのような疾患であってもダーモスコピーは診断に有益なことが報告されています。

> ここでTips！

# 3ポイントチェックリスト実践編（その3）

## 症例3　下肢のメラノーマ

　青白色構造（blue-white structure）が病変の2時から6時および中央部にかけて広く見られます（赤色丸）。よって、「あり」と判定できます。また、線条構造（白色丸）、色素小球・小点（黄色丸）の構造が見られ、ダーモスコピー所見は多構築です。構造・色調の非対称が見られ、合計2点と判定できます。

　3ポイントチェックリストについては138ページを参照してください。

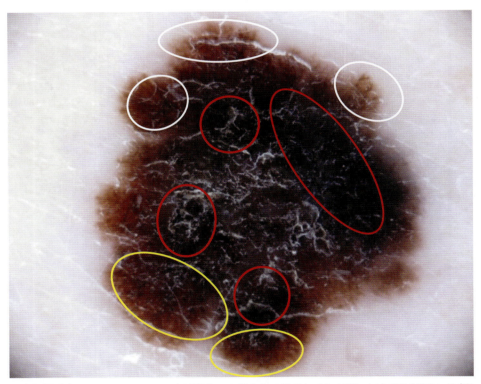

青白色構造（blue-white structure）が病変の2時から6時そして中央部にかけて広く見られる（赤色丸）。
また、線条構造（白色丸）、色素小球・小点（黄色丸）の構造が見られる。

| 主訴 16 | うちの子の髪が薄くなって…。円形脱毛症ですか？ |

　皮膚科医は、患者さんから髪の毛に関する相談を受けることがあります。抜け毛が多くなったとか、髪の毛が細くなりボリュームが減ったとか、髪が薄くなって表に出られない、などなど。髪の毛の悩みは様々です。中でも最も多い訴えは円形脱毛症です。今回は円形脱毛症と診断した中に意外な病変があった、そのような症例です。

　10歳代男児。母親は、前日お風呂から出てきた子供の頭を見てビックリし、あわてて患児を連れて受診しました（**図1**）。母親によると、1カ月ほど前から何となく子供の前髪のボリュームが減ったような気がしていたそうです。前頭部の生え際から3cmほどが綺麗に脱毛しています。診察では頭頂部側の毛が綺麗に弧を描くような辺縁をしているため円形脱毛症を考えました。患児はアトピー性皮膚炎による当院の通院歴があります。頭部に対する治療歴はありませんでした。毛抜きを使って辺縁の髪の毛の引っ張りテスト（pull test）をしましたが容易には抜けません。母親は、「これ以上大きくなると目立って学校にも行けなくなりそうです。円形脱毛症でしょうか？」と心配そうに尋ねてきます。

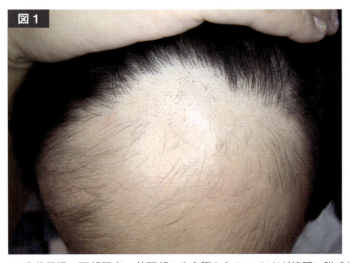

図1

10歳代男児の頭部写真。前頭部の生え際から3cmほどが綺麗に脱毛している。

# トリコチロマニア（抜毛症）

　円形脱毛症の診断では問診が大切です。円形脱毛症は再発を繰り返していることが多いからです。また、ほとんどの円形脱毛症では自覚症状はありませんが、脱毛部に一致して頭皮の痛み・痒みの自覚症状を訴える患者さんもいます。

　本例は子供で、母親への症状の訴えは無く、お風呂に一人で入っていたため母親も気が付きませんでした。大きさも 60 × 30mm 大で、大きな範囲で脱毛が見られます。アトピー性皮膚炎による体幹の乾燥症状、脱毛部の皮膚に軽度の鱗屑が見られました。しかし、痒みの訴え、最近の外用治療歴はありません。円形脱毛症はストレスなどがきっかけで発症するとの考えもありますが、原因は不明です。自己免疫疾患の関与により毛母細胞が障害されるとの説もあるようです。甲状腺疾患やアトピー性皮膚炎などとの合併例も報告されています。爪が粗造になったり、爪甲の点状の陥凹が見られることもあります。

　本例ではアトピー性皮膚炎はあるものの、その他のいずれの症状も見られません。そのため、はじめはアトピー性皮膚炎に合併した円形脱毛症と考えました。診断は臨床症状を参考に進めます。円形脱毛症では、境界明瞭な脱毛斑が特徴的です。進行期か回復期かを知る手がかりとして、脱毛斑部とその周囲の毛髪の引っ張りテストが重要になります。毛抜きを使って脱毛斑内および周囲の毛を 1 本つまんで引くと、進行期の円形脱毛症では抵抗もなく驚くほど容易に抜けます。そして円錐形のきれいな毛根が観察されます（**図2**）。

　このようなときは今後も病状が進行して脱毛斑が拡張し、回復にはしばらく時間がかかることが予測できます。一方、正常な毛髪の毛根では引っ張りテストで抵抗が強く、抜毛した毛根には結合組織が付着しています（**図3** 黄色矢印）。これらの毛根の様子もダーモスコピーにより著明に観察できます。

うちの子の髪が薄くなって…。円形脱毛症ですか？

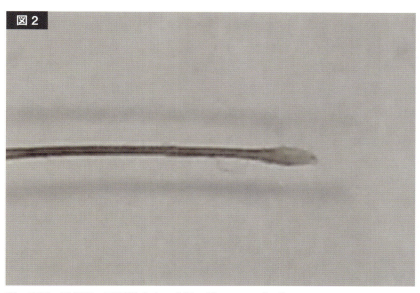

別の症例の進行期の円形脱毛症の毛根のダーモスコピー像。
引っ張りテストで抵抗もなく驚くほど容易に抜ける。
進行期症例では円錐形のきれいな毛根が観察される。

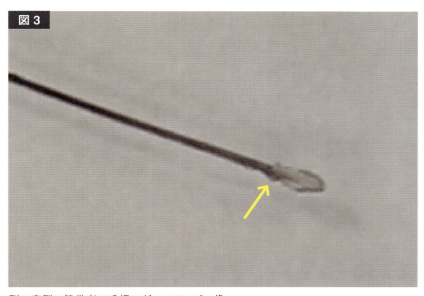

別の症例の健常者の毛根のダーモスコピー像。
引っ張りテストで抵抗が強く、容易には脱毛しない。
抜毛した毛根には結合組織（黄色矢印）が付着している。

本例では、複数の場所で引っ張りテストを行いましたが、どこの部位も容易には毛髪は抜けませんでした。この結果は約1カ月で急速に進行した円形脱毛症という予想に反したものです。
　次に、ダーモスコープにて頭皮および毛髪を観察しました。脱毛斑部の頭皮は毛孔の拡大は見られず、周囲の健状部の皮膚と変わりません。また、毛髪は、切れ毛（broken hair）、黒点（black dot）が目立ちました（図4）。切れ毛（broken hair）の拡大像も示します（図5）。

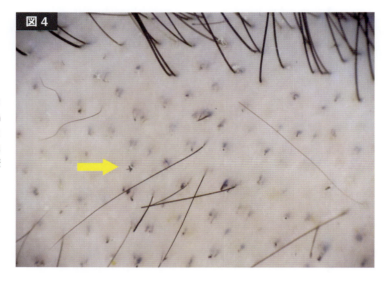

患児の脱毛部のダーモスコピー像。切れ毛（broken hair）・黒点（black dot：黄色矢印）が目立つ。黄色点（yellow dot）は不明瞭である。

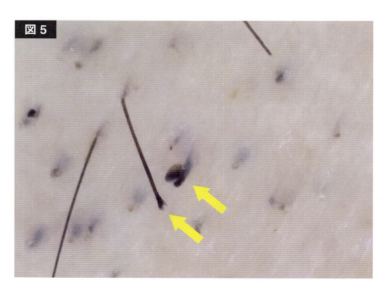

患児のダーモスコピー像の拡大。切れ毛（broken hair：黄色矢印）が見られる。

うちの子の髪が薄くなって…。円形脱毛症ですか？

　その他の目立った所見はありません。他の症例の円形脱毛症のダーモスコピーと比較してみます。円形脱毛症の典型例では、頭皮に黄色点（yellow dot）という毛孔の拡大と黄色調の変化が見られます（**図6**、**図7**）。

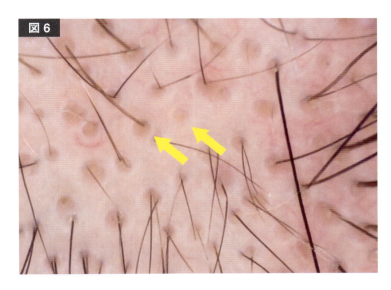

別の円形脱毛症例のダーモスコピー像。黄色点（yellow dot：黄色矢印）と呼ばれる、毛孔の黄色調の拡張が見られる。毛のあるものと無いものが混在する。

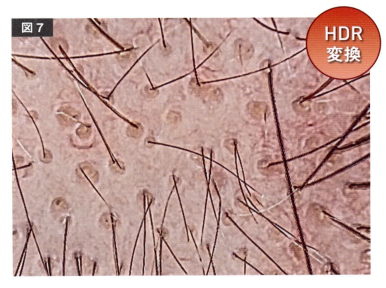

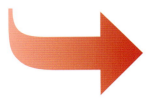

図6のHDR変換画像。毛孔が明瞭化して観察しやすくなる。

なお、毛髪の様子は鑑別疾患を考えていく上で参考になります。切れ毛／折れ毛（broken hair）、漸減毛／感嘆符毛（tapering hair/ exclamation hair）（図8）、短軟毛（short vellus hair）（図9）・同一の毛での途中での色調の変化、黒点（black dot）、肘折れ毛（coudability hair）（図10）などがあります。

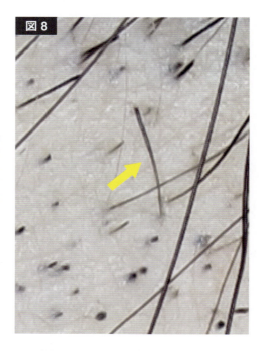

漸減毛／感嘆符毛（tapering hair/ exclamation hair：黄色矢印）のダーモスコピー像。急速に毛の成長が低下したことにより毛の基部が細くなっている。

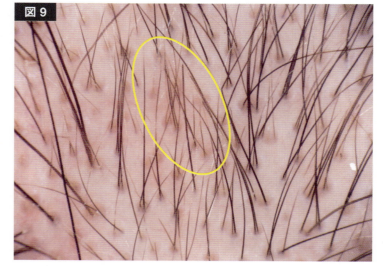

短軟毛（short vellus hair：黄色丸）のダーモスコピー像。円形脱毛症の回復期に見られる細い毛。

うちの子の髪が薄くなって…。円形脱毛症ですか？

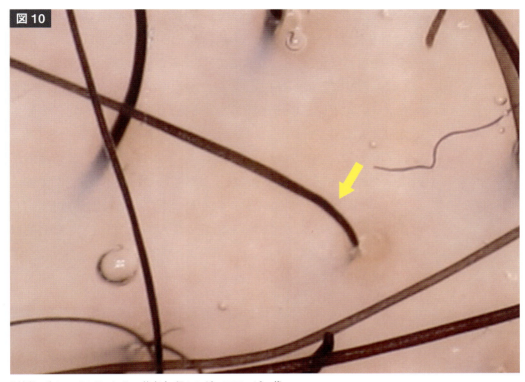

肘折れ毛 (coudability hair：黄色矢印) のダーモスコピー像。
漸減毛と同様に毛の成長が低下したことで基部が細くなり毛が折れ曲がった所見が観察できる。

　円形脱毛症では、時間の経過によってダーモスコピー所見も変わり、一度に全ての所見が見られるわけではありません。円形脱毛症の診断には、丁寧な問診と臨床像やダーモスコピー像を組み合わせた総合的な判断が必要と考えられます。本例はアトピー性皮膚炎の痒みによる掻きむしりの結果として生じた、機械的・掻把性脱毛を完全には否定できませんが、年齢・皮膚症状・罹患期間・引っ張りテスト・ダーモスコピーよりトリコチロマニア（抜毛症）を疑いました。

　小学校5～6年生の児童では、円形脱毛症と似た症状でトリコチロマニアのことがあります。精神的ストレスのはけ口の一つとしての自傷行為です。皮膚科で見られる自傷行為では、抜毛の他に爪を噛む行為を時々診察することがあります。背景としては、両親の不仲・受験・学校でのいじめなど、複雑な環境が予測されます。

今回の診察では患児を一時退席させ、母親にトリコチロマニアである可能性を説明し、患児の生活環境について問診しました。しかし、特別な要因と思われることはありませんでした。そこで今後、患児が頭を触っていても絶対に子供を怒って注意をしてはいけないこと、時間がたてばまた生えてくることを伝えて母親を安心させるとともに、学校の担任の先生と面談することをアドバイスしました。また、再度患児を入室させ、患児には「頭が痒いのでなければ、頭をいじっていたら髪の毛と頭の皮膚が傷ついてかわいそうだから、その時はお母さんに教えてもらうようにお願いしたよ。頭をいじるのはやめてもらっていいかな」と指導して診察を終了しました。幸いにも、本症例では無治療で3カ月後の再診時には劇的に発毛していました（図11）。

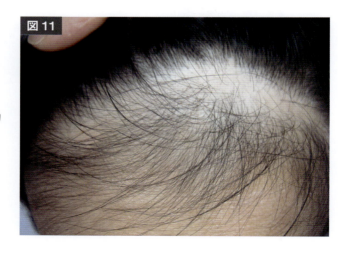

図11
無治療で3カ月後の再診時には劇的に発毛していた。

図12

円形脱毛症　　　　　　　　トリコチロマニア

漸減毛
(tapering hair)

肘折れ毛
(coudabillity hair)

黄色点
(yellow dot)

切れ毛
(broken hair)

黒点
(black dot)

毛孔微小出血
(follicular micro-hemorrhage)

ばね状毛
(coiled hair)

トリコチロマニアは社会人になる頃までの、特に女性に多いようです。臨床的に円形脱毛症とトリコチロマニアとの鑑別は困難です。トリコチロマニアの脱毛斑の辺縁は粗雑で、円形脱毛症では境界が明瞭のように書かれている成書もあります。しかし、経験豊富な先生でないとなかなか脱毛斑のみでの両者の鑑別は困難かと思われます。患者や家族への問診で抜毛の証言が得られれば容易ですが、そうでないときは円形脱毛症と即断せずに一応トリコチロマニアの可能性も考慮しておくことが必要と思われます。

　円形脱毛症とトリコチロマニアのダーモスコピー検査は（毛髪のダーモスコピー検査は、特にトリコスコピーという別の名称で呼ばれています）、近年世界中でなされ両者の鑑別に役立つような所見がいくつも報告されています。しかし、両者に共通に見られる所見も多く、いまだ明確に鑑別診断できるまでには至っていないようで、今後も研究の進展が大いに期待されます。特に有力な所見は、円形脱毛症では漸減毛（tapering hair）、黄色点（yellow dot）、トリコチロマニアでは ばね状毛（coiled hair）、毛孔微小出血（follicular micro-hemorrhage）などです。本症例ではこれらの所見はみられませんでした。円形脱毛症と抜毛症のダーモスコピー所見をまとめました（図12）。参考にしてください。

　どうか円形脱毛症の患者さんでもダーモスコピーを覗いてみてください。きっとお役に立つと思います。本書の付録もご覧ください。

# あとがき

　東京女子医科大学東医療センター皮膚科教授の田中勝先生との親交は、ある患者さんのダーモスコピー画像について相談したことが始まりです。当時、全く面識がなかった私の突然のお願いにもかかわらず、田中先生は快く引き受けてくださり、A4コピー用紙2ページにも渡って詳細に解説してくださいました。

　その後、私は、独学だけではなく、他の皮膚科医と切磋琢磨しながらダーモスコピーを学んでいきたいと思うようになり、平成20年に杉並区皮膚科医会（東京）で勉強会を始めました。その際にも、田中先生にはスーパーバイザーをお願いし、ご快諾いただきました。現在、年2回の田中先生の講演と講演後には症例の持ち寄り検討会を実施しています。その間、個人的には、正式にダーモスコピーを学ぶべく、オーストリア・グラーツ医科大学のe-learningによるダーモスコピー基礎コースを受講し、3年間で卒業しましたが、田中先生はこのe-learningコースのチューターのお一人でもあります。

　さらに田中先生にアドバイスや励ましをいただいて、国内では日本臨床皮膚科医会、日本皮膚科学会、皮膚かたち研究学会、日本皮膚病理組織学会、ダーモスコピー勉強会（東京）などでダーモスコピーに関する発表の機会を得ることができました。海外では、国際ダーモスコピー学会の第3回大会（オーストラリア・ブリスベン）、第4回大会（オーストリア・ウィーン）、第5回大会（ギリシャ・テッサロニキ）への参加をお誘いいただきましたし、ウィーンでの第4回大会とADM（American Dermoscopy Meeting）では、田中先生と共著でポスター発表をする機会もいただきました。

　ダーモスコピー関連の和文・英文論文執筆では、田中先生に多大なご指導を受けましたし、カシオ計算機株式会社との医工連携によるダーモ

スコピー画像のHDR変換技術やダーモスコピー専用カメラの開発でもお力添えをいただいています。

今回、このような書籍を出版できる機会が得られたのも、田中先生の10年以上にわたる親身なご指導の賜物です。この場を借りて厚く御礼申し上げます。

また、同じくダーモスコピーをご指導いただいている赤坂虎の門クリニック（元・虎の門病院皮膚科部長）の大原國章先生、東京医科大学皮膚科学分野主任教授の坪井良治先生および医局の先生方に深く感謝申し上げます。画像変換技術およびダーモスコピーカメラの開発でお世話になったカシオ計算機の青木信裕、峯尾茂樹、北條芳治、中嶋光康、浜田玲の各氏および開発に携わってくださったその他の皆様、また日経メディカル Online のコラム執筆や本書の企画および編集・校正の過程で多大なる応援をしてくださった日経メディカル編集部の加藤勇治氏にも深謝いたします。

本書はダーモスコピーを始めたい、学びたいとお考えになっている先生のための超入門書です。この本が、多くの先生がダーモスコピーに興味を持ち、日々の診療でダーモスコピーを使うきっかけとなったならば、うれしく思います。

平成30年9月
さとう皮膚科　佐藤俊次

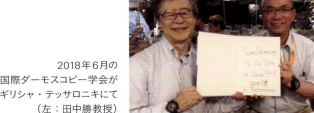

2018年6月の
第5回国際ダーモスコピー学会が
開催されたギリシャ・テッサロニキにて
（左：田中勝教授）

## 佐藤俊次（さとう・としつぐ）

1982年防衛医科大学校卒業後、同大皮膚科学教室入局。88年に日本皮膚科学会認定皮膚科専門医、89年に日本医科大学第2病理学教室で医学博士号を取得。90年に東京都杉並区でさとう皮膚科を開業した。2014年にはオーストリア・グラーツ医科大学のeラーニングコースで「Basic Dermoscopy Course」のディプロマ（修了証明書）を取得、現在に至る。東京女子医科大学東医療センターの田中勝氏らとともに、カシオ計算機のダーモスコピー教育サイト「CeMDS」（現・D'z IMAGE）のコア技術開発に協力した。

## プライマリ・ケア医のための 超入門 今日から使えるダーモスコピー

2018年9月25日　初版第1刷発行

| | |
|---|---|
| 著　者 | 佐藤俊次 |
| 編　集 | 日経メディカル |
| 発行者 | 倉沢 正樹 |
| 発　行 | 日経BP社 |
| 発　売 | 日経BPマーケティング<br>〒105-8308　東京都港区虎ノ門4-3-12 |
| デザイン | 佐藤 穣太（ステンスキ） |
| 印刷・製本 | 図書印刷株式会社 |

©Toshitsugu Sato 2018　Printed in Japan　ISBN 978-4-296-10024-8

● 本書の無断複写・複製（コピー等）は著作権法上の例外を除き、禁じられています。
　購入者以外の第三者による電子データ化および電子書籍化は、私的使用を含め一切認められておりません。
　本書籍に関するお問い合わせ、ご連絡は下記にて承ります。
　http://nkbp.jp/booksQA

# 円形脱毛症（典型例）とトリコチロマニア

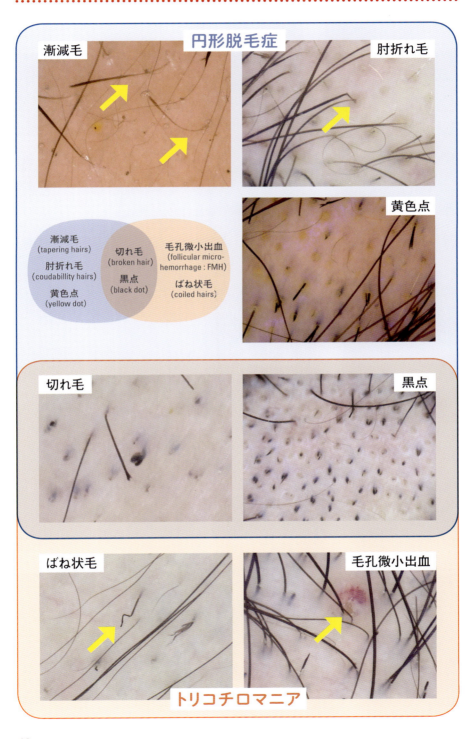

# Bowen 病・有棘細胞癌

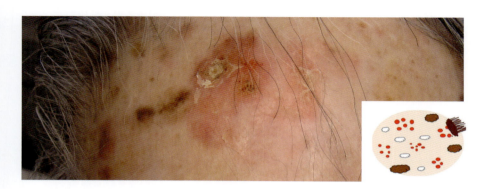

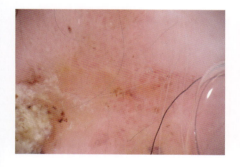

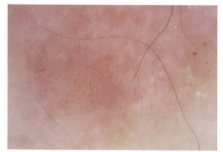

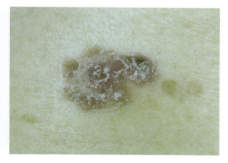

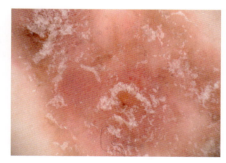

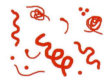

多構築血管

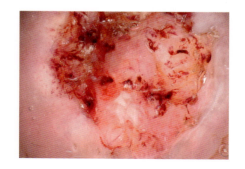

## 爪甲下内出血：新鮮例

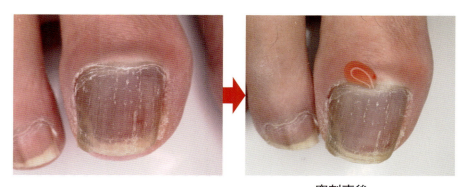

穿刺直後

## 爪甲下内出血：陳旧例

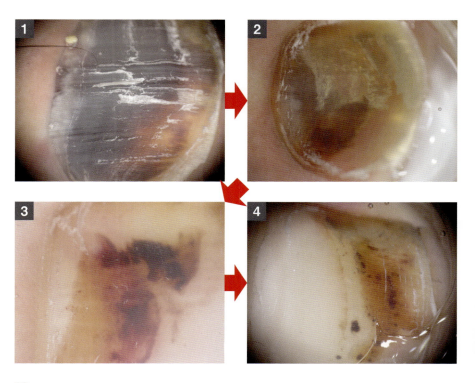

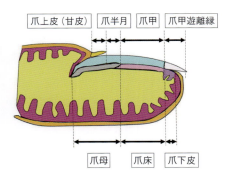

| ガングリオン | 陥入爪 |
|---|---|

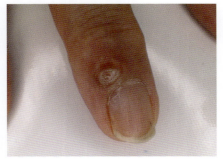
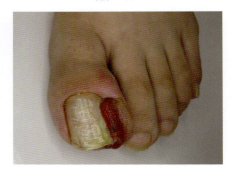

| 鶏眼 | 爪甲鉤弯症 |
|---|---|

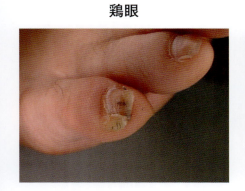
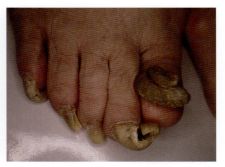

| 巻き爪 | 巻き爪 |
|---|---|

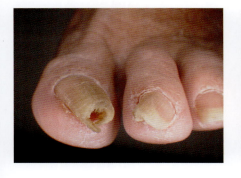
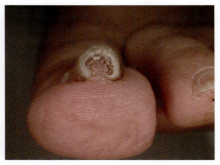

# 爪甲の変形

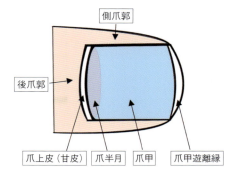

側爪郭 / 後爪郭 / 爪上皮（甘皮） / 爪半月 / 爪甲 / 爪甲遊離縁

### 爪甲剥離症

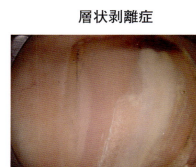

### 層状剥離症

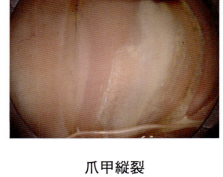

### 爪甲縦溝

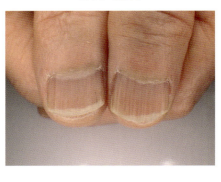

### 爪甲縦裂

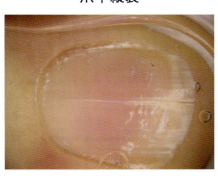

### 爪甲横溝

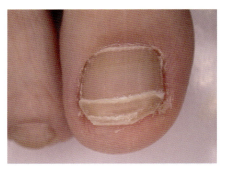

### 点状陥凹

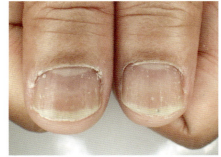

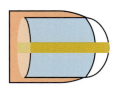 黄色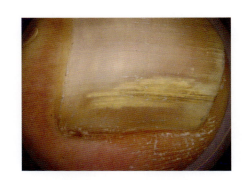

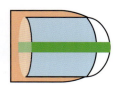 緑色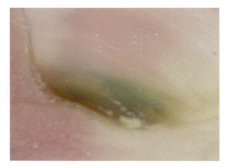

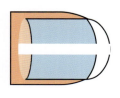 白色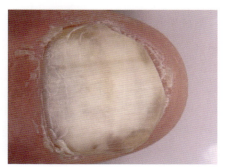

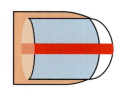 赤色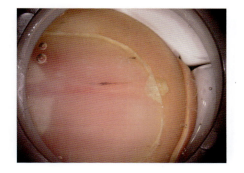

# 爪甲色素線条

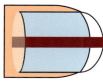
褐色

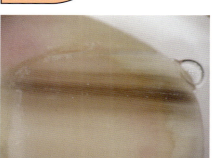

HDR 画像変換

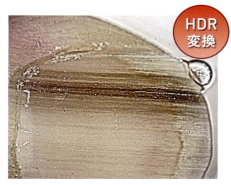

要経過観察病変

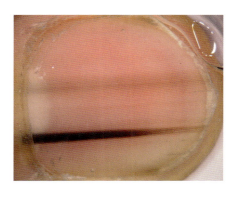

メラノーマ

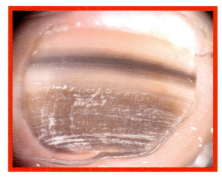

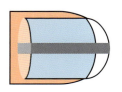
灰色

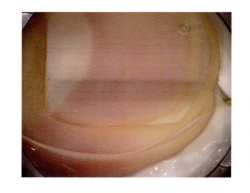

# 治療効果の確認

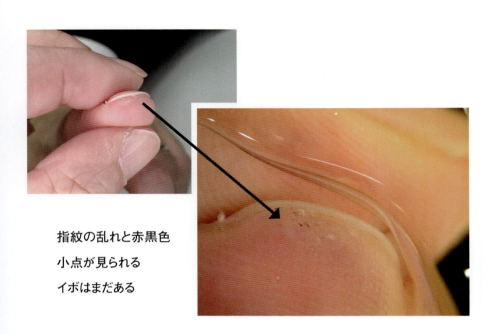

指紋の乱れと赤黒色
小点が見られる
イボはまだある

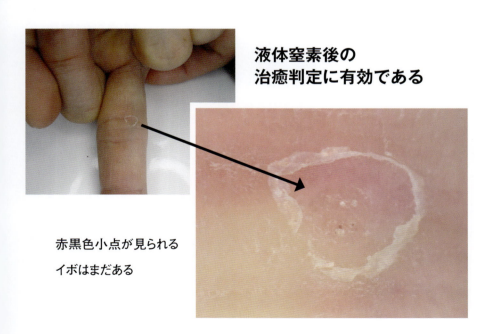

液体窒素後の
治癒判定に有効である

赤黒色小点が見られる
イボはまだある

# 異物埋入

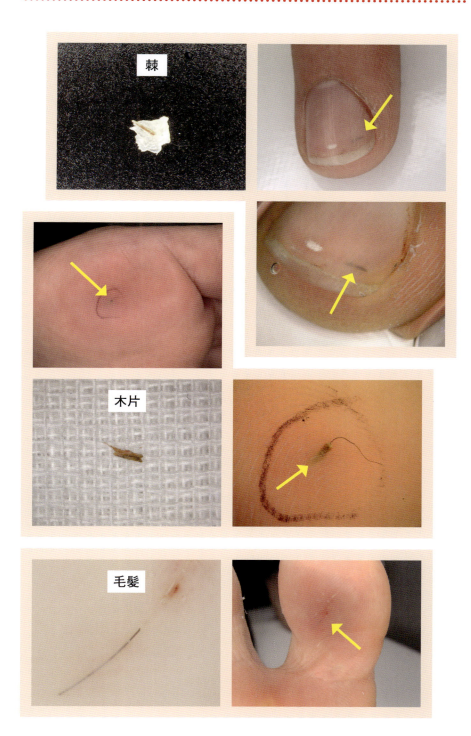

# 似た疾患の鑑別

鶏眼

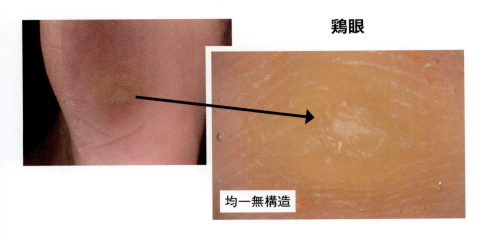

均一無構造

尋常性疣贅

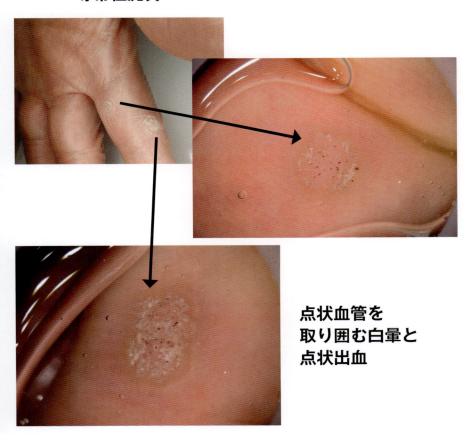

点状血管を
取り囲む白暈と
点状出血

# ケジラミ

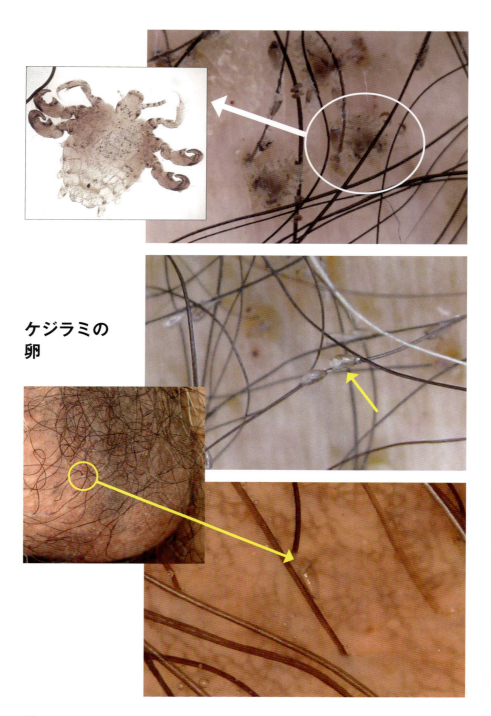

ケジラミの卵

# 頭ジラミ虫卵

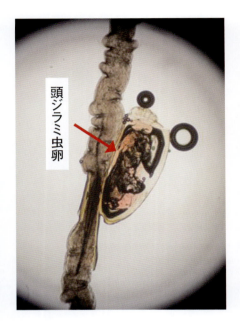
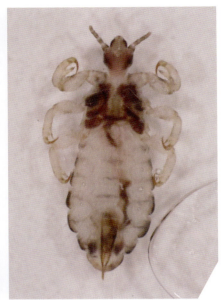

### 鑑別疾患
**ヘアーキャスト：フケ様症状**

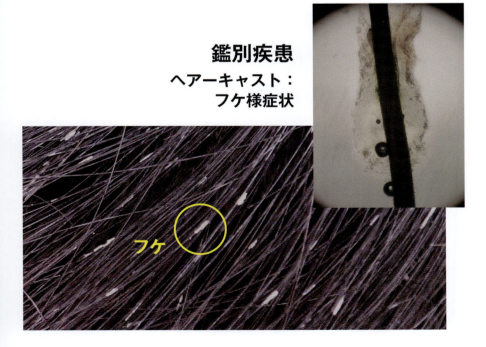

# マダニ

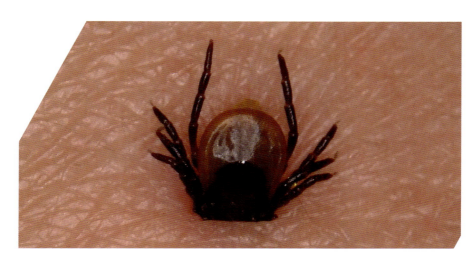

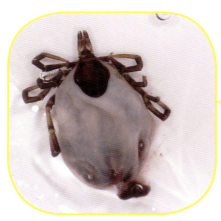
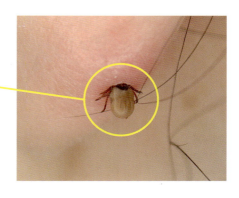

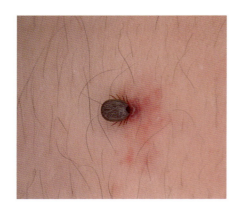
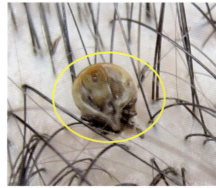

# 虫体

### 虫体腹側
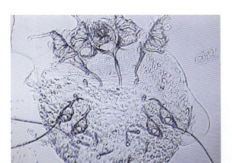

### 虫体背側
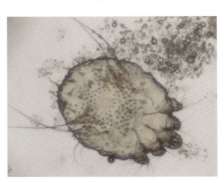

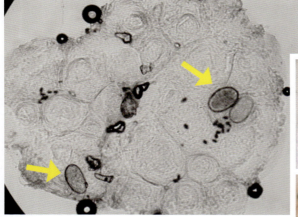

### 虫卵

疥癬　虫卵
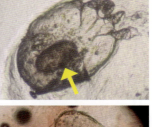

疥癬の卵

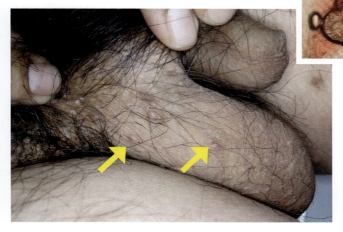

陰嚢部
紅色結節

# 疥癬

### 疥癬トンネル

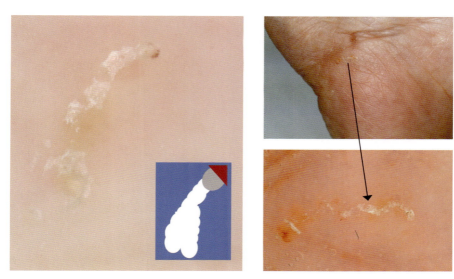

### ダーモスコピー

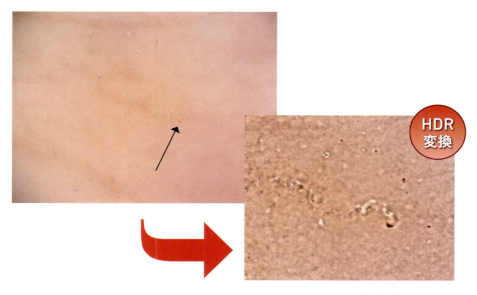

HDR変換

HDR画像変換

# 汗疱・汗疱状湿疹

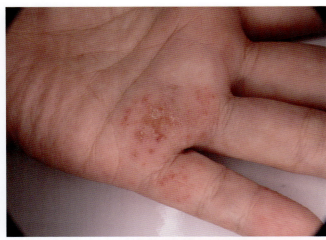

臨床像

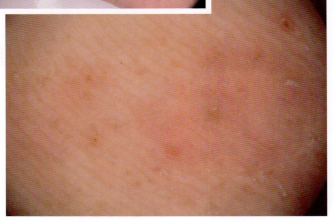

多発する橙黄色小球

汗疱：ダーモスコピー　　　　HDR 画像変換

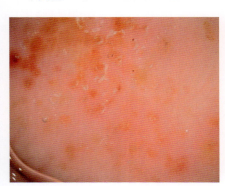
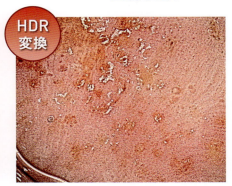

# 脂腺増殖症

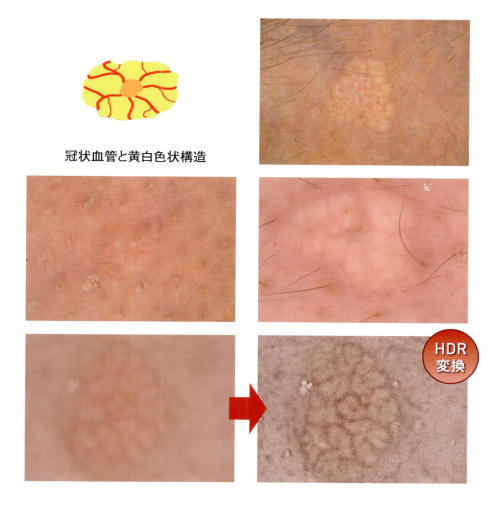

冠状血管と黄白色状構造

# 老人性血管腫

小湖

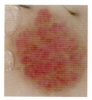

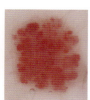

# 伝染性軟属腫（水いぼ）

臨床像　　　　　　　初期

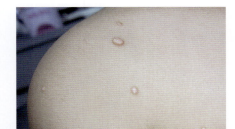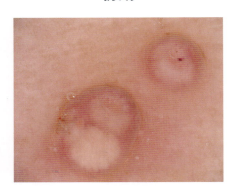

成長すると内容物が増える

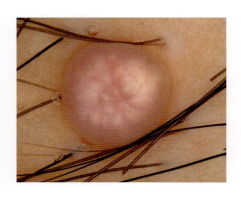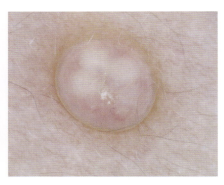

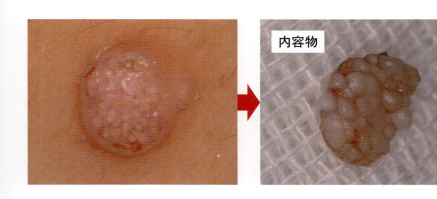

内容物

# 血管拡張性肉芽腫

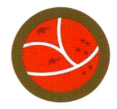

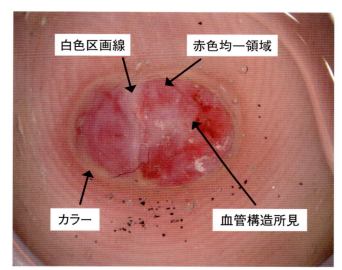

白色区画線　赤色均一領域　血管構造所見　カラー

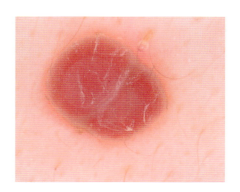
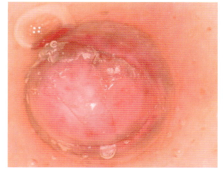
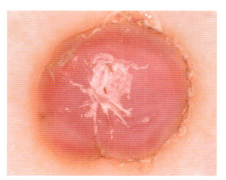
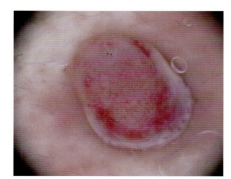

# 日光角化症

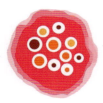

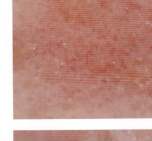

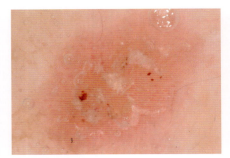

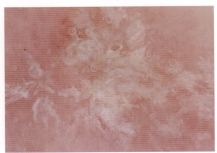

ストロベリーパターン

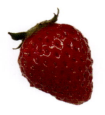

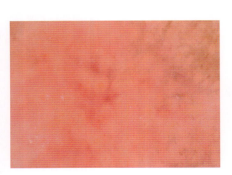

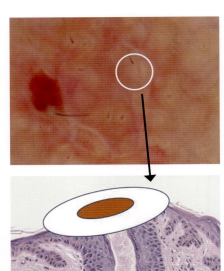

White circle：偏光ダーモスコピー

# 角層下内出血

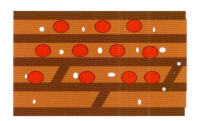
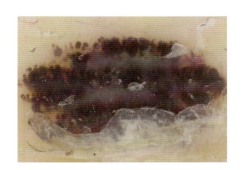

**皮丘部碁石状点状出血**

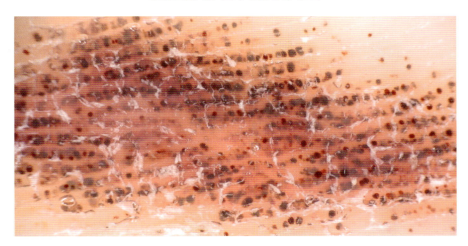

**角層下内出血**

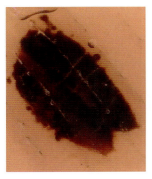
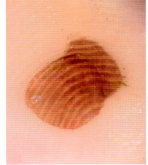
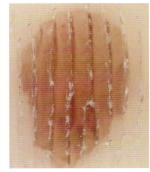

溝と隆起 / 偽ネットワーク

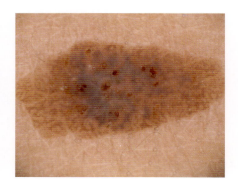

溝と隆起 / 偽ネットワーク

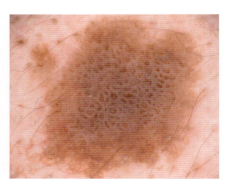

溝と隆起

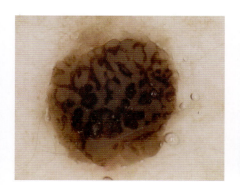

隆起性乳頭状構造

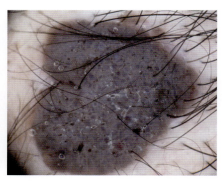

隆起性乳頭状構造

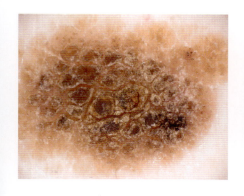

白暈が囲むヘアピン血管 /
被刺激性脂漏性角化症

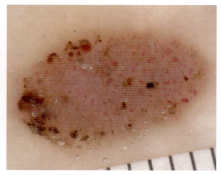

# 脂漏性角化症

虫食い状辺縁　　指紋様構造　　稗粒腫様囊腫　　面皰様開孔

溝と隆起　　隆起性乳頭状構造　　白暈が囲むヘアピン血管　　被刺激性脂漏性角化症

虫食い状辺縁

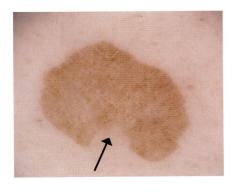

指紋様構造

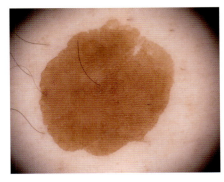

稗粒腫様囊腫／面皰用開孔

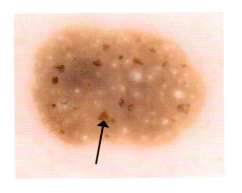

溝と隆起

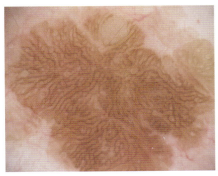

樹枝状血管／多発性青灰色小球／
びらん・潰瘍／車軸状領域

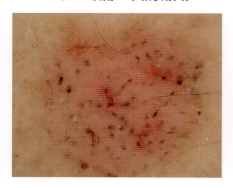

樹枝状血管／大型青灰色卵円形胞巣／
多発性青灰色小球

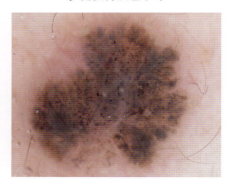

樹枝状血管／大型青灰色卵円形胞巣／
びらん・潰瘍／光輝性白色領域

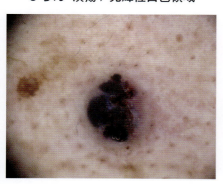

大型青灰色卵円形胞巣／
光輝性白色領域

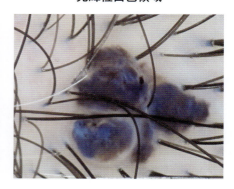

樹枝状血管／光輝性白色領域

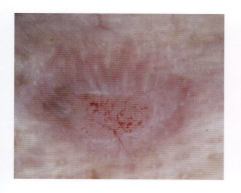

樹枝状血管（白人症例）

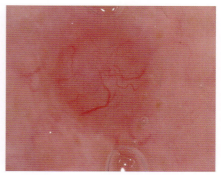

# 基底細胞癌

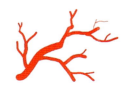
樹枝状血管

車軸状領域

葉状領域

大型青灰色
卵円形胞巣

多発性
青灰色小球

びらん・潰瘍

光輝性
白色領域

樹枝状血管／大型青灰色卵円形胞巣／
多発性青灰色小球／びらん・潰瘍

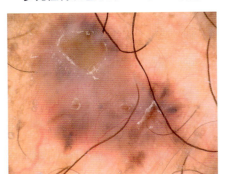

樹枝状血管／葉状領域／大型青灰色卵円形
胞巣／多発性青灰色小球／びらん・潰瘍

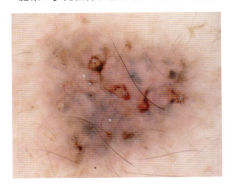

樹枝状血管／大型青灰色卵円形胞巣／
多発性青灰色小球／びらん・潰瘍

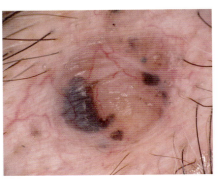

樹枝状血管／大型青灰色卵円形胞巣／
多発性青灰色小球

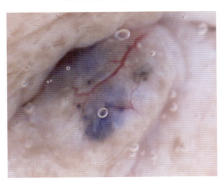

## 様々なパターン

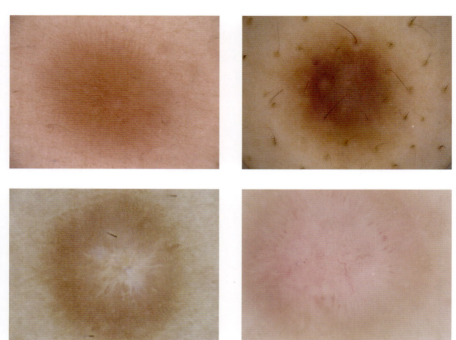

## 偏光ダーモスコピー

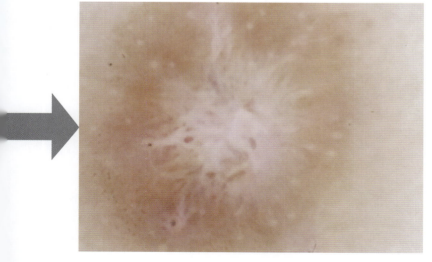

偏光ダーモスコピーにて白色線条が観察される

# 皮膚線維腫

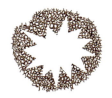

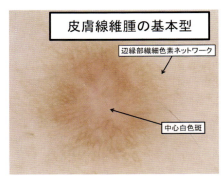

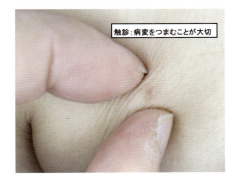

皮下に硬結を触れる

## 非偏光ダーモスコピー

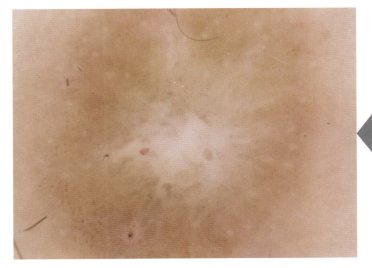

非偏光・偏光で中心白色斑部の構造が変化する

# 真皮内複合母斑

**青灰色均一構造**

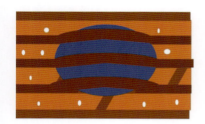
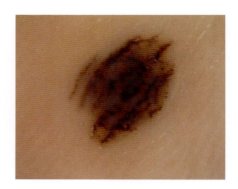
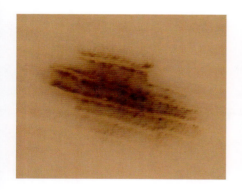
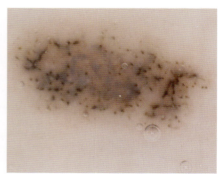
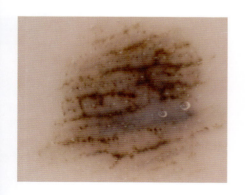
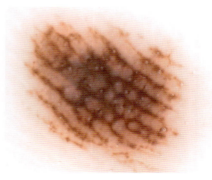

# 先天性母斑

## 皮丘点状亚型

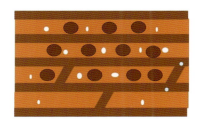

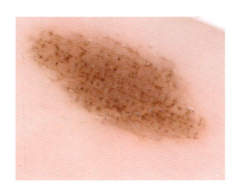

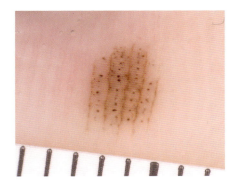

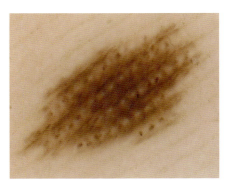

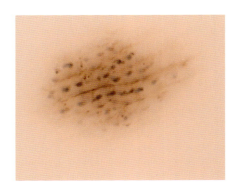

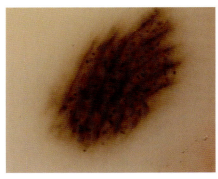

### 1本点線亜型

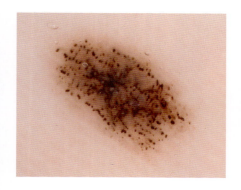

### 2本実線亜型

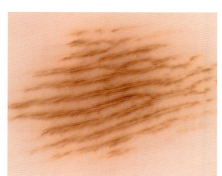

### 細密平行亜型

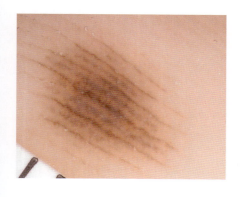

### 2本点線亜型

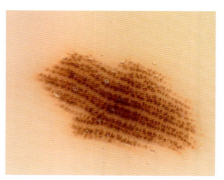

### 皮丘トラム亜型

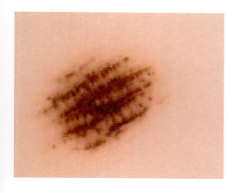

### 皮丘網状亜型

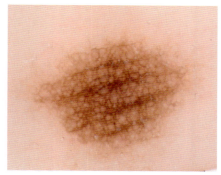

# 掌蹠の色素細胞母斑のパターンと亜型

良性：
皮溝部の規則的で
単調な色調

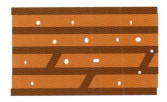

線維状パターン

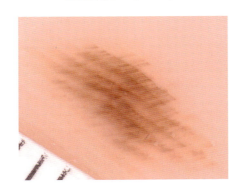

皮溝平行パターン

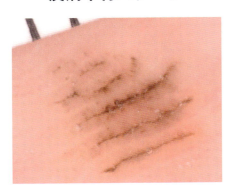

格子状パターン

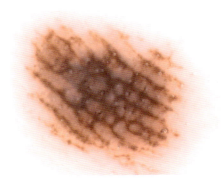

悪性：
皮丘部の不規則で
多彩な色調

皮丘平行パターン

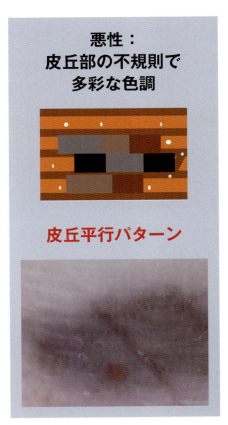

# ファローインクテスト

1. ラインマーカー（青色が最適）で色素斑の周囲を塗りつぶす
2. すぐに、酒精綿でその塗りつぶしをしっかり拭き取る
3. 皮溝部にマーカーインクが残る
4. この残ったインクの部分が皮溝である。
   その延長線上の色素（→）が皮溝であることがわかる

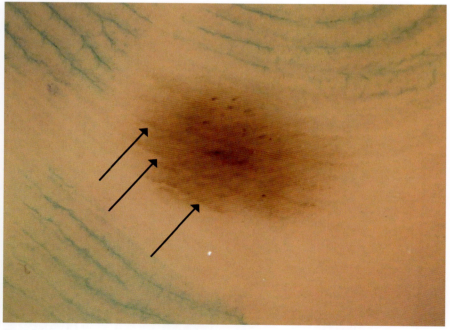

Uhara H. The Whiteboard Marker as a Useful Tool for the Dermoscopic "Furrow Ink Test".
Arch Dermatol. 2009;145 1331-1332.　より筆者が改変し引用

# 悪性黒色腫の10大構造

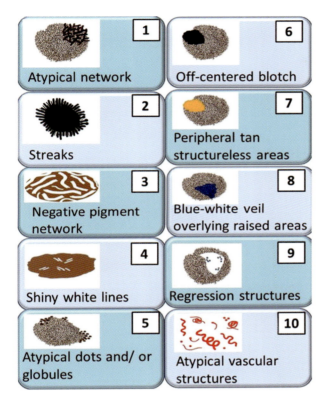

Marghoob A A. et al.
The beauty and the beast sign in dermoscopy, Dermatol Surg 2007: 33 : 1388-1391.
より著者が改定し引用

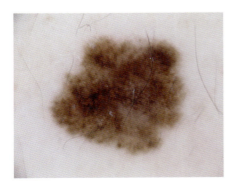

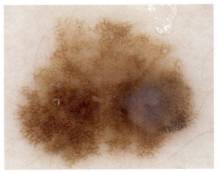

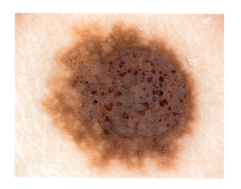

**中央小球状**

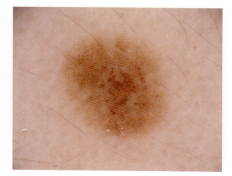

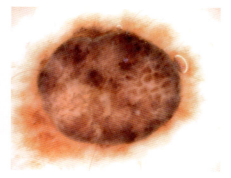

**小球状**

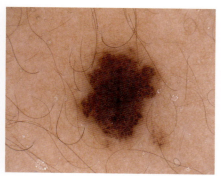

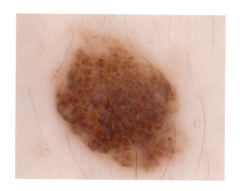

# 良性の色素細胞母斑のパターン 2

 均一無構造

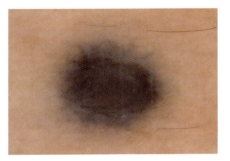
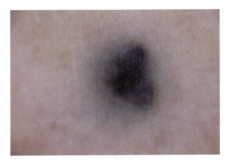

 辺縁小球状

線条

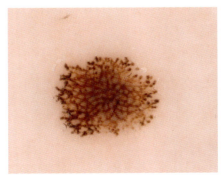

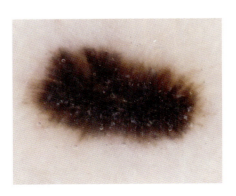
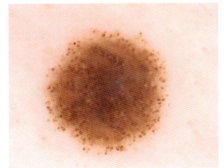

中央が低色素

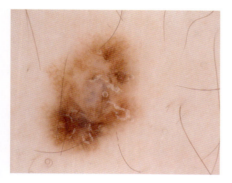
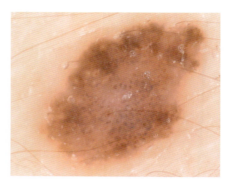

中央が高色素

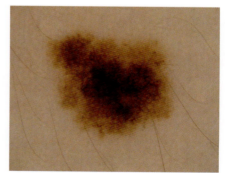
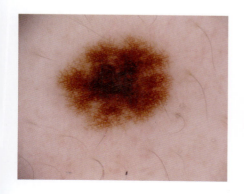
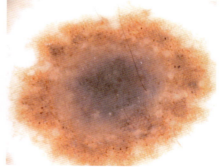

# 良性の色素細胞母斑のパターン１

網状

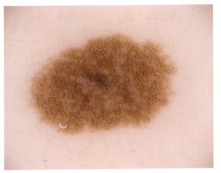

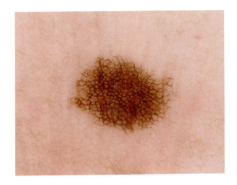

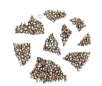
途切れた網状

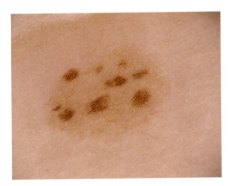

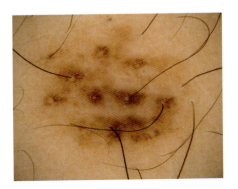

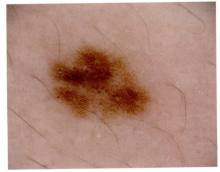

## 色素小球・小点

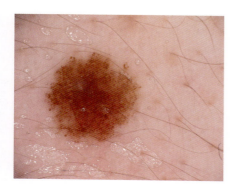
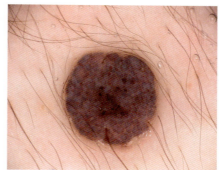

## 偽ネットワーク

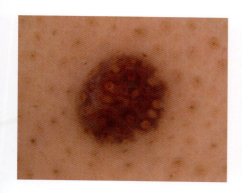
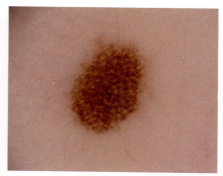

## 皮溝平行パターン

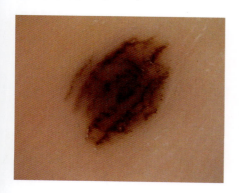
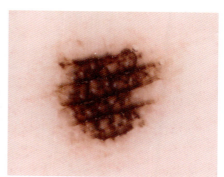

# 色素細胞病変の6パターン

### 色素ネットワーク

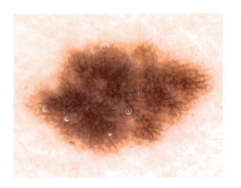
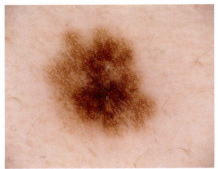

### 色素線条

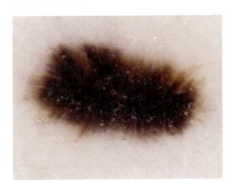
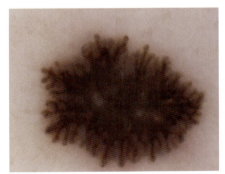

### 青色均一無構造

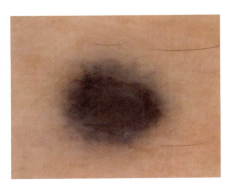
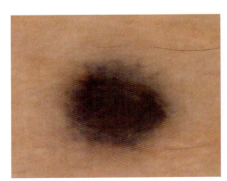

| | |
|---|---|
| 色素細胞病変の6パターン | 2 |
| 良性の色素細胞母斑のパターン1 | 4 |
| 良性の色素細胞母斑のパターン2 | 6 |
| 悪性黒色腫の10大構造 | 8 |
| ファローインクテスト | 9 |
| 掌蹠の色素細胞母斑のパターンと亜型 | 10 |
| 先天性母斑 | 12 |
| 真皮内複合母斑 | 13 |
| 皮膚線維腫 | 14 |
| 基底細胞癌 | 16 |
| 脂漏性角化症 | 18 |
| 角層下内出血 | 20 |
| 日光角化症 | 21 |
| 血管拡張性肉芽腫 | 22 |
| 伝染性軟属腫(水いぼ) | 23 |
| 脂腺増殖症 | 24 |
| 老人性血管腫 | 24 |
| 汗疱・汗疱状湿疹 | 25 |
| 疥癬 | 26 |
| 虫体 | 27 |
| マダニ | 28 |
| 頭ジラミ虫卵 | 29 |
| ケジラミ | 30 |
| 似た疾患の鑑別(鶏眼、尋常性疣贅) | 31 |
| 異物埋入 | 32 |
| 治療効果の確認 | 33 |
| 爪甲色素線条 | 34 |
| 爪甲の変形 | 36 |
| 爪甲下内出血 | 38 |
| Bowen病・有棘細胞癌 | 39 |
| 円形脱毛症・トリコチロマニア | 40 |